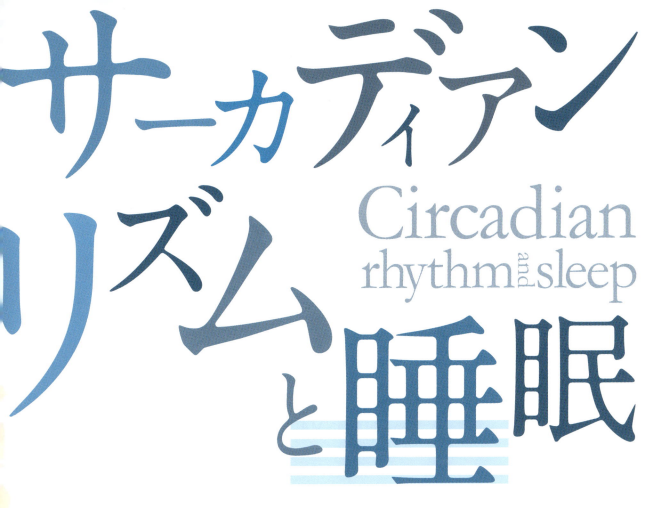

Circadian Rhythm and Sleep

Editors

Shigeru CHIBA, M.D., Ph.D.
Professor and Chairperson
Department of Psychiatry and Neurology
School of Medicine
Asahikawa, Medical University
Japan

Ken-ichi HONMA, M.D., Ph.D.
Professor Emeritus
Hokkaido University
Japan

©First edition, 2018 published by
SHINKOH IGAKU SHUPPAN CO., LTD., TOKYO.
Printed & bound in Japan

執筆者一覧

■ 編集

千葉　茂　　　（旭川医科大学医学部 精神医学講座 教授）

本間研一　　　（北海道大学 名誉教授）

■ 著者（五十音順）

北島剛司　　　（藤田保健衛生大学医学部 精神神経科学講座 准教授）

黒須結唯　　　（旭川医科大学医学部 精神医学講座、日本睡眠学会認定検査技師）

田ヶ谷浩邦　　（北里大学医療衛生学部 健康科学科 教授）

谷池雅子　　　（大阪大学大学院 大阪大学・金沢大学・浜松医科大学・千葉大学・福井大学 連合小児発達学研究科 科長）

田村義之　　　（旭川医科大学医学部 精神医学講座 准教授）

千葉　茂　　　（旭川医科大学医学部 精神医学講座 教授）

土井由利子　　（鹿児島市保健所 所長）

本間研一　　　（北海道大学 名誉教授）

本間さと　　　（北海道大学 脳科学研究教育センター 客員教授、慶愛会 札幌花園病院 睡眠医療センター センター長）

松澤重行　　　（医療法人恵愛会 恵愛病院 小児科）

三浦　淳　　　（北海道科学大学薬学部 薬物治療学分野 教授）

三島和夫　　　（国立精神・神経医療研究センター 精神保健研究所 精神生理研究部 部長）

序　文

　地球は、24時間周期で自転している。そして人類は、この地球上で生命活動を営んでいる。
　人間の生命活動（身体的・精神的活動）は、大きく3つの次元に分けられる（図）。すなわち、身体的次元（脳や臓器など）、心理社会的次元（心理、対人関係など）、および、実存的次元（人生の目標、生命の質など）である。これら3つの次元の活動は、密接に関連しながら統合された活動として存在している。たとえば、17歳の男子高校生が、身体的次元では「健康な状態にある」、心理社会的次元では「良好な友人関係に支えられている」、実存的次元では「進学という人生の目標に向かって勉強している」という状態は、それぞれの次元の生命活動が望ましいかたちで統合されたものといえる。
　一方、地球の自転による昼夜の環境変化は、哺乳類の体内にあるさまざまな臓器のサーカディアンリズムの発現に深くかかわっているが、これらの臓器のリズムを同調・調和させているのは、視交叉上核に存在する生物時計（体内時計）であることが明らかにされている。すなわち、体内時計は、中枢時計（指揮者）として、諸臓器にある末梢時計のリズムを調和させながら、睡眠・覚醒、体温、メラトニンなどのサーカディアンリズムを生み出して生命活動を支えている。
　このように、人間は、昼夜の環境変化のなかで、諸臓器のサーカディアンリズムを調和させながら、身体的次元・心理社会的次元・実存的次元の生命活動を営んでいる（図）。
　一方、臨床の現場では、「サーカディアンリズム睡眠・覚醒障害（Circadian Rhythm Sleep-Wake Disorders：CRSWD）」が注目されている。CRSWDは、体内のサーカディアンリズムと体外（外界）のサーカディアンリズムとの不調和によって生じるもので、6つの病型に分けられている。
　その代表的病型として「睡眠・覚醒相後退障害」がある。これは、睡眠と覚醒の各時間帯が後退するというもので、原因の1つに体内時計の何らかの機能障害が推定されている。では、どのような症状が出るのか。前述したような高校生に本病型が発症した場合、睡眠時間帯は朝方～昼ごろまでという時間帯にずれ込む。通常の時刻に起床しようとしても完全に覚醒できず、もうろうとして、不機嫌や抑うつを呈する。身体的には、頭痛や吐き気、食欲低下、嘔気、腹痛、めまいなど多彩な身体症状が現われる。また、朝に登校できないため、友人との交流が希薄となり、孤立していく。さらに、学業成績は次第に低下して、進学などの目標を断念せざるを得なくなる。
　CRSWDのもう1つの代表的病型は「交代勤務障害」である。わが国の労働者の4人に1人が交代勤務者であるため、この病型は少なくない。本病型では、いつもは睡眠中の時間帯なのに覚醒して勤務するという深夜勤の場合のように、"体内時計"と"体外時計"とのずれによって、体内の種々のリズム間に内的脱同調が生じる。このため、不眠症や日中の過剰な眠気、消化器系・心血管系などの身体疾患が引き起こされる。さらに、抑うつ・易怒性などの心理的変化、家庭・地域社会からの孤立や離

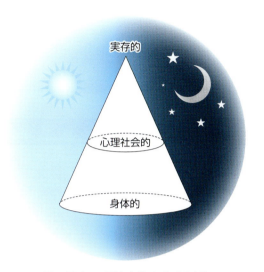

図　昼夜の環境変化と生命活動

婚、などの心理社会的障害がみられることもある。

　このように、CRSWDでは、身体的、心理社会的、および実存的次元において深刻な影響が現われる可能性があるため、本症の早期診断・早期治療が重要である。

　さて、2017年度のノーベル賞（生理学・医学賞）は、サーカディアンリズムの時計遺伝子とその機序を発見したヤング博士、ロスバッシュ博士、およびホール博士に対して授与された。彼らの業績は、サーカディアンリズムからみた時間医学、時間薬理学、および、時間治療学という新しい医学を大きく発展させる原動力になっている。

　このような状況のなかで、「サーカディアンリズム」と「睡眠」に関するわが国のエキスパート12人が結集し、この分野の総集編ともいうべき本書を上梓することになった。本書の特徴は、図表がとても多く、最新の知識・情報が非常にわかりやすく紹介されていることである。したがって、第一線で活躍されている医師や歯科医師、薬剤師、看護師などの医療従事者や医学生・看護学生の皆様に、「サーカディアンリズム」と「睡眠」の世界への入門書としてご利用いただければ幸いである。

　結びに、執筆者を代表して、私どもの執筆をご支援いただいた新興医学出版社社長　林　峰子氏、ならびに編集部　下山まどか氏に心から感謝する。

　2018年4月

千葉　茂

本間研一

目次

第1部　ベーシックリサーチ

1　概日時計と睡眠・覚醒リズム　　　（本間研一）……10
1. ヒトのサーカディアンリズム／フリーランリズム……10
2. リズム同調……17
3. サーカディアンリズムと睡眠の発達と老化……23
4. まとめ……24

2　サーカディアンリズム睡眠・覚醒障害の中枢神経機構　（本間さと）……27
1. サーカディアンリズム発振の分子機構……27
2. 生物時計を構成する多振動体と階層性……32
3. サーカディアンリズム睡眠・覚醒障害の分子・細胞メカニズム……36
4. まとめ……37

第2部　クリニカルリサーチ

1　現代社会と睡眠　　　（千葉　茂）……42
1. 睡眠は必要なのか ―断眠実験は語る……42
2. 現代の日本社会と睡眠障害……42

2　診断・治療をめぐって

①基礎知識―睡眠・覚醒の神経機構　　　（千葉　茂）……51
1. 睡眠・覚醒の実行系……51
2. 睡眠と覚醒が出現するタイミングの決定……52
3. 睡眠・覚醒に関与する物質……54

②睡眠障害の検査法　　　（黒須結唯、千葉　茂）……56
1. 睡眠評価法……56
2. 睡眠ポリグラフィ（Polysomnography：PSG）……63
3. 身体的検査法……66

③睡眠障害の分類と診断　　　（千葉　茂）……68

1．睡眠障害の国際分類 ··· 68
　　2．サーカディアンリズム睡眠・覚醒障害 ··· 71
　　3．診断をめぐって ·· 77
　④治療 ───────────────────────────────〈千葉　茂〉…… 81

3　サーカディアンリズム睡眠・覚醒障害の疫学 ───────〈土井由利子〉…… 84
　　1．疾病分類と評価方法 ··· 84
　　2．主な疫学研究 ··· 85
　　3．まとめ ··· 86

4　サーカディアンリズム睡眠・覚醒障害の各病型 ──────〈北島剛司〉…… 92
　　1．睡眠・覚醒相後退障害（delayed sleep-wake phase disorder：delayed SWPD）········· 92
　　2．睡眠・覚醒相前進障害（advanced sleep-wake phase disorder：advanced SWPD）····· 99
　　3．不規則睡眠・覚醒リズム障害（irregular sleep-wake rhythm disorder：irregular SWRD）···· 101
　　4．非24時間睡眠・覚醒リズム障害（non-24-hour sleep wake rhythm disorder：non-24-hour SWRD）···· 103
　　5．交代勤務障害（shift work disorder）··· 105
　　6．時差障害（jet lag disorder）··· 108
　　7．特定不能なサーカディアン睡眠・覚醒障害（circadian sleep-wake disorders not otherwise：NOS）···· 110

5　サーカディアンリズム睡眠・覚醒障害と精神疾患 ─────〈田ヶ谷浩邦〉…… 117
　　1．睡眠障害国際分類におけるCRSWDの分類と診断の変遷 ······························· 117
　　2．CRSWDと精神疾患との関連を検討する際の限界 ··· 119
　　3．CRSWDにおけるうつ状態・うつ病 ·· 120
　　4．精神疾患におけるサーカディアンリズム指標異常 ·· 121
　　5．時計関連遺伝子と精神疾患との関連 ··· 123
　　6．まとめ ··· 124

6　子どものサーカディアンリズムと睡眠
　①発達に伴うサーカディアンリズムと睡眠 ─────────〈谷池雅子〉…… 127
　　1．1日単位の睡眠の変化 ··· 127
　　2．睡眠時間の経時的変化 ··· 129
　　3．サーカディアンリズムの発達 ·· 130

　②子どもにみられるサーカディアンリズム睡眠・覚醒障害 ──〈松澤重行〉…… 135
　　1．分類・症状 ··· 135
　　2．サーカディアンリズム睡眠・覚醒障害の発症に関連する要因 ······························ 135
　　3．慢性疾患や障害のない小児のサーカディアンリズム睡眠・覚醒障害 ····················· 136
　　4．神経発達障害─神経系の慢性疾患や障害のある子どものサーカディアンリズム睡眠・覚醒障害 ···· 139

5. 身体疾患、精神疾患をもつ子どものサーカディアンリズム睡眠・覚醒障害 …………… 141
　　6. 診断 ……………………………………………………………………………………………… 141
　　7. 治療 ……………………………………………………………………………………………… 144

7　高齢者のサーカディアンリズムと睡眠

①サーカディアンリズムと睡眠の加齢変化 ──────────（三島和夫）…… 147
　　1. 生物時計機能の加齢変化 ………………………………………………………………………… 147
　　2. 睡眠構築の加齢変化 ……………………………………………………………………………… 150
　　3. 早寝早起きがさらなる朝型化を招く …………………………………………………………… 150
　　4. サーカディアンリズムと睡眠とのかかわり …………………………………………………… 152

②認知症・せん妄の睡眠障害 ──────────（田村義之、千葉　茂）…… 157
　　1. アルツハイマー病（Alzheimer disease：AD） ……………………………………………… 157
　　2. アルツハイマー病以外の認知症 ………………………………………………………………… 160
　　3. せん妄 …………………………………………………………………………………………… 161
　　4. 治療 ……………………………………………………………………………………………… 166
　　5. まとめ …………………………………………………………………………………………… 168

8　サーカディアンリズムと身体疾患 ──────────（三浦　淳）…… 171
　　1. 生体機能の日内リズム …………………………………………………………………………… 171
　　2. 生体リズムと身体疾患 …………………………………………………………………………… 172
　　3. 時計遺伝子による生体リズムの制御機構 ……………………………………………………… 175
　　4. 時計遺伝子と疾患との関連 ……………………………………………………………………… 176
　　5. 実験動物を用いた研究 …………………………………………………………………………… 177
　　6. 時間治療 ………………………………………………………………………………………… 178
　　7. まとめ …………………………………………………………………………………………… 181

第1部

ベーシックリサーチ

1 概日時計と睡眠・覚醒リズム
2 サーカディアンリズム睡眠・覚醒障害の中枢神経機構

第1部 ベーシックリサーチ

1 概日時計と睡眠・覚醒リズム

　光合成バクテリアからヒトに至るまで、大多数の生物には24時間周期で変動するリズムが認められる。これを日周期リズム（日内リズム）という。このリズムの一部は24時間周期で変化する地球の昼夜環境に生物が反応した結果生じたものであるが（外因性リズム）、その大部分は生物に内在する振動系が地球の環境周期に同調して24時間周期を示しているものである（内因性リズム）。生物がもつ振動系の周期は必ずしも24時間とは限らず、むしろ24時間からわずかにずれていることが多い。これをサーカディアン（概日）リズムという。日周期リズムはサーカディアンリズムが地球の周期に同調した状態である。サーカディアンリズムの発振、生体機能へのリズム信号の伝達とリズム発現、地球周期への同調の3つの機能をつかさどる機構を比喩的に生物時計あるいは体内時計という。生物時計は生物が地球の昼夜環境に適応する過程で進化した機構である。

　われわれが自覚できるサーカディアンリズムに意識レベルの変動、睡眠と覚醒がある。多くの動物では睡眠・覚醒リズムは生物時計に強く支配されているが、ヒトではある程度意図的に睡眠や覚醒を調節することができる。試験の前日に徹夜をしたり、夜勤に備えて日中に仮眠をとるのがそれである。また、人工照明の発達により夜でも日中と同じように活動することもできる。つまり、ヒトは生物時計の機能に逆らって生活することが可能である。しかし、それにはリスクを伴うことが明らかになってきた。一方、生物時計の機能不全で不眠や日中の耐え難い眠気など、いわゆる睡眠・覚醒リズム障害が起こる。その原因としては、生物時計そのものに問題がある場合と、われわれを取り巻く環境に問題がある場合の2つが考えられる。これらの問題を正しく認識し、適切に対処するためには、生物時計の機能と仕組みを理解しなければならない。本編では、ヒトの生物時計と睡眠・覚醒リズムについて解説を行う。

1. ヒトのサーカディアンリズム／フリーランリズム

① サーカディアン振動と表現型リズム

　睡眠や覚醒、ホルモン分泌、作業能など、さまざまな機能には24時間周期で変動する生体リズムがみられ、1日の特定時刻に覚醒レベルが上昇したり、機能が亢進する。すでに述べたように、これらのリズムは生物時計のサーカディアン振動を反映している部分（内因性要素）と環境や活動の直接的影響を反映している部分（外因性要素）からなっているが、どちらの要素がより強く現れているかは機能によって異なる。

　このような事情から、サーカディアン振動そのものと実際に測定される生体リズムとを区別して、

後者を表現型リズムという。したがって生物時計そのものを解析する場合は、できるだけ外因性要素を含まず、かつ振幅の大きい表現型リズムを選ばなければならない。ヒトの場合、そのようなリズムとして血中メラトニンリズムを挙げることができる。一方、フィールド研究や臨床場面では、測定が容易な深部体温リズムがよく用いられている。睡眠・覚醒リズムは自記式の睡眠日記によることが多いが、加速度センサーを三次元に配列した携帯型の行動測定装置も普及している。しかし、どの生体リズムでも多かれ少なかれ外因性要素が入るので、リズム解析と結果の解釈にはリズム計測時の条件を吟味しなければならない。

a. 血中メラトニンリズム

メラトニンは松果体から分泌されるホルモンで、血中半減期が分単位と短く、時間分解能に優れている。また、最低値と最高値の差が5〜10倍と大きく、リズムとして検出しやすい。血中メラトニンリズムの特徴は、運動や睡眠などの行動の影響を受けにくいことで、また個体差はあるものの個体内ではきわめて安定している。一方、メラトニン合成は高照度光により抑制されるので、採血時の光条件が重要である。光によるメラトニン合成の抑制は網膜を介するので、採血は光環境が調節できる室内で行い、網膜レベルの光照度を100ルクス以下にする必要がある。現在のところ、低照度環境下で測定された血中メラトニンリズムが生物時計のもっとも信頼できる指標である。

b. 深部体温リズム

深部体温としては直腸温が測定されることが多い。直腸温リズムの振幅は1.5℃程度であるが、連続測定できるのでリズム解析には有利である。しかし、深部体温はさまざまな因子の影響を受けて変化するので、それを内因性の変動と見間違えないようにする必要がある。深部体温は熱産生と放熱のバランスで決定され、どちらの機能にもサーカディアンリズムは認められるが、放熱リズムの貢献度がより大きい。ある計算によれば、深部体温リズムの振幅の約70％は放熱、残りの30％は熱産生に依存しているという。したがって、深部体温リズムは運動や睡眠などの影響を受けるだけでなく、放熱機構や放熱条件を変える環境下ではリズム振幅や形が変化する。たとえば、睡眠時の室内温度や寝具、衣服、さらに自律神経系の緊張や動脈硬化の有無などである。また、深部体温の最低値位相をリズム位相と見なしている論文が多数みられるが、この前提が成り立たない条件もある。

②内因性周期

a. フリーラン実験

ヒトが昼夜変化や時刻の情報から隔離され、時間的にまったく自由な生活をすると、深部体温リズムや睡眠・覚醒リズムの周期が24時間より長くなり、就寝時刻と起床時刻が遅れてくる（図1）。そのときみられる生体リズムをフリーランリズム、その周期をフリーラン周期という。ヒトのフリーラン周期は視覚が正常な被験者では25.0時間[1]で、日本人と欧州人に差はない[2]。フリーラン周期には個体差があり、24時間に近い周期をもつものから26時間を越えるものまであるが、24時間より短い周期をもつ被験者はまれである。フリーラン周期には性差も報告されており、女性より男性で長い。フリーラン周期は動物実験では老化に伴い短くなるとの報告が多いが、ヒトでは若年者と老年者に差

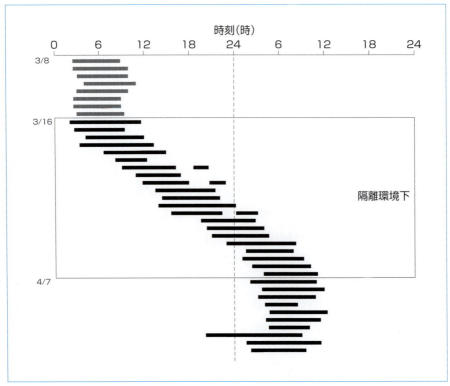

図1 時間隔離実験室におけるヒト睡眠・覚醒リズムのフリーラン
睡眠時間帯をバーで示す。3月16日〜4月7日までが、隔離実験期間である。

はないとの報告がある[3]。

　視覚障害者のフリーラン周期は健常者より短く、平均24.5時間である[1]。健常者でリズム周期が長いのは、光がリズム周期に影響したためと考えられている。動物実験で、実験室内の照明を24時間消したままにしておいた場合（恒常暗）と照明をつけたままにしておいた場合（恒常明）ではフリーラン周期が異なり、さらにフリーラン周期は照度に依存して変化する（アショフ［Aschoff］の法則）[4]。しかしヒトの実験では、0.5〜1,000ルクスの間の照度変化ではフリーラン周期は変化しない[1]。フリーラン周期は、フリーラン実験を開始してからの日数によっても変化する[5]。これをリズム同調のアフター効果という。

b. 脱同調実験

　サーカディアンリズムの周期を求める方法としては、フリーラン実験以外に脱同調法がある[6]。後に詳述するが、サーカディアンリズムの位相は光によって変位し、その効果は光が当たるリズム位相に依存する。深部体温リズムや血中メラトニンリズムのサーカディアンリズムは極端に長い周期の睡眠・覚醒スケジュールに同調できないので、睡眠・覚醒のタイミングを強制的に28時間周期にすると、サーカディアンリズムは強制的スケジュールから脱同調してフリーランする。フリーランを一定期間続けて、最終的にサーカディアンリズムの各位相に光が同じ割合で当たるように調節すると、光

の効果が各リズム位相で平均化される。脱同調法で測定したヒト深部体温リズムの周期は24.2時間で、視覚障害者のフリーラン周期よりもさらに24時間に近い。脱同調法の強制周期を16時間にしても、ほぼ同じ結果が得られている。

c. フリーラン周期の意味

このように、フリーラン法と脱同調法では内因性周期が異なっているが、この差を説明する有力な説はまだない。脱同調法は、睡眠と覚醒によるサーカディアンリズムへのマスキング効果（外因性要素）を24時間にわたって均等化する目的で考案された。しかし、光に対する位相反応曲線の前進相と後退相の型が異なる場合[7]、この方法では覚醒時の光による位相反応の差がフリーラン周期を変化させる。フリーラン実験では、深部体温リズム（概日時計の指標）と睡眠・覚醒リズムの位相関係が変化し、被験者は深部体温リズムの最低値位相近くまで覚醒している。その結果、光による位相後退反応が位相前進反応より大きくなり、リズムは後退する。すなわちフリーラン周期は長くなる。ヒトのフリーラン実験では、アショフの法則が一見成り立たないようにみえたが、視覚を完全に消失した被験者と視覚が正常な被験者では、フリーラン周期が0.5時間も異なる。このことから、覚醒中の300ルクス程度の照度でも位相反応が生じ、フリーラン周期を長くしていることが示唆される。フリーラン実験でも、昼寝を許した実験と禁止した実験ではフリーラン周期が異なり[8]、フリーラン周期に光以外の因子が関与している可能性がある。脱同調法では強制的に被験者を時差ぼけ状態にしているので、ストレスの影響があるかもしれない。

③生体リズムの内的脱同調

a. リズムの解離

フリーラン実験ではしばしばサーカディアンリズムと睡眠・覚醒リズムが解離する。たとえば、通常の同調条件下では、深部体温は覚醒中に高く、睡眠中に低いリズムを示すが、フリーラン条件下では、深部体温リズムと睡眠・覚醒リズムの位相関係が変化し、一般に深部体温が最低値をとる時刻に就寝し、体温は睡眠中持続的に上昇する。つまり、睡眠・覚醒リズムが深部体温リズムに対し数時間位相後退する。これを内的解離という。内的解離では、2つの生体リズムの位相関係は変化するが、リズム間の同調は維持されている。

睡眠・覚醒リズムがさらに位相後退し、ついには深部体温リズムから脱同調して24時間よりも長い周期でフリーランするようになる（図2A）。これを内的脱同調という[9]。内的脱同調下では、深部体温リズムと睡眠・覚醒リズムの位相関係はサイクルごとに変化し、覚醒中に体温の最高値がくる正常な位相関係を示すサイクルもあれば、睡眠中に最高値がくる異常な位相関係を示すサイクルもある。生体リズムの内的脱同調は、血中メラトニンリズムと睡眠・覚醒リズムの間にもみられる（図2B）。

b. サーカビディアンリズム（概48時間リズム）

内的脱同調ではないが、睡眠・覚醒リズムと深部体温リズムには別な形の解離がみられる。それは、睡眠が約48時間周期で繰り返され、一方、深部体温リズムは約24時間の周期を維持する。これをサー

第1部　ベーシックリサーチ

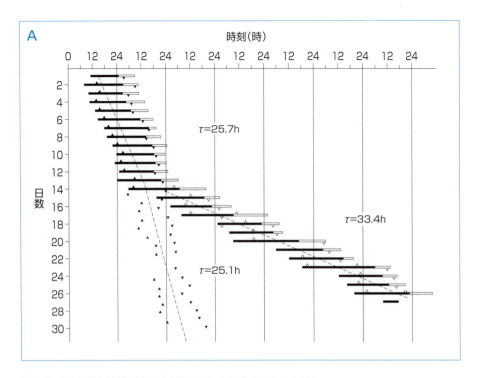

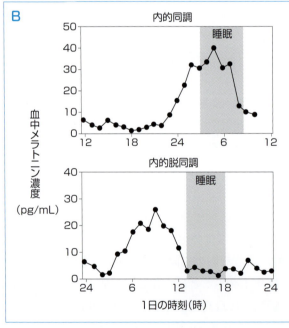

図2　生体リズムの内的脱同調

A：睡眠・覚醒リズム（バーの黒い部分が覚醒、白い部分が睡眠）と深部体温リズム（▲：最高値、▼：最低値）の脱同調を示す。τはフリーラン周期。

B：睡眠・覚醒リズム（灰色部分）と血中メラトニンリズム（黒丸実線）の脱同調を示す。

カビディアンリズムという[10]。1回の睡眠の長さは約10時間ほどであるが、覚醒が40時間近くも持続する。しかし、被験者は主観的には通常の1日を送っており、1日ごとに徹夜をしているという感覚もなければ、食事も長い覚醒期間に通常どおり3度しかとらない。体温リズムの低下相は睡眠時と覚醒時に1回ずつ現れ、2つのリズムの位相関係は崩れてはいない。

c. 内的脱同調と精神身体的不調

　生体リズムに内的脱同調が生じると、被験者は、不眠や昼間の眠気、食欲不振や倦怠感など時差症候群に似た症状を訴える。これらの症状の一部は、自律神経系やメラトニンの生理作用で説明される。つまり、副交感神経系の興奮やメラトニンの分泌により末梢血管が拡張して熱放散が盛んになり深部体温が低下する。この反応が覚醒位相に生じると眠気と全身倦怠感が生じる。睡眠位相では逆の反応が起こるため、不眠となる。また、規則的な食事により、胃腸や肝臓などの代謝系のサーカディアンリズムが食事のタイミングに同調する。内的脱同調により、食事のタイミングと代謝系のサーカディアンリズムとに不一致が起こり、食欲不振や消化機能の不全が生じる。内的同調時には、概日時計に支配されている体の機能に一致して、睡眠と覚醒が繰り返されていたが、脱同調で生体機能に不一致が起こり、体の機能の時間的統合が崩れると考えられる。

d. 睡眠・覚醒リズムと時間感覚

　内的脱同調やサーカビディアンリズムにより、被験者の主観的1日が30〜48時間にも延長する。これは、被験者の時間感覚が大きく変化したことを意味する。実際にテストをしてみると、これらの被験者では時間感覚が変化していることがわかる。時間感覚には秒単位の短時間感覚と時間単位の長時間感覚があるが、主観的1日の長さが延長しても短時間感覚はあまり変化しない。一方、長時間感覚は覚醒時間の長さに比例して変化する。つまり、覚醒時間が長いほど1時間の経過をより短く評価する[11]。この場合、時間感覚は覚醒の時間経過に従って変化するのではなく、起床時から変化している。時間感覚の機構は不明であるが、従来、代謝性振動体が関与していると考えられてきた。睡眠・覚醒リズムを支配する振動体との関連性が興味深い。

e. ヒト生物時計の2振動体仮説

　内的脱同調の機序は不明である。フリーラン実験では約20％の被験者で内的脱同調が認められる。内的脱同調を示した被験者は、事前の心理テストで神経症を示すスコアが有意に高かった[12]。また、フリーラン実験中の室内の照度を1ルクス以下にすると、内的脱同調の頻度が増加する。さらに、長期間のフリーラン実験や洞窟で行った隔離実験では、ほとんどすべての被験者でリズムの内的脱同調が起きている。これらの結果は、ストレスが内的脱同調の誘因になっていることを示唆する。

　同一個体で2つの異なるリズム周期が現れることから、ヒトの生物時計には2つの異なる振動機構が関与していると思われる。1つは睡眠・覚醒リズムを支配する振動機構であり、ほかの1つは深部体温リズムやメラトニンリズムを駆動する振動機構である。2つの振動機構は通常は同期していて、あたかも1個の振動体のようにみえる。

　睡眠・覚醒リズムを駆動する振動機構に関しては2つの説がある。1つは、自律的な振動体を想定する説であり[1]、ほかの1つは2つの閾値を行き来するプロセス（砂時計型振動）を想定する説である

第1部　ベーシックリサーチ

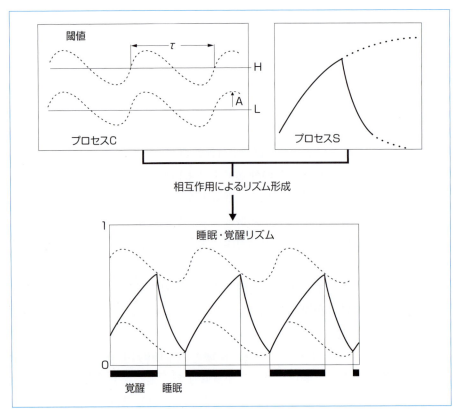

図3　睡眠・覚醒リズムの砂時計型振動仮説（2プロセス仮説）
τ：周期、A：振幅、H：睡眠閾値、L：覚醒閾値

（図3）[13]。自律振動説によれば、睡眠・覚醒リズムはサーカディアン振動よりも周期の長い振動体によって駆動されており、サーカディアンリズムと同調しているときは24時間に近い周期を示すが、内的脱同調下では本来の長い周期が現れる。振動の強さはサーカディアン振動体より弱いと想定される。一方、砂時計型振動説（2プロセス仮説）では、覚醒期にプロセスSと呼ばれる過程が単調に増加して、ある閾値（睡眠閾値）に到達すると眠くなり、睡眠中にはその過程が指数関数的に減少して、ある閾値（覚醒閾値）に達すると目が覚める。2つの閾値レベルは生物時計の支配（プロセスC）を受け、時刻に依存して特有の変化を示す。どちらの説に従っても、これまで観察されている睡眠・覚醒リズムの特徴は概ね説明できるが、2プロセス仮説は睡眠の恒常性維持機能をよく説明すると考えられており、特に睡眠時脳波の徐波成分の変動がプロセスSを反映していると主張されている。オリジナルの2プロセス仮説では睡眠・覚醒リズムからサーカディアンリズムへのフィードバックが説明できなかった（改訂版でフィードバックも想定している）。

　睡眠・覚醒リズムの振動体やプロセスSはまだ発見されていないが、最近の分子生物学的研究の進展により、サーカディアン振動体が存在する視交叉上核以外にも自律的な振動体のあることが示されており、2振動体仮説のほうが可能性が高いと思われる。

2. リズム同調

① 光同調

　ヒトの生物時計にもっとも強い効果をもつ環境因子は光である。しかし、ヒトの生物時計がどのような機序で昼夜変化に同調しているかは必ずしも明らかではない。

a. 初期の同調実験

　通常の生活では24時間周期を示す生体リズムが洞窟や時間隔離実験では24時間周期から脱同調（外的脱同調）する。このことから、通常の生活にあって時間隔離実験室にはない何かがヒト生物時計の同調因子となっていると考えられる。ほかの哺乳類では数ルクスの光でも同調因子となりうるが、ヒトでは通常の室内光（約300ルクス）による24時間明暗サイクルはフリーランを阻止できなかった[1]。この実験では暗期に1ルクス程度の補助的な照明が使用できたが、補助照明をまったく使用しなかった実験ではリズムは24時間周期に同調した。また、鐘の音を合図に周期的に被験者に採尿と自記式テストを求めた実験では、被験者のリズムは24時間周期に同調した。さらにほぼ完全な暗黒下でも、24時間周期の厳密な生活スケジュールを課すことにより、4日間の実験期間中フリーランを阻止することができた[14]。

　これら一連の研究は1960〜1970年代にかけてアショフの研究室で行われたものであり、その結果ヒトの生物時計の主たる同調因子は光ではなく、生活スケジュールなどの社会的因子であると結論された。しかし、実験室で用いられた照明は300ルクス程度の光であり、自然の昼間の光に比べかなり低い。ちなみに、薄曇りの屋外の照度は5,000ルクス、真夏の炎天下では10万ルクスにもなる。

b. 高照度光

　1980年になって、2,500ルクスの人工照明がヒトメラトニンの夜間上昇を抑制することが発見された。この発見を契機に、リズム同調における高照度光の役割が注目され始め、高照度光による明暗サイクルがフリーランを阻止すること[15]（図4）、高照度光にフリーランリズムの位相を調節する作用[16]（位相反応）のあること、高照度光の位相調節作用は睡眠・覚醒リズムとは独立して発揮されること、光による位相反応はサーカディアンリズムの位相に依存していること[7,17]（位相反応曲線）などが次々と明らかにされ、高照度光がヒト生物時計の同調因子として作用していることが結論された[2]。

　しかし、高照度光の同調因子としての強さについては実験により差があり、また100ルクス程度の低照度光にも同調作用があると主張されるようになった[18]。この議論は多少専門的になるが、ヒトにおけるリズム同調を理解するうえで欠かせないので、以下に詳しく述べる。

c. リズム同調における位相反応

　24時間と異なるサーカディアンリズムが24時間の昼夜リズムに同調するメカニズムとしては、サーカディアン振動の角速度が光により早くなって周期が24時間になる方法と、角速度は変わらないが光によってリズム位相が瞬時に変化して、見かけ上24時間周期となる方法の2通りが考えられる。遅れぎみの柱時計の時刻を合わせる方法でたとえるならば、前者は振り子の長さを短くして周期を24時間にする方法とすれば、後者は1日の一定時刻に時報に合わせて針を進める方法である。前者

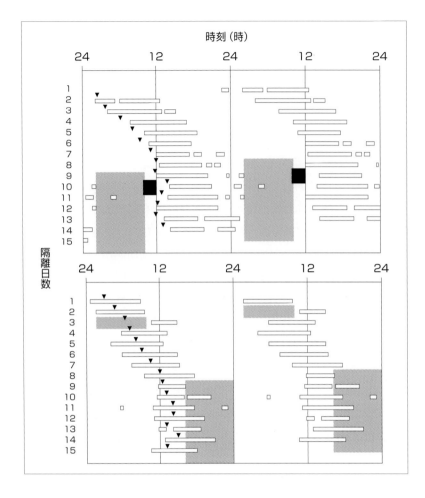

図4 時間隔離実験における高照度光サイクルへのリズム同調

隔離実験の最初の1週間はフリーラン条件、次の1週間は人工的明暗サイクル（灰色部分）を与えている。睡眠・覚醒リズムを白いバー（睡眠）で、体温リズムを▼（最高値）で示す。図はダブルプロットされている。

をパラメトリック同調、後者をノンパラメトリック同調という。生物時計にはどちらの同調にも対応する特性があり、リズムの角速度は光の照度に依存して変化し（アショフの法則）、リズム位相は光に反応して瞬時に変化する（位相反応）。

従来、サーカディアンリズムの光同調は主として位相反応を利用したノンパラメトリック同調であると考えられてきた。つまり、リズム同調はサーカディアンリズムの内因性周期（τ）と24時間との差（$\Delta\tau$）を光による位相反応で補うことで達成される。ノンパラメトリック同調は単に生物時計の周期を見かけ上24時間に合わせるだけでなく、生物時計に支配されて振動している生体機能と明暗サイクルとの間に一定の位相関係を確立することができ、まさにこの点に生物時計の生理学的意義があると考えられる。すなわち、ある機能がもっともよく発揮されるタイミングと昼夜変化の特定の時刻が対応することは、その個体や種が生存するうえで重要な意味をもつ。たとえば、夜行性のリスの視交叉上核を破壊して行動リズムを消失させると、リスは夜だけでなく昼も行動するようになる。その結果、捕食動物に遭遇する確率が高くなり、生存の可能性が低下する。

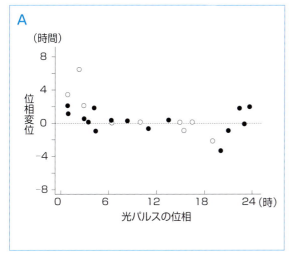 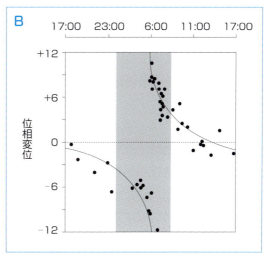

図5 光に対する位相反応曲線
A：フリーランしている生体リズムに光パルスを与えて作成した位相反応曲線（○は文献7、●は文献19による）
B：同調条件下で3回の光パルスによる位相反応曲線（文献20による）。位相反応は、＋が前進、－が後退を表す。

d. ノンパラメトリック同調

　ヒト生物時計の光同調がノンパラメトリック同調であることの状況証拠は多いが、結論は得られていない。その理由の1つは、光に対する位相反応が実験方法により異なることで（図5）、Czeislerらのグループは睡眠・覚醒リズムを24時間に同調させた条件下で9,000ルクスの高照度光を3日間同じ時刻に当てることで、12時間にも及ぶ位相反応（タイプ0）を報告しており[20]、一方われわれは、古典的なフリーラン実験で同程度の光照度のパルス照射で最大4時間程度の位相反応しか得ていない[7]。

　また、ヒトサーカディアンリズムの内因性周期に関しても見解が一致していない。Czeislerらは脱同調法により24時間にきわめて近い周期（24.2時間）を報告しているのに対し、われわれを含むほかのグループは視覚が正常な被験者では25時間前後、視覚障害者で24.5時間の内因性周期を得ている。もしCzeislerらが言うように内因性周期が24.2時間であれば、サイクルごとに必要な位相前進反応の大きさは0.2時間であり、彼らが示したタイプ0の位相反応曲線ではこの値を得るにはきわめて限られた時刻に光に当たらなければならないし、もし当たる時刻がずれるとリズムは大きく変位してしまう。一方、内因性周期が25時間とすると、われわれの示した位相反応曲線では午前の早い時刻に光に当たることにより位相前進が達成され、また日中の光ではリズムはあまり変化しない。

　したがって、目的論的ではあるが、Czeislerの実験結果を従来どおりに解釈すると、ヒト生物時計の光同調はノンパラメトリック同調ではありえないことになる。一方、われわれの実験結果からは、ヒト生物時計の光同調はノンパラメトリック同調であると結論しても不自然は生じない。

e. 未解決の問題

　リズムの光位相反応は暗から明、あるいは明から暗の光照度の変化が信号となって生じると考えられている。また、照度変化が大きいほど位相反応も大きい。しかし光パルスを用いた実験では、位相

反応の大きさは照度変化とパルス時間の積に比例しており、上限はあるもののパルス時間が長くなれば位相反応も大きくなる。

　網膜を刺激する光の量はその個人の光環境や生活習慣で大きく変わる。また、光による位相反応曲線は一般に位相前進部分と後退部分からなる。ヒトの場合、午前中の光が位相前進を、夕方の光が位相後退を引き起こす。ノンパラメトリック同調では、この差し引きがΔτと一致すればリズム同調が達成されることになる。微妙な調節法である。それにもかかわらず、多くの人が24時間に同調している。ヒトには生物時計を刺激する光量を厳密に調節している機構が存在しているのだろうか。光量を調節している可能性があるとすれば、それは睡眠・覚醒リズムである。規則正しい睡眠・覚醒リズム（生活リズム）は二次的に光に曝露されるタイミングと量を調節しており、リズム同調に貢献していると考えられる。動物では、瞬目や瞳孔レベルで光量を調節していることを示唆する実験結果がある。

　位相反応の大きさは内因性周期に依存する。内因性周期が24時間に近いほど、位相反応の大きさは小さくなる。すでに述べたが内因性周期には同調のアフター効果があり、ヒトでもフリーランの直後のリズム周期は24時間に近いが、フリーランを続けるうちに周期が延長してくる。アフター効果は、光に対する感受性を低下させて危険な位相反応を防止するとともに、リズム周期を24時間に近づけることで外的脱同調を予防する適応的な意味をもつ。この現象を説明する1つの仮説は、サーカディアン振動体に2つのサブ振動体を仮定することである。ヒトにも2つのサブ振動体があるかどうかは不明である。

②非光同調

　ヒト以外の動物では、温度や社会的行動など光以外の環境因子に同調するサーカディアンリズムの例が知られている。ヒトの隔離実験でも、非光同調と考えられた例が寓話的に報告されている。一方、視覚障害者のリズム研究によれば、完全な失明者の約半数はメラトニンリズムがフリーランしていたり、同調に異常がみられるが、残りの半数ではほぼ正常なリズム同調がみられる[21]。リズム同調している視覚障害者の一部に、形態視は障害されているが網膜視床下部路が正常に機能している例が報告されており、眼球を摘出していない視覚障害者は光同調できる可能性がある[22]。しかし、そのような例はごく一部と思われ、ほかの多くの視覚障害者は非光同調していることが想定される。

a. 部分同調

　健常人を対象とした隔離実験で、暗期に低照度の補助照明が使えない条件で明暗サイクル（絶対的明暗サイクル）を24時間周期で与えると、生体リズムのフリーランを阻止できる。補助照明が使える条件ではリズムはフリーランするので、このリズム同調は光同調というよりも厳密な生活スケジュールによる同調と考えられる。暗期はベッドに横になること以外何もできないからである。絶対的明暗サイクルは光同調因子と非光同調因子が混在していると考えられる。

　絶対的明暗サイクルの周期を24時間から段階的に28時間まで延長させると、睡眠・覚醒リズムは28時間周期に追従するが、深部体温リズムは26時間前後で脱同調し、独自の周期を示す。この状態は一種の内的脱同調であるが、部分同調ともいう。しかし、睡眠・覚醒リズムの同調が真のリズム同

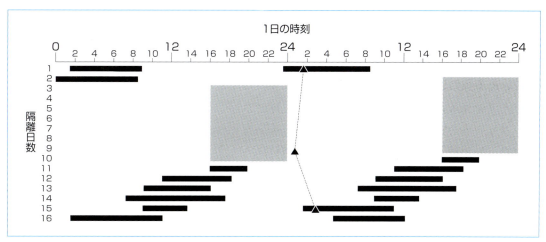

図6 睡眠・覚醒リズムの社会的因子に対する同調

バーは睡眠時間帯、▲は血中メラトニンリズムの最高値位相を表す。灰色部分は強制的スケジュールにおける休息時間帯である。図はダブルプロットされている。

調なのか、単に暗期と明期で睡眠と覚醒が強制されたのか（マスキング）が問題となる。残念ながら、この実験では睡眠・覚醒リズムが真に同調していたかどうかは検討されていない。

一方、日常生活で睡眠・覚醒リズムは同調しているが、血中メラトニンリズムがフリーランしている部分同調が報告されている[23]。最近われわれは、低照度条件下での脱同調パラダイムとフリーラン実験により睡眠・覚醒リズムが強制的生活スケジュールにリズム同調することを明らかにし、しかもそのリズム同調はメラトニンリズムなどのサーカディアンリズムとは独立していることを証明した（図6）。さらにその際、サーカディアンリズムもある程度強制的生活スケジュールに影響されることが明らかとなった。また逆のケース、つまりサーカディアンリズムが24時間周期に同調し、睡眠・覚醒リズムがフリーランする例も報告されている[1]。

以上の実験結果を整理すると、①リズム同調は、深部体温リズムやメラトニンリズムなどのいわゆるサーカディアンリズムと睡眠・覚醒リズムではメカニズムが異なる、②生活スケジュールなどの非光因子は睡眠・覚醒リズムを同調させるが、サーカディアンリズムに対してはあまり強い作用をもたない、③同調因子の条件によって、睡眠・覚醒リズムあるいはサーカディアンリズムのどちらかが同調し、他方がフリーランする内的脱同調が生じる。以上を2振動体仮説の立場からまとめたのが、図7に示すモデルである。

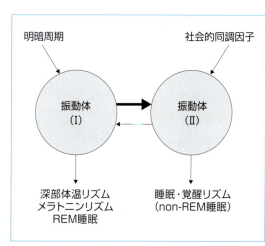

図7 ヒト生物時計の2振動体仮説

b. 身体的運動

　絶対的明暗サイクルの実験から、サーカディアンリズムがある程度非光因子に影響されることが示された。一方、げっ歯類では輪回し運動がサーカディアンリズムの周期や位相を変えることが報告されており、ある種の運動からサーカディアン振動体へのフィードバックが想定されている。ヒトでもサーカディアンリズムに対する身体運動の効果が検討されてきた。

　まず、フリーラン実験で覚醒期間に身体的運動を負荷することが周期に影響するかどうかを確かめた実験では、対照群との間に有意差は見いだせなかった[1]。一方、夜間の運動はメラトニンリズムの位相を後退させることが報告されている[24]。われわれは、低照度の隔離実験で生活スケジュールを毎日30分ずつ前進させたとき、同時に日中の身体運動（自転車エルゴメーターによる15分のインターバル走行を2時間）を負荷することによってサーカディアンリズムの脱同調が阻止されることを見いだし、身体運動はサーカディアンリズムの同調に促進的に作用することを報告している[25]。ただし身体運動の同調効果は弱く、身体運動を日中に1サイクルだけ負荷してもメラトニンリズムの位相は有意に変化しない。また、身体運動のどの要素が同調因子として作用するのかは不明であるが、交感神経系の活性化による光同調の促進や概日振動体との結合の強化が想定される。

③リズム同調の季節変動

a. 日長変化

　日長や光のエネルギーは季節によって変化するので、サーカディアンリズムの光同調にも影響することが想定される。動物実験では明暗サイクルの明（L）と暗（D）の比（LD比）を変化させると、サーカディアンリズムの同調様式が変化する。

　自然観察的な研究では、睡眠のタイミングや長さ、深部体温リズムや血中メラトニンリズムの位相に季節変動が認められている。睡眠の長さは夏で短く、冬で長い。就眠時刻および起床時刻は夏で早く、冬で遅い。同様に、深部体温リズムや血中メラトニンリズムの位相は夏で前進しており、冬で後退する[26]。つまり、生体リズムは冬に比べ夏でより位相前進している。これらの結果はサーカディアンリズムのノンパラメトリック同調から説明がつく。夏は早朝から明るい光が差し込み、冬は日の出が遅く陽の光も弱い。リズム同調に必要な位相反応は夏でも冬でも同じなので、同調時の生物時計の位相は夏でより前進する。しかし、人工照明を制限した準自然的生活では、夏に位相後退が、冬に位相前進がみられたとの報告がある[27]。夏は夕方遅くまで明るいので就寝時間が遅くなり、リズム位相が後退する。冬は夕方早くから暗くなるので、活動できない条件下では早く就寝する。

b. 生活スケジュールによる修飾

　リズム同調の季節変動にも生活スケジュールあるいは随伴する人工的明暗サイクルが関与していると思われる。極地では季節による日長変化が大きく、夏は白夜が続き、冬は1日中太陽が昇らない。このような極端な日長変化のもとで、ヒト生体リズムの季節変動を調べた研究が複数ある。被験者が基地の軍人で、1年を通して厳格な日課のもとで生活した場合、生体リズムの季節変動はほとんどみられなかった[28]。一方、特に決められた日課や義務がない被験者は生体リズムがフリーランしてい

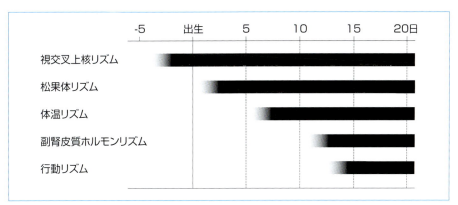

図8　ラットにおける生体リズムの発現時期

る[29]。われわれが調べた南極ドーム基地の越冬隊員では、生体リズムの季節変動幅は約2時間で、札幌で調べた場合と同じであった[30]。

これらの結果は、スケジュールによって決められた睡眠・覚醒リズムや人工照明が自然の光条件に重畳して生物時計に作用し、最終的にリズム同調を決めていることを示している。

3. サーカディアンリズムと睡眠の発達と老化

①生物時計とサーカディアンリズム

新生児の睡眠・覚醒は出生直後は多相性であるが、数週間でサーカディアンリズムを形成する。ラットの行動リズムは出生後2〜3週間に出現し、同じころに血中副腎皮質ホルモンのリズムが認められるようになる。一方、松果体のメラトニン合成酵素活性リズムは出生後数日で検出される。このように、機能によってリズム発現の時期が異なる（図8）。さらに生物時計が局在する視交叉上核の時計遺伝子発現リズムは胎生19日で認められ、生物時計は出生前から機能していると考えられる[31]。生物時計の機能開始とサーカディアンリズムの発現時期との差は、生物時計からのリズム信号が末梢のリズム発現器官に達する伝達経路の発達が遅いためと考えられる。同じような差がヒトでも存在するか否かは不明である。

表現型リズムにみられる発達の時間差は老化過程にも認められる。老化に伴い、深部体温リズムや血中メラトニンリズムの振幅が著しく低下することが報告されているが、このことは高齢者の生物時計の振動が減弱していることを必ずしも意味しない。高齢者では、末梢血管の動脈硬化や松果体の石灰化が進行したために、リズム振幅が低下したのかもしれない。また、高齢者の生活スタイルが血中メラトニンのリズム振幅に影響していることを示唆する報告もある[32]。動物実験では、行動リズムやホルモンリズムの振幅が低下した老齢ラットでも、視交叉上核の時計遺伝子発現リズムは若年ラットと同じ振幅を示している。

②リズム同調の生後発達と老化

　新生児では、同調した睡眠・覚醒リズムが現れる前に、フリーランリズムが認められる場合がある。新生児のサーカディアンリズムが光同調しているのか、授乳などの保育行動の非光因子に同調しているのかは議論がある。生後8日齢から、24時間連続照明下で保育した新生児と人工的な明暗サイクル下で保育した児のリズムを比較した研究では、出生数週ですでにリズム同調していることが示唆されている[33]。一方ラットでは、網膜からの光信号を生物時計に伝達する視神経が完成する生後7日目までは、仔ラットの生物時計は母ラットの行動リズムに同調していることが示されている。

　高齢者では、睡眠・覚醒リズムやサーカディアンリズムの位相が前進しているとの報告がある。同調理論によれば同調時のリズム位相は内因性周期に依存するので、高齢者ではリズム周期の短縮が想定されている。しかし、脱同調法で測定したサーカディアンリズムの周期は若年者と老齢者では差はなかった。ヒトのリズム同調の特殊性は人工照明の利用で、自然の明暗サイクルへの同調のほかに、夜は人工照明があるので覚醒レベルを維持できれば遅くまで起きていることができ、その結果リズム同調が修飾される。高齢者では人工照明のもとで覚醒レベルを維持するのが困難になるので早く就寝し、リズム位相が前進するとも考えられる。また覚醒レベルの低下により、睡眠の多相性化や徐波睡眠の減少など睡眠の質の変化が睡眠の長さに影響し、二次的にリズム同調を修飾することも考えられる。

4. まとめ

　ヒトを対象とした実験には限界があるので、ヒト概日時計のさらなる解明は動物実験によらざるを得ない。その場合、ヒトの概日時計にみられる特徴をよく模倣する実験動物を選択しなければならない。残念ながら、実験室で用いられるラットやマウスの睡眠・覚醒リズムはヒトとはかなり異なり、自発的な内的脱同調や48時間リズムを示さない。したがって、動物実験の結果をそのままヒトに当てはめることは危険である。われわれは、覚醒剤であるメタンフェタミンを慢性投与したラットやマウスが、ヒトでみられる内的脱同調や48時間リズムを示すことから、ヒト概日時計のモデル動物として研究を行ってきた[34]。その結果、視交叉上核以外の脳内にある概日振動体群が睡眠・覚醒リズムを駆動していることが判明した。このモデルがヒトにも当てはまるかどうかは、今後の課題である。

文献

1) Wever RA : Influence of physical workload on freerunning circadian rhythms of man. Pflugers Arch 381 : 119-126, 1979
2) 本間研一，本間さと，広重　力：生物リズムの研究．北海道大学図書刊行会，札幌，1989
3) Czeisler CA, Duffy JF, Shanahan TL, et al. : Stability, precision, and near-24-hour period of the human circadian pacemaker. Science 284 : 2177-2181, 1999
4) Aschoff J : Exogenous and endogenous components in circadian rhythms. Cold Spring Harb Symp Quant Biol 25 : 11-28, 1960
5) Endo T, Honma S, Hashimoto S, et al. : After-effect of entrainment on the period of human circadian system. Jpn J Physiol

49 : 425-430, 1999

6) Dijk DJ, Duffy JF, Czeisler CA : Circadian and sleep/wake dependent aspects of subjective alertness and cognitive performance. J Sleep Res **1** : 112-117, 1992

7) Honma K, Honma S : A human phase-response curve for bright light pulse. Jap J Psychiat Neurol **42** : 167-168, 1988

8) Campbell SS, Dawson D, Zulley J : When the human circadian system is caught napping: Evidence for endogenous rhythms close to twenty-four hours. Sleep **16** : 638-640, 1993

9) Aschoff J : Circadian rhythms in man: a self-sustained oscillator with an inherent frequency underlies human 24-hour periodicity. Science **148** : 1427-1432, 1965

10) Honma K, Honma S : Circabidian rhythm: its appearance and disappearance in association with a bright light pulse. Experientia **44** : 981-983, 1988

11) Aschoff J : Time perception and timing of meals during temporal isolation. In Circadian Clocks and Zeitgbers, Hirosige T, Honma K(eds.), Hokkaido University Press, Sapporo, pp3-18, 1985

12) Lund R : Personality factors and desynchronization of circadian rhythms. Psychosom Med **36** : 224-228, 1974

13) Daan S, Beersma DG, Borbely AA : Timing of human sleep: recovery process gated by a circadian pacemaker. Am J Physiol **246** : R161-R183, 1984

14) Aschoff J, Fatranska M, Giedke H, et al. : Human circadian rhythm in continuous darkness: entrainment by social cues. Science **171** : 213-215, 1971

15) Honma K, Honma S, Wada T : Entrainment of human circadian rhythms by artificial bright light cycles. Experientia **43** : 572-574, 1987

16) Czeisler CA, Allan JS, Strogatz SH, et al. : Bright light resets the human circadian pacemaker independent of the timing of the sleep-wake cycle. Science **233** : 667-671, 1986

17) Honma K, Honma S, Wada T : Phase-dependent shift of free-running human circadian rhythms in response to a single bright light pulse. Experientia **43** : 1205-1207, 1987

18) Boivin DB, Duffy JF, Kronauer RE, et al. : Dose-response relationships for resetting of human circadian clock by light. Nature **379** : 540-542, 1996

19) Minors DS, Waterhouse JM, Wirz-Justice A : A human phase-response curve to light. Neurosci Lett **133** : 36-40, 1991

20) Czeisler CA, Kronauer RE, Allan JS, et al. : Bright light induction of strong (type 0) resetting of the human circadian pacemaker. Science **244** : 1328-1333, 1989

21) Sack RL, Lewy AJ, Blood ML, et al. : Circadian rhythm abnormalities in totally blind people: Incidence and clinical significance. J Clin Endocrinol Metab **75** : 127-134, 1992

22) Czeisler CA, Shanahan TL, Klerman EB, et al. : Suppression of melatonin secretion in some blind patients by exposure to bright light. N Engl J Med **332** : 6-11, 1995

23) Hashimoto S, Nakamura K, Honma S, et al. : Free-running circadian rhythm of melatonin in a sighted man despite a 24-hour sleep pattern: a non-24-hour circadian syndrome. Psychiatry Clin Neurosci **51** : 109-114, 1997

24) Buxton OM, Frank SA, L'Hermite-Baleriaux M, et al. : Roles of intensity and duration of nocturnal exercise in causing phase delays of human circadian rhythms. Am J Physiol **273** : E536-E542, 1997

25) Miyazaki T, Hashimoto S, Masubuchi S, et al. : Phase-advance shifts of human circadian pacemaker are accelerated by daytime physical exercise. Am J Physiol Regul Integr Comp Physiol **281** : R197-R205, 2001

26) Honma K, Honma S, Kohsaka M, et al. : Seasonal variation in the human circadian rhythm: dissociation between sleep and temperature rhythm. Am J Physiol **262** : R885-R891, 1992

27) Maruta N, Natsume K, Tokura H, et al. : Seasonal changes of circadian pattern in human rectal temperature rhythm under semi-natural conditions. Experientia **15** : 294-296, 1987

28) Weitzman ED, deGraaf AS, Sassin JF, et al. : Seasonal patterns of sleep stages and secretion of cortisol and growth hormone during 24 hour periods in northern Norway. Acta Endocrinol **78** : 65-76, 1975

29) Kennaway DJ, Van Dorp CF : Free-running rhythms of melatonin, cortisol, electrolytes, and sleep in humans in Antarctica. Am J Physiol **260** : R1137-R1144, 1991

30) Yoneyama S, Hashimoto S, Honma K : Seasonal changes of human circadian rhythms in Antarctica. Am J Physiol **277** : R1091-R1097, 1999
31) Shimomura H, Moriya T, Sudo M, et al. : Differential daily expression of Per1 and Per2 mRNA in the suprachiasmatic nucleus of fetal and early postnatal mice. Eur J Neurosci **13** : 687-693, 2001
32) Mishima K, Okawa M, Shimizu T, et al. : Diminished melatonin secretion in the elderly caused by insufficient environmental illumination. J Clin Endocrinol Metab **86** : 129-134, 2001
33) Martin du Pan R : Some clinical applications of our knowledge of the evolusion of the circadian rhythm in infants. In Chronobiology. Scheving LE, Halberg F, Pauly JE (eds.), Igaku Shoin, Tokyo, pp342-347, 1974
34) Natsubori A, Honma K, Honma S : Dual regulation of clock gene Per2 expression in discrete brain areas by the circadian pacemaker and methamphetamine-induced oscillator in rats. Eur J Neurosci **39** (2) : 229-240, 2014

（本間研一）

第1部 ベーシックリサーチ

2 サーカディアンリズム睡眠・覚醒障害の中枢神経機構

　哺乳類のサーカディアンリズムは、視床下部視交叉上核に局在する中枢時計と、視交叉上核外の脳内および全身の末梢臓器、組織に局在する末梢時計からなるサーカディアンシステムによって駆動されている[1]。中枢時計は、内因性のサーカディアン周期を自律的に発振し、環境の光情報によりリズム位相を調節し、時刻情報を各末梢時計に伝えて、全身の末梢時計を統合する。一方、中枢時計により内因性周期をリセットされた各末梢時計は、酵素活性、ホルモンやサイトカイン放出など、それぞれの臓器・組織の生理機能にリズムを出力する[2]。視交叉上核外の脳内振動体のなかでも、食事同調性振動体（food-entrainable oscillator：FEO）[3〜5]とメタンフェタミン誘導性振動体（methamphetamine-induced oscillator：MAO）[5]は、睡眠・覚醒や摂食、飲水、体温など、多くの生理機能リズムの発現にかかわっている。通常は視交叉上核の中枢時計の支配下にあるが、脱同調して視交叉上核支配のリズムとは異なる周期あるいは位相のリズムを示すこともある。

　サーカディアンリズム睡眠・覚醒障害は、睡眠障害のなかでも、その中枢神経メカニズムが比較的明確であるとともに、振動体モデルによるシミュレーションが可能であり、障害の予防・治療への応用の足掛かりをもつ疾患群である。また、社会の夜型化や24時間化、インターネット・スマートフォンなどの普及などで若年層に増大するサーカディアンリズム睡眠・覚醒障害やその予備軍を考慮すると、科学的根拠に基づいた対応が急がれる。本章では、その中枢神経機構を遺伝子、細胞、神経回路、振動体共役、そして個体の睡眠・覚醒や自律神経機能など、生理機能リズム表現という階層性を考慮しつつ、最終的な表現型である睡眠・覚醒リズムを発現するメカニズムについて考察したい。

1. サーカディアンリズム発振の分子機構

① 細胞内リズム発振の分子メカニズム

　哺乳類の細胞内には、サーカディアンリズム発振のための分子時計システムが存在する。この分子時計は、一群の時計遺伝子とそのタンパク産物が作り出す転写−翻訳フィードバックループによって構成され[6]、全身のほぼすべての細胞で機能している。それゆえ、細胞を単離して培養しても、サーカディアンリズム発振は持続する[7,8]。細胞内分子時計の中心となる転写−翻訳フィードバックループ（コアループ）は、転写促進因子であるbHLH-PAS型転写因子をコードする*Clock*、*Bmal1*と、転写抑制因子となる*Period (Per) 1*、*Per2*、*Cryptochrome (Cry) 1*、*Cry2*からなる[1,2]。4つの抑制因子は、その上流にE-boxあるいはE'-boxと呼ばれるエンハンサー配列（CACGTG、CACGTT）をもち、CLOCKとBMAL1のヘテロ二量体の結合によってmRNAの転写が促進される。タンパク産物の

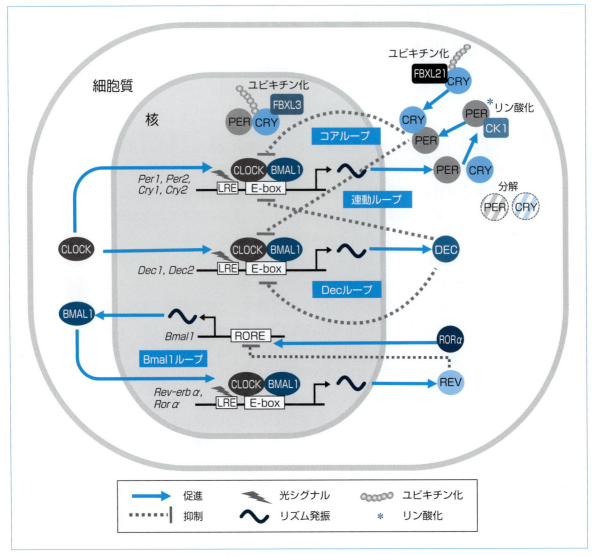

図1 細胞内リズム発振メカニズムの模式図

複数の転写-翻訳フィードバックループ（コアループ、Bmal1ループ、Decループなど）が相互に相関した連動ループが、リズムの安定化、高精度の位相調節に関与する。

PERとCRYは、核内で二量体を形成してCLOCK、BMAL1に作用し、自身の転写を抑制する。この1回転が約24時間で生じることで細胞内にサーカディアンリズムが形成され、さらに、転写因子が下流遺伝子に約24時間の転写リズムを作り出すことでサーカディアンリズムが細胞外に出力されると考えられる（図1）。ループの回転には一連の生化学反応がかかわり、リズム発振のノイズ源となることが予測されるが、細胞内には、このコアループと相互に連動する複数の分子フィードバックループが存在し、この連動して回転するフィードバックループがリズム周期の精度の向上に役立っていると考えられる。

コアループと連動する分子ループの代表に*Bmal1*ループが存在する[9]。*Bmal1*の上流にあるretinoic acid receptor related orphan receptor responsive element（RORE）に転写促進因子であるRORα、抑制因子のREV-ERBαが競合的に結合し、*Bmal1*転写を制御している。抑制因子であるREV-ERBαがE-boxにより調節される時計関連遺伝子であり、*Per*、*Cry*と同位相の遺伝子発現リズムをもつため、*Bmal1*には180度位相の異なるリズムが生じる。また、bHLH転写因子をコードする*Dec1*、*Dec2*は上流のE-boxによる転写調節を受け、タンパク産物であるDEC1、DEC2により転写抑制されるとともに、PER1、PER2、CRY1、CRY2によっても転写抑制を受ける[10]。さらにDEC1、DEC2がコアループの抑制因子にもなるという、コアループと同位相で相互に連動する転写ループをもつ。連動して回転する複数の分子ループは、安定した周期の細胞リズム発振に加え、高振幅なリズム発振や、高精度な位相調節を可能にすると考えられる。

② 細胞時計の転写後調節

時計遺伝子の転写調節によるリズム発振機構研究に続き、転写産物、タンパク産物のなどの網羅的解析（トランスクリプトーム、プロテオーム）が進むにつれ、転写後および翻訳後の調節も、細胞振動体におけるリズム出力にきわめて重要であることがわかってきた。mRNA量にサーカディアンリズムを示す遺伝子のわずか20％程度がde novo転写にリズムをもつことが明らかとなり[11]、転写後修飾の重要性が明らかとなった。さらに、翻訳後のさまざまな修飾は、サーカディアン周期の調節に大きく影響している。

哺乳類で最初に発見されたリズム変異であるTauハムスター[12]は、PERのリン酸化にかかわる酵素であるcasein kinase 1ε（CK1ε）の突然変異体であり[13]、リン酸化活性が亢進するという機能獲得変異が生じてコアループの回転が速くなり、サーカディアン周期が短くなっている。引き続き、ヒトの家族性睡眠相前進症候群がPER2の、CK1εによりリン酸化を受ける部位に生じた変異をもつことがわかり、Tau変異と同様にサーカディアン周期の短縮、明暗サイクルへの同調位相の前進が生じ、睡眠位相が前進したことが明らかとなった[14]。この事実は、ヒトにおいても時計遺伝子がサーカディアンリズム発振に重要な機能をもち、その変異がリズム障害の原因となることを示している。リン酸化のほかにも、時計遺伝子の翻訳後修飾として、アセチル化、SUMO化、ユビキチン化などの関与が報告されている。ユビキチンリガーゼ複合体を形成するF-boxタンパクのなかには、CRYに結合して分解を促進することで周期短縮をきたすFBXL3や、分解を抑制して周期を延長させるFBXL21があることが知られている。

③ 細胞時計の位相調節：光同調の分子メカニズム

内因性のサーカディアン周期でフリーランする生物時計は、環境因子を手がかりに位相を調節し、24時間の明暗サイクルに同調する。生物時計の同調因子のなかで、もっとも強力な因子は光であり、生物時計は光刺激を受けるリズム位相に依存して、内因性の時計位相を前進、あるいは後退させる（図2A）。刺激を受ける位相と、その後のリズム位相変位をプロットしたものが位相反応曲線（図2B）

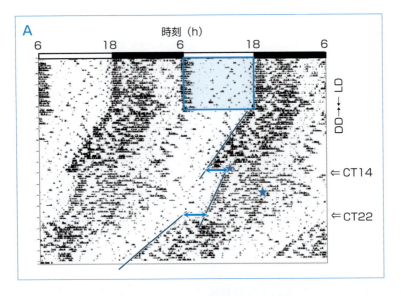

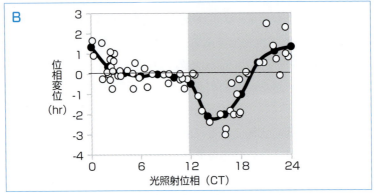

図2 マウス行動リズムの光同調

A：マウス自発行動リズム。明暗サイクル（LD：明期6～18時、図中の青色網掛け）に同調していたマウスの自発行動リズムは、恒常暗（DD）でフリーランを示す。矢印で示した日のCT14とCT22に（図中★）、それぞれ300ルクス、30分の光パルスを照射した。図中の青斜線は活動開始位相の回帰直線。CT14のパルス後には位相後退が、CT22のパルス後には位相前進がみられる。

B：光照射位相をX軸に、その後の位相変位をY軸にプロット（位相前進を＋、後退を－で表示）した位相反応曲線。○：各データポイント。網掛け部分（CT12～24）は主観的暗期。

（本間さと：未発表データ）

であり、光による位相反応曲線は、これまで計測されたすべての生物でその形が共通している[15]。すなわち、主観的暗期（circadian time［CT］12～24、夜行性動物の活動開始位相をCT12とする）の前半の光は位相を後退させ、主観的暗期後半～朝方の光は位相を前進させる。主観的昼の光は、位相反応を生じない。ほとんどのヒトのサーカディアン周期は24時間よりも長いため、主観的朝の光による位相前進でリズム位相が24時間に同調しており、朝の光の有用性が強調される所以である。一

方、同じ光でも、寝る前の光はリズム位相を後退させるので、夜の強い光は禁物、といわれる所以である。

　この位相変位の分子メカニズムについては、時計遺伝子の*Per1*、*Per2*、*Dec1*など、上流に光によって誘導を受ける配列（light response element：LRE）をもち、光照射で視交叉上核における発現が位相依存的に誘導される遺伝子が、重要な機能を発揮すると考えられる。*Per1*、*Dec1*は光照射15分後には発現が有意に上昇し、1時間後にはピークを迎え、2時間後には元のレベルに戻っている[16]。一方、*Per2*はこれらに遅れて上昇し、数時間高発現レベルを維持する[17]。視交叉上核における*Per*や*Dec*発現には主観的昼にピークをもつサーカディアンリズムがあるため、光による誘導がmRNAリズムの下降相にあたる主観的夕方に生じれば、位相後退をきたし、上昇相にあたる主観的朝に生じれば位相前進をきたすことになる。

④ 中枢・末梢時計

　哺乳類の中枢時計、すなわち「生物時計」は視床下部視交叉上核に局在する。視交叉上核を破壊すると、睡眠・覚醒をはじめ、体温、ホルモンレベルなどすべての生理機能のサーカディアンリズムが消失する。このため、視交叉上核が生体内で唯一のサーカディアンリズム発振機能をもつ組織であると長い間考えられてきた。哺乳類の時計遺伝子に明瞭な転写リズムが存在することから、ホタルの発光酵素ルシフェラーゼを*Per*や*Bmal1*の転写調節配列の下流に挿入したレポーター配列を遺伝子導入し、変異マウスを作製することで、時計遺伝子の転写活性を培養下で長期計測することが可能となった。その結果、測定したほとんどの末梢臓器が、培養下で時計遺伝子発現に明瞭なサーカディアンリズムを示すことが明らかとなった[18]。視交叉上核が唯一のサーカディアン時計ではなく、全身のどの組織、どの細胞もサーカディアン振動体をもち、視交叉上核は、これらに位相のシグナルを伝え、24時間周期に同調させる指揮者としての機能をもつ中枢時計であることが明らかとなった（図3A）。中枢時計を破壊すると、全身の末梢時計では、各細胞が脱同調した結果、表現型のリズムが消失してしまう。サーカディアンリズムの発現には、個々の細胞リズムの発振だけでなく、細胞間のリズム同期がきわめて重要である。

　視交叉上核の中枢時計が、どのように末梢時計に位相のシグナルを伝えているかは、未だに不明な点が多い。視交叉上核の行動リズムへの出力としては、液性のシグナルが候補因子となっている。視交叉上核破壊動物に新生児の視交叉上核を移植すると、行動リズムが出現するが、回復したリズム周期は移植片の遺伝子型に依存することが明らかとなっている[19]。また、移植片を半透膜に入れて神経性連絡を絶っても、行動リズムは回復するが、ホルモンリズムは回復しない[20]。このため、睡眠・覚醒リズムは視交叉上核からの液性連絡を受けており、ホルモンリズムは、視交叉上核から視床下部室傍核への連絡に代表されるように、神経性連絡を受けていることが予測される。

　末梢時計のリズムは、培養下でノルアドレナリン[21]やグルココルチコイド[22]によって位相変位する。このため、生体内でも交感神経シグナルや副腎皮質ホルモンが同調因子として働いていることが予測される。

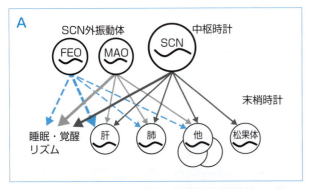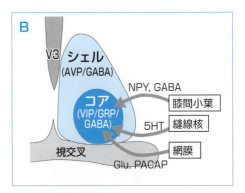

図3 階層性多振動体モデルと、視交叉上核の構造

A：サーカディアンシステムの階層性多振動体構造。中枢時計視交叉上核（SCN）が末梢時計を制御する。SCN外の脳内には食事同調性振動体（FEO）、メタンフェタミン誘導性振動体（MAO）が存在し、SCNから乖離して行動や末梢時計のリズムを同調可能であるが、松果体の時計は常に視交叉上核の支配下にあり、FEOやMAOの影響を受けない。

B：視交叉上核を構成する2部位（シェル・コア）と分布する神経伝達物質および入力線維。
AVP：バゾプレッシン、GRP：ガストリン放出ペプチド、VIP：血管作動性腸管ペプチド、NPY：ニューロペプチドY、5HT：セロトニン、Glu：グルタミン酸、PACAP：下垂体アデニル酸シクラーゼ活性化ポリペプチド

2. 生物時計を構成する多振動体と階層性

① 視交叉上核の構造と機能

　視交叉上核は、前視床下部の視交叉の直上に第三脳室を挟んで局在する1対の卵円形の小神経核であり、ラットやマウスでは、片側に約10,000個の神経細胞が存在する[23]。視交叉上核は、組織化学的・機能的に大きく2つの部位、コア（または腹外側部）とシェル（または背内側部）に分けられ、さまざまな神経ペプチドを含有する神経細胞が特徴的な分布を示す[24]（図3B）。コアには、主に血管作動性腸管ペプチド（VIP）およびガストリン放出ペプチド（GRP）を含む神経細胞が存在する。コアには主要な入力線維が投射し、網膜からの、グルタミン酸、下垂体アデニル酸シクラーゼ活性化ポリペプチド（PACAP）を伝達物質とする網膜視床下部路は光同調をつかさどり、中脳縫線核からのセロトニン神経、視床の膝間小葉からのGABA、ニューロペプチドY（NPY）を共存する神経は、非光同調に関与する。シェルには、バゾプレッシン（arginine vasopressin：AVP）神経が多数分布し、一部にソマトスタチン含有神経細胞が存在する。

　各時計遺伝子は、いずれも視交叉上核で強く発現し、特徴ある発現リズムを示す。*Per1*、*Per2*の発現は主観的昼に発現が上昇する明瞭なリズムを示す。恒常暗では、コアでの発現が低いが、主観的夜の光パルスにより*Per1*、*Per2*はコア部分で強く誘導される。主観的夜に発現が上昇する*Bmal1*は視交叉上核全体に発現し、光により誘導されない。

② 視交叉上核内部位特異的振動体

　視交叉上核スライスを長期培養すると、培養初期には同期していたAVP、VIPの放出リズムが、

数週間を経て乖離することがある[25]。この事実は視交叉上核のAVP細胞が存在するシェルと、VIP細胞が存在するコアに異なる振動体が存在することを示している。一方、明暗サイクルをシフトさせると、コアの時計遺伝子リズムは速やかにシフトし、シェルの時計遺伝子リズムは、数日遅れてシフトすることが報告され、両領域でのリズム乖離が時計遺伝子レベルでも生じることが明確となった[26]。

ハムスターでは恒常明に曝露すると行動リズムが分離し、活動期が1日2回生じるスプリッティングと呼ばれる現象が生じることが知られており、生物時計に2つの振動体が存在することが示唆されてきた。このように行動リズムがスプリットした状態のハムスターで視交叉上核の時計遺伝子発現リズムを測定すると、左右の視交叉上核が180度位相の異なるリズムを示すことが報告されている[27]。また、この状態では、ゴナドトロピン放出ホルモンが二相性の分泌パターンを示すため、左右の半球でそれぞれリズムが出力されると考えられる[28]。

さらに、光周期に伴う行動リズムの変化には、視交叉上核の吻側と尾側にある振動細胞群が関与している。尾側のPer1リズムは、活動終了位相に一致する。一方、吻側のPer1リズムは活動開始位相に一致し、短日では尾側とほぼ同じ位相を示すが、長日では位相が大きく後退する[29]。また、中央部のリズム位相が明期開始前後にピークを迎え、Per1のピーク位相が明期の間に分散するようになる。しかし、同じ視交叉上核内でもPer2のリズムには、このような大きな位相変位は生じない。光周期の情報を行動に伝えるには視交叉上核の異なる部位のPer1細胞群が機能し、Per2は安定した振動を続ける、という遺伝子間の役割分担があることも明らかとなった[30]。気分障害の1つである冬季うつ病は、明期短縮に伴い、抑うつ気分や眠気の亢進を示す病態であり、転地や光療法が有効であるが、その分子・細胞メカニズムとして、哺乳類の生物時計がもつ、光周期に対応して活動時間帯を変化させるメカニズムが関与している可能性が高い。

③ 視交叉上核外サーカディアン振動体

a. 食事に同調する視交叉上核外振動体（food-entrainable oscillator：FEO）

動物は活動期に食事を摂取するので、活動、摂食、飲水のリズムはいずれも同期し、この時間帯は体温の高温相に相当する[3〜5]。しかし、食事の時間帯を1日の一定時刻に限る周期的制限給餌を行うと、動物はその時刻に合わせて、食事を摂取し、食事時刻の前にあたかも食事を予測するように輪回し行動や餌の探索行動を行うようになり、血中のコルチコステロンレベル、深部体温なども上昇する（図4A）。同調可能な食事の周期はサーカディアン周期の範囲であり、それを超えて短い、あるいは長い周期には同調できない。また、給餌前ピークが出現するには、何回かの給餌サイクルを課す必要があり、止めた後、給餌前の行動や体温のリズム成分が数日持続する[31]。このため、背後にサーカディアン周期の振動機構の存在（FEO）が示唆される（図3A）。また、FEOに同調したリズム成分は自由摂食下では速やかに消失するが、絶食すると、その位相に出現するため、FEOの振動は一旦形成されると、長期に渡り持続することが推測される（図4A）。一方、食事性同調に、視交叉上核振動体は関与しない[32]。視交叉上核の時計遺伝子リズムは、周期的制限給餌の下でも、その後の絶食でもまったく影響を受けないが（図4B）、視交叉上核外の脳内では、時計遺伝子発現リズムに給餌前の

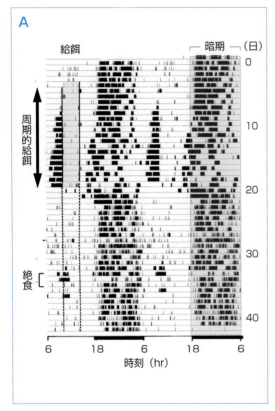
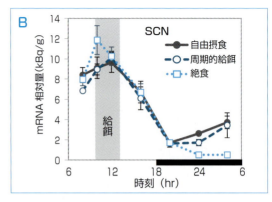
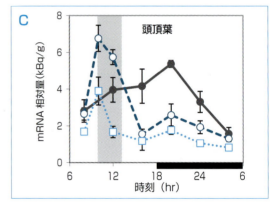

図4 食事同調リズム

A：周期的給餌（10〜12時）2週間とその前後の輪回し行動のダブルプロット。6〜18時を明期とする明暗サイクル下での記録。周期的給餌を止めて自由摂食にもどしてから2週間後に3日間の絶食を行うと、元の給餌時刻に行動がみられる。

B,C：In situ hybridizationで測定したマウス視交叉上核（SCN）(B) と頭頂葉 (C) の *Per1* 発現リズム。自由摂食下、周期的制限給餌（10〜13時、網掛け部分）2週目、自由摂食1週間に引き続く絶食2日目のリズム。X軸上の黒線は暗期。

（本間さと：未発表データ）

ピークが生じ、その後の絶食で、かつての給餌時刻に合わせたピークが出現する（図4C）。このため、FEOは視交叉上核外に存在することがわかっているが、その局在、詳細な分子メカニズムは未だ不明である。これまで、視床下部背内側核や、室傍核などが振動体の候補に挙がっているが[33]、これらの組織の破壊後も給餌時刻に一致したリズムが持続するという論文もあり、FEOは単一の組織ではなく、振動体ネットワークが関与している可能性もある。また、これまで知られている行動リズムの消失する時計遺伝子変異動物（CRY1/2欠損マウス、Bmal1欠損マウスなど）でも発現するため、これらの時計遺伝子に依存しないサーカディアン振動機構の関与が示唆されている。

b. メタンフェタミン誘導性振動体（methamphetamine induced oscillator：MAO）

視交叉上核外に振動体をもち、行動、ホルモン、自律神経などのリズムをつかさどっているもう1つの振動体にメタンフェタミン誘導性振動体（MAO）がある[5]（図3A）。メタンフェタミンを飲水に溶かして、あるいは体内に移植したオスモティックポンプを介して、持続的に投与すると、行動リズ

2　サーカディアンリズム睡眠・覚醒障害の中枢神経機構

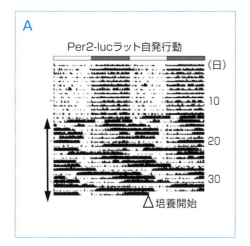
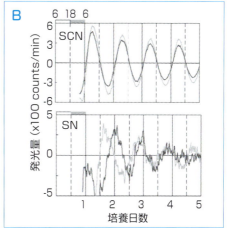
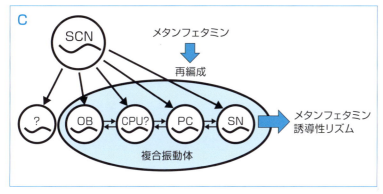

図5　メタンフェタミン誘導性リズム

A：明暗サイクル下での *Per2-luc* ラット自発行動リズムダブルプロット。矢印で示した期間、飲水の代わりに0.005％の濃度のメタンフェタミン水溶液を自由に摂取させた。行動リズム明暗サイクルから脱同調し、活動期が明期になった日に脳組織を培養。
B：Aに示したメタンフェタミン投与で明期に活動を示す時期の視交叉上核（SCN）と黒質（SN）のスライス培養の *Per2-luc* リズム。濃いグレー：メタンフェタミン投与。薄いグレー：対照群。発光データは、24時間移動平均値をオリジナルの値から差し引いた24時間デトレンド法で表示。第1日目に明暗サイクルを記載。グレーのバー：主観的暗期。

　　　　　　　　　　　　　　　　　　　　　　　　（Natsubori A, et al.: Eur J Neurosci 38 : 2566-2571, 2013[44]より改変）

C：メタンフェタミン誘導性振動体モデル。複数のドパミン系領域が視交叉上核から乖離して、複合振動体を形成して行動リズムを駆動する。OB：嗅球、CPU：線条体、PC：頭頂葉、SN：黒質。

　　　　　　　　　　　　　　　　　　　　　　　（Natsubori A, et al.: Eur J Neurosci 39 : 229-240, 2014[34]より引用して改変）

ムが明暗サイクルから脱同調し、明暗サイクル同調の成分と、フリーラン成分の両方が行動リズムに発現する「相対的強調」と呼ばれるリズム変化を示す（図5A）。この現象は、非24時間睡眠・覚醒リズム障害の行動リズムと類似しており、背後のメカニズムも同一であることが示唆され、ヒト睡眠・覚醒リズム障害の、ほぼ唯一の動物モデルとして知られる。視交叉上核破壊動物では、単一周期の安定したリズムが行動や体温に発現する。また、メタンフェタミン誘導性振動体行動リズムは、明暗サイクルには同調しないが、周期的制限給餌には同調する。非光因子への同調という点でも、ヒト睡眠・

覚醒リズムに類似した性質をもつ。マウスやラットの脳波を測定すると、通常の明暗サイクル下では睡眠開始時の徐波成分がさほど上昇しない。しかし、メタンフェタミン投与下で安定したリズムを示すようになると、断片化している睡眠・覚醒がそれぞれ集約し、げっ歯類でもヒトのようにメリハリのきいた十数時間持続する睡眠および覚醒を示すようになる。脳波上も睡眠開始時に徐波成分が著明に上昇し、睡眠中に指数関数的に減衰するというヒトの睡眠脳波に非常に類似した変化を示すようになる。

　メタンフェタミン誘導性リズムは、ドパミン受容体拮抗薬のハロペリドールで位相依存的にリズム変位を示すため、発振に脳内ドパミン系が関与していることが示唆される。そこで、時計遺伝子 *Per2* レポーターラット（*Per2-luc*）を用い、脳内ドパミン領域を培養し、行動リズムと一致して *Per2* リズムが変位する部位を探索した。その結果、メタンフェタミン慢性投与下では、脳内ドパミン系のいくつかの部位で位相変位が生じたが、その大きさ、方向性は部位によって異なった[44]（図5B）。以上の結果、MAOの本体は、メタンフェタミン投与により、脳内ドパミン系の振動体が再編成されて形成された複合振動体であり、これが視交叉上核からの支配を離れ、行動リズムをシフトさせたと考えられる[34]（図5C）。ヒト非24時間睡眠・覚醒リズム障害では、睡眠・覚醒リズムが視交叉上核振動体から脱同調していると考えられる。メタンフェタミン誘導性リズムは、ヒト睡眠・覚醒リズム障害のモデルとして、振動体の局在、カップリングメカニズム、発振の分子メカニズムなどの研究に優れたモデルシステムを提供する。

3. サーカディアンリズム睡眠・覚醒障害の分子・細胞メカニズム

①時計遺伝子異常と睡眠・覚醒リズム障害

　ヒトでも時計遺伝子変異がサーカディアンリズム睡眠・覚醒障害を引き起こすことが明らかとなり、また、網羅的な遺伝子検索が容易になったため、遺伝子レベルの探索が精力的に進められるようになった。その結果、前述の家族性睡眠相前進症候群には、*Per2* のCK1によるリン酸化の亢進という表現型が同じでも、遺伝子型には、いくつかの異なるタイプが報告されてきた[35]。また、極端な短時間睡眠者に *Dec1* の変異がみつかり、同様の遺伝子変異を導入したショウジョウバエでも睡眠の短縮が証明された[36]。ヒトの睡眠障害も、モデル動物を用いることで、短期間で検証するということが可能となった。一方、睡眠相後退症候群についての遺伝子解析では、*Per3* の関与を示唆する報告が相次いでおり、これまで、分子時計機構での機能が明確でなかった *Per3* の新たな機能に注目が集まっている[37]。

　一方、睡眠・覚醒リズムに障害をきたす疾患や、症状に明瞭なサーカディアン変動のある疾患で、時計遺伝子や時計関連遺伝子変異の検索が進んでいる[38]。また、生体内で重要な生理機能に関与する多くの分子が、その遺伝子発現、タンパクレベルに明瞭なサーカディアンリズムを示すことが知られている。特に、肝臓や腎臓にその割合が多く、糖代謝、脂質代謝、水分・電解質代謝などにおけるサーカディアン変動の重要性を示唆する[38]。

②睡眠の分子・細胞メカニズムとその障害

　サーカディアンリズムの発振メカニズムに加えて、睡眠や覚醒の誘発、睡眠・覚醒の遷移の安定化などに関する中枢メカニズム研究は、ここ十数年で一気に研究が加速している。1998年にGタンパク共役型受容体リガンドの網羅的検索により発見されたオレキシンは[39]、翌年、ノックアウトマウスがカタレプシー発作を生じるナルコレプシーマウスであることがわかり[40]、睡眠にかかわる神経ペプチドであることが明らかとなった。また同時期に、ナルコレプシー犬の原因がオレキシン（ヒポクレチン）受容体変異にあることが明らかとなった[41]。引き続き、ヒトのナルコレプシー患者の脳脊髄液中オレキシンが低値を示すことが報告され、オレキシン機能欠損がナルコレプシーの本体であることがわかった。

　脳内には、青斑核を起始核とするノルアドレナリン、黒質・腹側被蓋野などを起始核とするドパミン、結節乳頭体に分布するヒスタミン、一時は抑制系と考えられてきた中脳縫線核を起始核とするセロトニンなど、覚醒を誘発するさまざまな神経伝達物質の存在が知られている。ほかに、脳幹網様体の伝達物質、アセチルコリン、興奮性神経伝達物質の代表であるグルタミン酸なども、脳内覚醒物質として知られるが、オレキシンは、脳内のほぼ全域に神経投射している覚醒系の中核を占める分子である。一方、前視床下部の腹外側視前野（ventrolateralpreoptic area：VLPO）は、睡眠中にその活性が亢進する睡眠中枢であり、抑制系GABA神経が活性化して、上記覚醒系の諸核に抑制シグナルを送る。このような、睡眠と覚醒の維持機構（flip-flopモデル）において、オレキシンは、単に覚醒を促すだけでなく、睡眠と覚醒両ステージの安定化にかかわる分子であることが示されている[42]。

　さらに、表現型から遺伝子型を探るフォワード・ジェネティクスの手法によりノンレム睡眠が増加する遺伝子変異やレム睡眠を抑制する遺伝子変異が見いだされ、背後のメカニズムが明らかにされてきている[43]。今後は、睡眠にかかわる分子の研究の発展と、それをターゲットとした創薬が発展することが期待される。

4. まとめ

　明確な表現型をもつ睡眠と覚醒、安定した周期と、高精度で予測可能な位相調節を特徴とするサーカディアンリズムは、関与する分子群が明らかになったことから、モデル動物や培養組織による研究が可能となり、光遺伝学や薬理遺伝学の手法の応用で、分子、細胞、回路、さらには個体の生理機能までをシームレスに繋ぐ、優れた研究対象となった。今後は、障害の予防、治療、創薬など、応用にまで繋がる研究がさらに発展することが期待される。

文献

1) Reppert SM, Weaver DR : Coordination of circadian timing in mammals. Nature **418** : 935-941, 2002
2) Mohawk JA, Green CB, Takahashi JS : Central and peripheral circadian clocks in mammals. Ann Rev Neurosci **35** : 445-462, 2012
3) Stephan FK : The "other" circadian system: food as a Zeitgeber. J Biol Rhythms **17** : 284-292, 2002
4) Mistlberger RE : Circadian food-anticipatory activity: formal models and physiological mechanisms. Neurosci Biobehav Rev **18** : 171-195, 1994
5) Honma K, Honma S : The SCN-independent clocks, methamphetamine and food restriction. Eur J Neurosci **30** : 1707-1717, 2009
6) Gekakis N, Staknis D, Nguyen HB, et al. : Role of the CLOCK protein in the mammalian circadian mechanism. Science **280** : 1564-1569, 1998
7) Liu AC, Welsh DK, Ko CH, et al. : Intercellular coupling confers robustness against mutations in the SCN circadian clock network. Cell **129** : 605-616, 2007
8) Brown SA, Fleury-Olela F, Nagoshi E, et al. : The period length of fibroblast circadian gene expression varies widely among human individuals. PLoS Biol **3** : e338, 2005
9) Shearman LP, Sriram S, Weaver DR, et al. : Interacting molecular loops in the mammalian circadian clock. Science **288** : 1013-1019, 2000
10) Honma S, Kawamoto T, Takagi Y, et al. : Dec1 and Dec2 are regulators of the mammalian molecular clock. Nature **419** : 841-844, 2002
11) Koike N, Yoo SH, Huang HC, et al. : Transcriptional architecture and chromatin landscape of the core circadian clock in mammals. Science **338** : 349-354, 2012
12) Ralph MR, Menaker M : A mutation of the circadian system in golden hamsters. Science **241** : 1225-1227, 1988
13) Lowrey PL, Shimomura K, Antoch MP, et al. : Positional syntenic cloning and functional characterization of the mammalian circadian mutation tau. Science **288** : 483-492, 2000
14) Toh KL, Jones CR, He Y, et al. : An hPer2 phosphorylation site mutation in familial advanced sleep phase syndrome. Science **291** : 1040-1043, 2001
15) Pittendrigh CS, Daan S : A functional analysis of circadian pacemakers in nocturnal rodents. IV. Entrainment: Pacemaker as clock. J Comp physiol **106** : 291-331, 1976
16) Shigeyoshi Y, Taguchi K, Yamamoto S, et al. : Light-induced resetting of a mammalian circadian clock is associated with rapid induction of the mPer1 transcript. Cell **91** : 1043-1053, 1997
17) Shearman LP, Zylka MJ, Weaver DR, et al. : Two period homologs: circadian expression and photic regulation in the suprachiasmatic nuclei. Neuron **19** : 1261-1269, 1997
18) Yamazaki S, Numano R, Abe M, et al. : Resetting central and peripheral circadian oscillators in transgenic rats. Science **288** : 682-685, 2000
19) Ralph MR, Foster RG, Davis FC, et al. : Transplanted suprachiasmatic nucleus determines circadian period. Science **247** : 975-978, 1990
20) Silver R, LeSauter J, Tresco PA, et al. : A diffusible coupling signal from the transplanted suprachiasmatic nucleus controlling circadian locomotor rhythms. Nature **382** : 810-813, 1996
21) Terazono H, Mutoh T, Yamaguchi S, et al. : Adrenergic regulation of clock gene expression in mouse liver. Proc Natl Acad Sci U S A **100** : 6795-6800, 2003
22) Balsalobre A, Brown SA, Marcacci L, et al. : Resetting of circadian time in peripheral tissues by glucocorticoid signaling. Science **289** : 2344-2347, 2000
23) Van den Pol AN : The hypothalamic suprachiasmatic nucleus of rat: Intrinsic anatomy. J Comp Neurol **191** : 661-702, 1980
24) Abrahamson EE, Moore RY : Suprachiasmatic nucleus in the mouse: retinal innervation, intrinsic organization and efferent

projections. Brain Res **916** : 172-191, 2001

25) Shinohara K, Honma S, Katsuno Y, et al. : Two distinct oscillators in the rat suprachiasmatic nucleus in vitro. Proc Natl Acad Sci U S A **92** : 7396-7400, 1995

26) Nagano M, Adachi A, Nakahama K, et al. : An abrupt shift in the day/night cycle causes desynchrony in the mammalian circadian center. J Neurosci **23** : 6141-6151, 2003

27) de la Iglesia HO, Meyer J, Carpino A Jr, et al. : Antiphase oscillation of the left and right suprachiasmatic nuclei. Science **290** : 799-801, 2000

28) de la Iglesia HO, Meyer J, Schwartz WJ : Lateralization of circadian pacemaker output: Activation of left- and right-sided luteinizing hormone-releasing hormone neurons involves a neural rather than a humoral pathway. J Neurosci **23**（19） : 7412-7414, 2003

29) Inagaki N, Honma S, Ono D, et al. : Separate oscillating cell groups in mouse suprachiasmatic nucleus couple photoperiodically to the onset and end of daily activity. Proc Natl Acad Sci U S A **104** : 7664-7669, 2007

30) Yoshikawa T, Inagaki N, Takagi S, et al. : Localization of photoperiod responsive circadian oscillators in the mouse suprachiasmatic nucleus. Sci Rep **7** : 8210, 2017

31) Honma K, von Goetz C, Aschoff J : Effects of restricted daily feeding on freerunning circadian rhythms in rats. Physiol Behav **30** : 905-913, 1983

32) Stephan FK, Swann JM, Sisk CL : Entrainment of circadian rhythms by feeding schedules in rats with suprachiasmatic lesions. Behav Neural Biol **25** : 545-554, 1979

33) Gooley JJ, Schomer A, Saper CB : The dorsomedial hypothalamic nucleus is critical for the expression of food-entrainable circadian rhythms. Nat Neurosci **9** : 398-407, 2006

34) Natsubori A, Honma K, Honma S : Dual regulation of clock gene Per 2 expression in discrete brain areas by the circadian pacemaker and methamphetamine-induced oscillator in rats. Eur J Neurosci **39** : 229-240, 2014

35) Xu Y, Padiath QS, Shapiro RE, et al. : Functional consequences of a CKIdelta mutation causing familial advanced sleep phase syndrome. Nature **434** : 640-644, 2005

36) He Y, Jones CR, Fujiki N, et al. : The transcriptional repressor DEC2 regulates sleep length in mammals. Science **325** : 866-870, 2009

37) Ebisawa T, Uchiyama M, Kajimura N, et al. : Association of structural polymorphisms in the human period 3 gene with delayed sleep phase syndrome. EMBO Rep **2** : 342-346, 2001

38) McCarthy MJ, Welsh DK : Cellular circadian clocks in mood disorders. J Biol Rhythms **27** : 339-352, 2012

39) Sakurai T, Amemiya A, Ishii M, et al. : Orexins and orexin receptors: a family of hypothalamic neuropeptides and G protein-coupled receptors that regulate feeding behavior. Cell **92** : 573-585, 1998

40) Chemelli RM, Willie JT, Sinton CM, et al. : Narcolepsy in orexin knockout mice: molecular genetics of sleep regulation. Cell **98** : 437-451, 1999

41) Lin L, Faraco J, Li R, et al. : The sleep disorder canine narcolepsy is caused by a mutation in the hypocretin (orexin) receptor 2 gene. Cell **98** : 365-376, 1999

42) Saper CB, Scammell TE, Lu J : Hypothalamic regulation of sleep and circadian rhythms. Nature **437** : 1257-1263, 2005

43) Funato H, Miyoshi C, Fujiyama T, et al. : Forward-genetics analysis of sleep in randomly mutagenized mice. Nature **539** : 378-383, 2016

44) Natsubori A, Honma K, Honma S : Differential responses of circadian Per 2 rhythms in cultured slices of discrete brain areas from rats showing internal desynchronisation by methamphetamine. Eur J Neurosci **38** : 2566-2571, 2013

（本間さと）

第2部

クリニカルリサーチ

1 現代社会と睡眠
2 診断・治療をめぐって
　①基礎知識―睡眠・覚醒の神経機構
　②睡眠障害の検査法
　③睡眠障害の分類と診断
　④治療
3 サーカディアンリズム睡眠・覚醒障害の疫学
4 サーカディアンリズム睡眠・覚醒障害の各病型
5 サーカディアンリズム睡眠・覚醒障害と精神疾患
6 子どものサーカディアンリズムと睡眠
　①発達に伴うサーカディアンリズムと睡眠
　②子どもにみられるサーカディアンリズム睡眠・覚醒障害
7 高齢者のサーカディアンリズムと睡眠
　①サーカディアンリズムと睡眠の加齢変化
　②認知症・せん妄の睡眠障害
8 サーカディアンリズムと身体疾患

1 現代社会と睡眠

1. 睡眠は必要なのか —断眠実験は語る

　睡眠時間は、ヒトが生きている時間の約1/3を占拠している。この睡眠という現象は、ヒトにとって必要なのだろうか。

　睡眠を奪うとその後どのような精神・身体面の変化が生じるかを観察する実験を、断眠実験という。健康なボランティアを対象として、3〜10日間にわたって断眠を行う実験から、以下のような結果が得られている。

　2〜3日以上断眠すると極度の眠気が常時出現するようになり、数秒間というごく短時間の睡眠（微小睡眠［micro-sleep］）が出現するようになる[1]。この微小睡眠は開眼していても起こる。また、微小睡眠に伴って、注意力の低下、認知機能の低下、誤認、錯覚、焦燥、怒りっぽさなどの精神症状も現れてくる。しかし、断眠を中止して十数時間の十分な睡眠を1回とると（この睡眠では深いノンレム睡眠が多くなる）、その後はこれらの精神症状は完全に消失する。なお、3〜10日間の断眠を行っても、身体面で大きな変化は生じないという。しかし、睡眠時間が短縮すると、糖代謝やホルモン分泌、交感神経の活動が障害され、加齢性変化や生活習慣病が悪化する可能性が指摘されている[2]。

　一方、ラットを、水や餌を自由に与えながら断眠状態に置くと、次第にエネルギー消費の増加、血中アドレナリン・血中コルチゾールレベルの増加が生じ、その後、体重減少や体温低下などが現れ、ついには断眠開始後2〜4週で衰弱して死亡することが報告されている[3]。ノンレム睡眠やレム睡眠だけを選択的に奪っても、やはりラットは3〜7週後には死亡してしまう[3]。

2. 現代の日本社会と睡眠障害

　近年、生命にとって不可欠な睡眠が次第に蝕まれてきた。その要因として現代社会の変化を挙げることができる。この半世紀の間に、日本社会は、ストレス社会、24時間社会、超高齢社会へと大きく変化してきた。その変化のなかで、睡眠障害はますます増加している。

　ここでは、日本人の睡眠時間はどう変化してきたのか、社会の変化（ストレス社会、24時間社会、高齢化社会）はどのような睡眠障害をもたらしたのか、および、睡眠障害はどのような事故の原因となり、また、経済的損失をもたらしているのかについて概説する。

1 現代社会と睡眠

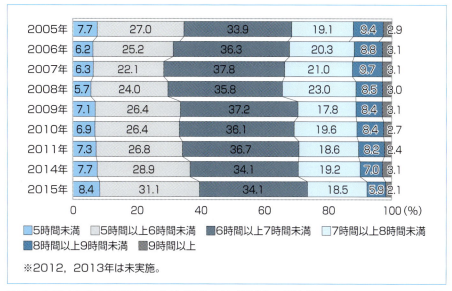

図1 1日の平均睡眠時間の年次推移（20歳以上、男女計）（2005〜2015年）

(Spiegel K, et al.：Lancet 354：1435-1439, 1999[2)]より引用)

①日本人の睡眠時間

　NHK放送文化研究所が1960年から5年ごとに施行している国民生活時間調査[4)]によれば、国民全体の平均睡眠時間（平日）は1960年から次第に短縮し、2010年までの50年の間に8時間13分から7時間14分に短縮した。すなわち、約1時間の短縮である。この短縮は、年齢別に検討すると、30歳台〜50歳台の働く世代を中心にみられた短縮であった。

　一方、2015年における平日と休日（土曜・日曜）の睡眠時間を比較すると、土曜は7時間42分で27分長く、日曜は8時間3分で48分長かった。すなわち、休日では平日よりも睡眠時間が著明に延長していた。この延長は、70歳台を除くすべての年代でみられた。すなわち、平日の睡眠不足で生じた睡眠負債を、休日の長時間睡眠で返済しているのである。また、この休日と平日の睡眠時間の差は、1995年ごろから徐々に拡大してきた。

　厚生労働省の平成27年「国民健康・栄養調査」[5)]においても、以下のように、日本人の睡眠時間は年々短縮していることが明らかにされている（図1、図2、表1）。

a. 1日の平均睡眠時間が「6時間未満」の者（すなわち、1日の平均睡眠時間が「5時間未満」および「5時間以上6時間未満」と回答した者）の割合については、この10年でみると平成19年（2007年）以降有意に増加している（図1）。しかも、「6時間未満」の者と「6時間以上7時間未満」の者の占める率を比較すると、2014年から前者が後者を逆転して最多となった。

b.「6時間未満」の者は、「6時間以上」の者と比較して、男女ともに、睡眠の質にかかわるすべての質問項目について有意に高率に不満を訴えていた（図2）。「6時間未満」の者では、男女とも「日中、眠気を感じた」がもっとも高かった（男性では44.5%、女性では48.7%）。

第2部　クリニカルリサーチ

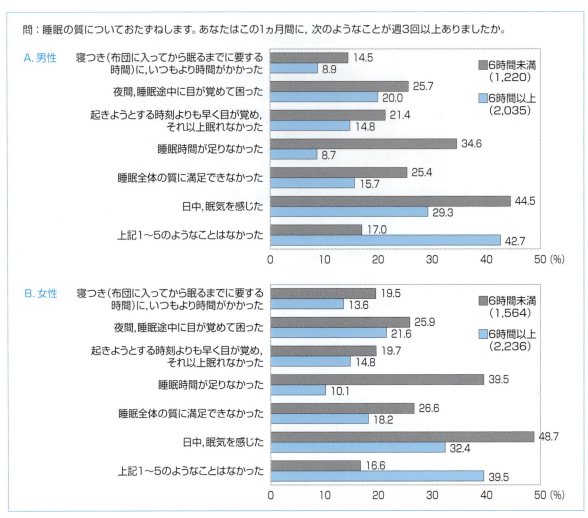

図2　1日の平均睡眠時間別、睡眠の質の状況（20歳以上、男女別）

(Spiegel K, et al.: Lancet 354: 1435-1439, 1999[2]) より引用）

c.「日中、眠気を感じた」は、年齢・性にかかわらず、最多の訴えであることが示された（表1）。このように、不眠よりも日中の眠気が臨床上の問題として注目される。

②現代社会と睡眠障害

日本社会の睡眠障害の社会的要因には、a. ストレス社会（職場での長時間労働や上司のいじめ、対人関係の悩みなど）、b. 24時間社会（シフトワークや夜更かしなどの増加による夜型社会）、および、c. 超高齢社会がある。これらの社会的要因は複雑に関連しながら睡眠障害をもたらしている。

a. ストレス社会

脳には、覚醒系と睡眠系が独立して存在し[6]、覚醒系の抑制によって、睡眠系が相対的に優位にな

表1 睡眠の質の状況（20歳以上、性・年齢階級別）

		総数		20～29歳		30～39歳		40～49歳		50～59歳		60～69歳		70歳以上	
		人数	%	人数	%	人数	%	人数	%	人数	%	人数	%	人数	%
男性	総数	3,255	-	256	-	405	-	553	-	519	-	713	-	809	-
	1 寝つき（布団に入ってから眠るまでに要する時間）に、いつもより時間がかかった	358	11.0	38	14.8	42	10.4	65	11.8	41	7.9	76	10.7	96	11.9
	2 夜間、睡眠途中に目が覚めて困った	721	22.2	26	10.2	72	17.8	106	19.2	98	18.9	184	25.8	235	29.0
	3 起きようとする時刻よりも早く目が覚め、それ以上眠れなかった	563	17.3	15	5.9	44	10.9	80	14.5	93	17.9	162	22.7	169	20.9
	4 睡眠時間が足りなかった	599	18.4	84	32.8	118	29.1	139	25.1	115	22.2	82	11.5	61	7.5
	5 睡眠全体の質に満足できなかった	629	19.3	69	27.0	103	25.4	118	21.3	111	21.4	113	15.8	115	14.2
	6 日中、眠気を感じた	1,139	35.0	99	38.7	166	41.0	192	34.7	187	36.0	231	32.4	264	32.6
	7 上記1～6のようなことはなかった	1,076	33.1	79	30.9	109	26.9	173	31.3	170	32.8	252	35.3	293	36.2
女性	総数	3,802	-	297	-	428	-	659	-	586	-	829	-	1,003	-
	1 寝つき（布団に入ってから眠るまでに要する時間）に、いつもより時間がかかった	608	16.0	43	14.5	55	12.9	60	9.1	98	16.7	155	18.7	197	19.6
	2 夜間、睡眠途中に目が覚めて困った	888	23.4	53	17.8	100	23.4	118	17.9	125	21.3	191	23.0	301	30.0
	3 起きようとする時刻よりも早く目が覚め、それ以上眠れなかった	638	16.8	19	6.4	42	9.8	71	10.8	85	14.5	156	18.8	265	26.4
	4 睡眠時間が足りなかった	844	22.2	121	40.7	123	28.7	196	29.7	164	28.0	140	16.9	100	10.0
	5 睡眠全体の質に満足できなかった	822	21.6	81	27.3	131	30.6	144	21.9	162	27.6	148	17.9	156	15.6
	6 日中、眠気を感じた	1,486	39.1	160	53.9	202	47.2	288	43.7	227	38.7	298	35.9	311	31.0
	7 上記1～6のようなことはなかった	1,144	30.1	60	20.2	114	26.6	179	27.2	158	27.0	295	35.6	338	33.7

※複数回答のため、内訳合計が100％にならない。
※網掛けは、各年代でもっとも多い項目。

(Spiegel K, et al. : Lancet 354 : 1435-1439, 1999[2]) より引用）

ると睡眠が現れる[6]）。

　健康状況調査（厚生労働省、2012年）によれば、仕事で強い不安やストレスを感じている労働者は61％にも上る。ストレスによる不眠は、ストレスが情動に関与する大脳辺縁系を興奮させ、二次的に脳幹部の覚醒系を興奮させるためと考えられる[6]）。逆に、抗不安作用をもつ薬剤は、大脳辺縁系を抑制させることによって二次的に脳幹部の覚醒系を抑制して睡眠をもたらす。

【労働の量的問題：長時間労働 ①睡眠時間の短縮】

　1980年ごろから、日本の長時間労働が国際的批判を浴びるようになり、1988年に、年間総実労働時間を当時の年間2,100時間から1,800時間にすることが公約化された。その後、年間総実労働時間は1,800時間を下回るようになり、また、多くの企業で週40時間労働制や週休2日制が開始された[7]）。しかし一方では、男性フルタイム雇用者の平日労働時間が増加するとともに（1976年8.02時間から2006年9.12時間への増加）、13時間以上の長時間労働者の割合も増加している（1976年2.0％から2006年8.2％への増加）[7]）。このような状況は、業務の平日への集中と睡眠時間の短縮につながることが予想される[7]）。

　筆者らは、医師の睡眠について、勤務状況および生活習慣との関連性から調査した[8]）。その結果、

医師の平均睡眠時間（平日）は短く（6時間50分）、休日には平日よりも約1時間延長していた。睡眠不足感は64.5％と高率にみられた。睡眠不足感は、不規則な生活や長時間労働と関連しており、無床診療所勤務よりも病院勤務と有床診療所勤務で高率であった。睡眠障害の内訳としては、日中の過度の眠気が最多（30.8％）で、次いで朝の目覚めの気分の悪さ（30.0％）、熟眠障害（15.6％）、中途覚醒（15.3％）、入眠障害（14.7％）であった。このように、医師は慢性的睡眠不足の状況に置かれていることが示唆された[8]。

【労働の量的問題：長時間労働 ②睡眠の質の低下】

　一般に、労働時間の延長は、睡眠時間の短縮をもたらす。たとえば、1日の時間外労働が2時間・4時間・5時間で1ヵ月継続されると、1ヵ月の時間外労働は約45時間・80時間・100時間になる。その結果、1日の平均睡眠時間は7.5時間・6.0時間・5.0時間に短縮する[7]。軽度の長時間労働であっても、それ自体が睡眠の質の低下（中途覚醒や入眠困難、早朝覚醒など）、あるいは日中の眠気をもたらすことが報告されている[7,9]。

【労働の量的問題：長時間労働 ③そのほか】

　長時間労働は、睡眠の質・量以外にも種々の健康被害をもたらす。

　たとえば、就寝前に、①仕事からの心理的距離を置くこと（psychological detachment from work）、②リラックス、③熟達（新情報の入手や知識・関心の拡大）、および④余暇を楽しむ裁量の実行、という労働者として必要な行動が行えなくなる[9]。対人関係では、相手の表情を読み取る認知機能の能力低下が起こる[5,10]。さらに、長時間労働は、精神疾患の発症を促進する可能性がある[5,9]。たとえば、うつ病の新規発症率（5年の追跡調査による）について、1日当たりの労働時間が1日7～8時間の群と1日11～12時間の群を比較すると、後者では2.5倍と有意に高い[11]。

【労働の質的問題：心理社会的環境問題】

　労働時間に問題がなくても、労働における質的問題が睡眠に悪影響を及ぼす可能性がある。たとえば、仕事に対する高すぎる要求度、上司からの支援の欠如、いじめを受けていること（または、いじめの目撃）、が不眠を誘発することがある[9]。

b. 24時間社会

　わが国では、1950年代に蛍光灯が普及し始めた。この時期から24時間社会への道を歩み始めたと推定されている[12]。現在、わが国の労働者の4人に1人が、何らかのシフトワークに従事している。

　たとえば、交代勤務の深夜勤は、睡眠・覚醒の生理的サーカディアンリズムに逆らって働いている状態である。すなわち、深夜勤務時には眠いのに覚醒して働き、かつ、非勤務時には眠くないのに眠らなければならない状況を余儀なくされる。

　交代勤務者では、睡眠障害（例：勤務時の眠気、非勤務時の不眠）のみならず、精神機能の変化（例：作業能率の低下や抑うつ、易刺激性）や生活習慣病（例：メタボリックシンドローム、高血圧、心臓病、糖尿病など）が出現しやすいことが報告されている[12]。

　交代勤務と発がん性（特に乳がん、大腸がん、前立腺がん）の間に密接な関連性があることが次第に明らかになってきた。その発がん性の機序の1つとして、抗腫瘍作用をもつメラトニンの分泌低下

が推定されている[12]。

近年、中高生の夜間インターネット利用時間が延長し、睡眠や学習に影響が出ていることが注目されている。筆者らは、北海道における中学校（7校）と高等学校（7校）を対象として生徒の睡眠や生活習慣、気分・体調、インターネット利用時間などについて調査した[13]。その結果、①中高生（特に高校生）がインターネットを長時間にわたって使用している、②学校がある日の睡眠不足を、学校がない週末において、長時間の睡眠をとることで補っている、および、③学校がある日の睡眠充足感が不十分であるほど、体調の悪さや気分の落ち込み、攻撃性が増加する、という所見が見いだされた[13]。すなわち、学校がある日におけるインターネットの長時間使用が、睡眠時間の短縮と睡眠不足感をもたらすとともに、生徒の心身の不調を引き起こすという実態が明らかになった[13]。

c. 高齢化社会

最新の平成29年版高齢社会白書によれば、わが国の高齢化率は27.3%で、今後もさらに上昇すると予想されている。

睡眠障害の発症率は若年成人よりも高齢者で高いことから、高齢化による高齢者人口の増加は社会における睡眠障害の増加につながると考えられる。アメリカの一般住民における調査によれば、高齢者の57%に慢性的睡眠障害がみられる[14]。その内訳をみると、入眠困難・中途覚醒がもっとも多く（43%）、次いで中途覚醒（30%）、不眠（29%）、早朝覚醒（19%）、入眠困難（19%）、日中の眠気（25%）であった[14]。

高齢者において睡眠障害が高率にみられる理由として、以下の要因が推定される[14]。

【睡眠の生理的変化】

高齢者では、深部体温リズム、メラトニンなどの内分泌リズム、睡眠・覚醒リズムなどのサーカディアンリズムの振幅（めりはり）が失われ、その位相がやや前進するという生理的変化が起こりやすい[14]。また、睡眠時間帯（睡眠相）が、夜間だけ眠る単相性から2回以上眠る多相性へと変化しやすい[14]。

【ライフスタイルの変化】

退職や年齢の節目で訪れるライフスタイルの変化に伴って、光曝露の不足をもたらすような日中の身体的・社会的活動性の低下や、睡眠衛生の観点からみた不適切な生活習慣（就寝前の緑茶やアルコール摂取、早すぎる就床時刻、長すぎる昼寝など）が睡眠障害の原因になりやすい[14]。

【身体疾患の合併】

高齢者では身体疾患の合併が増加するため、疼痛などの身体的苦痛や治療薬の副作用によって睡眠障害が起こりやすい[14]。また、アルツハイマー病やレビー小体型認知症のような器質性脳障害では、高率に睡眠障害がみられる[14]。

③睡眠障害による重大産業事故と交通事故

睡眠障害による重大産業事故が社会的に注目されるようになったのは、1970年代後半からである。1979年のアメリカ スリーマイル島原子力発電所の炉心溶解事故、1986年の現・ウクライナ共和国

チェルノブイリ原子力発電所事故、1986年アメリカ スペースシャトル「チャレンジャー号」爆発事故、1989年アメリカ 大型タンカー「エクソンバルディーズ号」原油流出事故は、いずれもその発生原因として、関係スタッフの睡眠不足や居眠りと報告されている[7]。

一方、交通事故の原因については、明らかに居眠りが原因と特定されたものは数％と意外に少ないが、実際にはかなり多いと推定される。実際、運転者が運転中に居眠り運転を経験した率は20％、また、居眠りによる事故の経験または事故を起こしそうになった経験者は10％に上るという[7]。

交通事故は朝・夕のラッシュ時に多く発生するのに対して、居眠りによる交通事故は、午前2～6時と午後2～4時に好発する[7]。これら2つの時間帯は、運転者が強い眠気を訴える時間帯とほぼ一致しているため、居眠りによる交通事故には、サーカディアンリズム（circadian rhythm）のみならずサーカセミディアンリズム（circasemidian rhythm）も関連している[7]。

航空産業では、「疲労」は表2のように定義されており[15,16]、睡眠不足とサーカディアンリズム位相の問題が重要であることが明記されている。交通事故においても、上述したサーカディアン・サーカセミディアンリズムだけでなく、運転者の「疲労」した状態が関与する[15]。「疲労」した状態の運転には、表3に示したような要因が関与すると考えられている[15]。

④ 睡眠障害による経済的損失

アメリカ（1993年）では年間約10兆円[17]、オーストラリア（2006年）では9,000億円[17] と推計されている。

表2 「疲労」の定義

A physiological state of reduced mental or physical performance capability resulting from sleep loss or extended wakefulness, circadian phase, or workload (mental and/or physical activity) that can impair a crew member's alertness and ability to safely operate an aircraft or perform safety related duties.

＜和訳＞
疲労とは、睡眠不足や長時間にわたる覚醒、サーカディアンリズムの位相、精神的・身体的作業負荷によって、精神的または身体的な作業能力が低下した生理学的状態であり、乗務員が航空機を安全に操作したり安全を保つ業務を遂行するための覚醒度・能力を損ない得る。

（高橋正也：睡眠医療 9：15-19, 2015[15]、International Air Transport Association, International Civil Aviation Organization, International Federation of Airline Pilots' Associations：Fatigue risk management systems：implementation guide for operators.[16] を参考に作成）

表3 「疲労」した状態の運転にかかわる要因

1　睡眠の量的・質的不足
　　急性の睡眠不足、慢性の睡眠不足、内科的疾患（OSAS など）
2　深夜勤（深夜～早朝）としての運転
3　長時間の連続運転
4　睡眠についての知識不足

（高橋正也：睡眠医療 9：15-19, 2015[15] より改変）

睡眠障害がもたらす社会経済的被害には、直接費用（睡眠障害に対する検査費や治療費など）だけでなく、間接費用（経済的生産性低下など）もある。わが国で、某企業の社員5,312名の睡眠障害による損失に基づいた間接費用の試算が行われた[18]。その結果、①睡眠障害によって生じた作業効率の低下による損失は年間3兆665億円、②欠勤・遅刻・早退による損失は1,616億円、③交通事故による損失は2,413億円であり、その総額は3兆4,694億円に達した[18]。しかし、この試算には労働者以外の人々の睡眠障害による損失は含まれておらず、また、睡眠障害の直接費用は試算されていないため、実際の損失額はこれをはるかに上回ると予想される。

⑤睡眠医療ネットワークの重要性　—旭川医科大学「睡眠クリニック」12年の経験から

以上を要約すると、日本社会における睡眠の問題点は4つ挙げられる。すなわち、

- 日本人の平均睡眠時間（平日）は1960年から徐々に短縮し、また、1995年ごろから、平日の睡眠不足で生じた睡眠負債を、休日の長時間睡眠で返済する傾向が増強し始めた。
- ストレス社会・24時間社会への変化につれて、夜間睡眠の量的・質的低下が起こり、また、サーカディアンリズムに逆らうような生活のなかで、日中における過剰な眠気や高次脳機能障害が生じている。
- 社会が高齢化するにつれて、睡眠障害をもつ高齢者はますます増加している。
- 睡眠障害は、交通事故や産業事故をはじめとする甚大な経済的損失をもたらしている。

それでは、睡眠障害に対してどのような対策が必要かつ効果的であろうか。筆者らは、2004年に旭川医科大学病院に日本睡眠学会認定医療機関A型として「睡眠クリニック」を開設した。この「睡眠クリニック」は、教育・研究面だけでなく、北海道における睡眠医療の中心的役割を果たしてきた[19]。

2004年2月〜2016年6月までの12年間に、当クリニックでV-PSGが施行された患者数は733名（男性394名、女性339名）であった。平均年齢は42.7歳（3〜90歳）であり、小児〜高齢者まで幅広い年齢層を対象としていた。北海道内の広い範囲から受診されており、旭川市を中心に道北地域がもっとも多く、次いで札幌市を中心とした道央地域であった。関東や四国、九州からの受診者もいた。

診断の内訳をみると、多い順に、睡眠関連呼吸障害（26％）、てんかん（24％）、中枢性過眠症（13％）、睡眠時随伴症（9％）、睡眠関連運動障害（7％）で、サーカディアンリズム睡眠障害群は3％であった。

施行されたV-PSG総件数は2,187件で、2008〜2012年までは年間平均件数は約200件以上であった。近年、通常のV-PSG（脳波電極は中心部と後頭部に配置）に比べて、脳波電極を国際標準10-20配置法とするV-PSG（full-montage EEG）の割合が徐々に増加している。この理由は、てんかんの確定診断や治療評価を目的とするV-PSGが増加したためである。

このように、睡眠障害の診断・治療だけでなく、種々の鑑別診断や治療評価のためには、各地域の睡眠センターを中心とした睡眠医療ネットワークの構築が重要かつ効果的であると考えられる[19]。睡眠医療ネットワークの構築と同時に、睡眠の重要性についての教育、および、睡眠を守る社会文化の醸成も重要である。

文献

1) Horne J : Why We Sleep : The Functions of Sleep in Humans and Other Mammals. Oxford Univ Press, Oxford, 1990
2) Spiegel K, Leproult R, Van Cauter E : Impact of sleep debt on metabolic and endocrine function. Lancet **354** : 1435-1439, 1999
3) Rechtschaffen A, Bergmann BM, Everson CA, et al. : Sleep deprivation in the rats : Integration and discussion of the findings. Sleep **12** : 68-87, 1989
4) NHK放送文化研究所：2015年国民生活時間調査（https://www.nhk.or.jp/bunken/research/yoron/20160217_1.html）
5) 厚生労働省：平成27年「国民健康・栄養調査」（http://www.mhlw.go.jp/bunya/kenkou/kenkou_eiyou_chousa.html）
6) 千葉　茂：睡眠精神医学．精神経誌 **115** : 782-791, 2013
7) 大井田　隆，兼板佳孝 編著：睡眠公衆衛生学．日本公衆衛生協会，東京，2013
8) 田村義之，千葉　茂：医師の睡眠習慣に関する調査 ―勤務状況および生活習慣との関連性について―．精神経誌 **113** : 853-862, 2011
9) 高橋正也：職場における睡眠の問題．日社精医誌 **22** : 500-506, 2013
10) 久保智英，東郷史治，津野香奈美，他：認知症専門棟で交代勤務に従事する介護労働者における表情認知．産業ストレス研究 **22** : 119-126, 2015
11) Virtanen M, Stansfeld SA, Fuhrer R, et al. : Overtime work as a predictor of major depressive episode : A 5-year follow-up of the Whitehall II study. PLoS One **7** : e30719, 2012
12) 千葉　茂：交代勤務者の睡眠障害・生活習慣病．日本臨牀 **72** : 310-316, 2014
13) 千葉　茂：「望ましいインターネット利用に向けた環境醸成推進事業」の学術的意義．望ましいインターネット利用に向けた環境醸成推進事業　報告書（平成27年度）．北海道教育委員会，北海道，pp59-64, 2016
14) 千葉　茂，田村義之：高齢者睡眠障害の特徴．日本臨牀 **73** : 900-906, 2015
15) 高橋正也：過労運転の実態と対応．睡眠医療 **9** : 15-19, 2015
16) International Air Transport Association, International Civil Aviation Organization, International Federation of Airline Pilots' Associations : Fatigue risk management systems : implementation guide for operators. 2011
17) 武村真治：睡眠障害の医療経済．日本臨床 **71**（増5）: 62-66, 2013
18) 武村真治，大井田　隆，兼板佳孝，他：睡眠障害の経済的評価．Geriat Med **45** : 679-685, 2007
19) 田村義之，千葉　茂：北海道において旭川医科大学病院「睡眠クリニック」が果たしてきた役割と展望．日精協誌 **35** : 20-25, 2016

（千葉　茂）

第2部　クリニカルリサーチ

2　診断・治療をめぐって
①基礎知識―睡眠・覚醒の神経機構

　睡眠・覚醒は、2つの側面、すなわち、①睡眠と覚醒のそれぞれの実行にかかわる神経機構（睡眠系と覚醒系）、②覚醒や睡眠が出現するタイミングの決定にかかわる神経機構、で構成される[1]（表1）。

表1　睡眠・覚醒のメカニズム

睡眠と覚醒の実行系 　　睡眠を実行するシステム（睡眠系） 　　覚醒を実行するシステム（覚醒系）
睡眠と覚醒が出現するタイミングの決定 　　恒常性維持（2プロセスモデル） 　　生物時計（体内時計）
睡眠・覚醒に関与する物質

1. 睡眠・覚醒の実行系

　1929年、ウィーン大学のEconomo von C. 精神科教授（1876～1931）は、当時の流行性脳炎によって嗜眠または不眠を呈した患者の死後脳の神経病理学的検討を行った。その結果、嗜眠患者では視床下部後部・中脳中心灰白質が、また、不眠患者では視床下部前部が責任病巣であることを明らかにした。睡眠と覚醒にかかわる実行系の現在までの知見は、以下のように要約できる。

- 視索前域（preoptic area：POA）（睡眠系）のGABA作動性ニューロンは、脳幹のモノアミン作動性ニューロン群に抑制性の影響を与えている。
- 視床下部外側野（lateral hypothalamic area：LHA）（覚醒系）のオレキシンニューロンは、脳幹のモノアミン作動性ニューロン群に興奮性の影響を与えている。
- 脳幹のモノアミン作動性ニューロン群（覚醒系）は、POAのGABA作動性ニューロンおよび、LHAのオレキシンニューロンに抑制性の影響を与える。

　このように、POA、LHA、および脳幹（モノアミン作動性ニューロン群）これら3者の相互作用により睡眠・覚醒状態は実行・制御されていると考えられる[2]。また、大脳皮質に投射する前脳基底部（basal forebrain：BF）からのコリン作動性神経は覚醒系として関与している[2]。

　さて、上述した睡眠系のPOAはEconomoの視床下部前部に相当し、また、覚醒系の脳幹・脳幹網様体（モノアミン作動性ニューロン群）はEconomoの視床下部後部・中脳中心灰白質に相当する（図1）。このように、90年前のEconomoの業績は、今なお科学的に支持されている。

　正常な睡眠は、覚醒にかかわる神経系（覚醒系）が抑制されることによって、睡眠にかかわる神経系（睡眠系）が優位となって出現する[3]。

　臨床でみられる病的な不眠は、覚醒系が睡眠系よりも優位な状態が生じるために起こると考えられている[3]。たとえば、睡眠系である視床下部前部や視床、橋中心部に器質性病変が生じると不眠が起こる。致死性家族性不眠症では、視床前核・背内側核病変に限局した神経細胞脱落・グリオーシス・

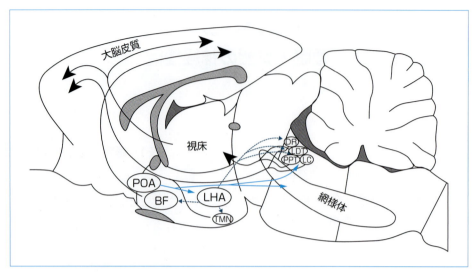

図1 睡眠・覚醒の実行系

脳幹網様体は、主に視床髄板内核群に投射し、ここでシナプスを乗り換えて大脳皮質全野へと投射することによって覚醒に関与すると考えられている。この系には、橋脚被蓋核（PPT）と外背側被蓋核（LDT）のコリン作動性ニューロンが関与する。また脳幹（DR、LC）および結節乳頭体核（TMN）に局在するモノアミン作動性ニューロンは、視索前域（POA）のGABA作動性ニューロン（sleep-active neurons）によって抑制性の投射（→）を受ける。視床下部外側野（LHA）に存在するオレキシンニューロンは、脳幹のリン作動性ニューロンやモノアミン作動性ニューロンに興奮性の投射（┈▶）を送る。

縫線核背側部（DR）、青斑核（LC）、橋脚被蓋核（PPT）、外背側被蓋核（LDT）、結節乳頭体核（TMN）

（櫻井　武：基礎睡眠学からみた睡眠障害分類．睡眠医療 9：207-215, 2015[2]）

海綿状変化によって強い不眠が生じる。メチルフェニデートやカフェインなどが投与されて薬理学的に覚醒系の増強が生じると、不眠が起こる。また、不安などの情動の興奮は、海馬・扁桃核などの大脳辺縁系を興奮させ、その投射部位である脳幹の覚醒系を興奮させて不眠をもたらす。

一方、ナルコレプシーの脳では、覚醒系であるオレキシンニューロンに欠損がみられるため、睡眠系が優位になっている[3]。

2. 睡眠と覚醒が出現するタイミングの決定

睡眠・覚醒が出現するタイミング（睡眠・覚醒リズム）について述べる前に、サーカディアンリズムについて述べる。

自律神経系、視床下部－下垂体－副腎皮質系、内分泌系、免疫系、睡眠・覚醒系などの生命維持にかかわる重要なシステムには、多様なサーカディアンリズムが認められる[3〜7]。1970年代以降、哺乳類の視交叉上核（suprachiasmatic nucleus：SCN）にはサーカディアンリズムを刻む生物時計（中枢時計）が存在すること、すなわち、SCNは、自然環境や社会環境といった外界の同調因子（特に光）の影響を受けながら、睡眠・覚醒リズムを含む種々の生体リズムにサーカディアンリズムを発振する司

令塔であることがわかってきた[3〜7]。SCNでは、種々の時計遺伝子のなかの促進遺伝子と抑制遺伝子からなるautofeedback loopによってサーカディアンリズムが形成されている。一方、肝、腎、心臓、骨格筋など各種臓器にも時計（末梢時計）が存在すること、また、中枢時計は、これらの末梢時計を神経伝達や液性因子によって支配していることが推定されている[5]。

早朝の外界の光は、眼球の網膜に存在する光受容器のニューロンによって感受され、その情報はSCNに伝えられ、次に、SCNから各種の生体システムにその情報が伝達される[2〜6]。SCNが刻むサーカディアンリズムは24時間よりも若干長く、約25時間であるが、外界の光情報によってそのリズムを毎日約1時間前進させながら外界に同調している[3〜7]。

SCNには「強い振動体（Ｉ）」と「弱い振動体（Ⅱ）」が存在するとの仮説がある。これによれば、ヒトでは、深部体温やメラトニンなどの恒常性の強いリズムは「強い振動体（Ｉ）」によって支配されている。深部体温（直腸温）は明け方の午前3〜4時ごろにもっとも下降して午後〜夕方にもっとも上昇する。また、メラトニンは、早朝の高照度光曝露によって分泌が著しく抑制されるが、14〜15時間後から分泌が開始し（体温の下降開始時期）、夜間に急激に分泌量が増加する明瞭な2相性リズムを示す。一方、睡眠・覚醒リズムは「弱い振動体（Ⅱ）」で支配されているため、睡眠時間帯を随意的に変えることができる。

さて、睡眠・覚醒が出現するタイミング（睡眠・覚醒リズム）については、以下の機序が関与している[7,8]。

①恒常性維持（2プロセスモデル）

ヒトは、一定の起床時刻と就寝時刻のなかで睡眠・覚醒を繰り返しているが、夜更かしして覚醒時間がいつもより長くなる場合もある。ヒトの眠気の出現や睡眠の深さは、その直前の覚醒時間の長さや心身の疲労度に影響されることが知られている。その理由を説明するのが、2プロセスモデルという仮説である。

この仮説は、プロセスＳ（睡眠過程）とプロセスＣ（生物時計のサーカディアンリズム過程）の2つのプロセス（過程）で説明されている（2プロセスモデル）[7]。

プロセスＳは、覚醒によって睡眠負債が増加する過程と、その負債が睡眠によって解消される過程（恒常性維持機構）からなる。プロセスＳでは、覚醒時間が長くなれば、その後のノンレム睡眠の徐波睡眠量（睡眠負債）が増加する。プロセスＳは、上方の睡眠閾値と下方の覚醒閾値の間で変動している。覚醒期とは、プロセスＳが単調に増加して睡眠閾値に到達するまでである。睡眠閾値に到達すると、睡眠期になる。睡眠期とは、プロセスＳが急速に減少して下方の覚醒閾値に到達するまでである。覚醒閾値に到達すれば、その後に覚醒期が開始する。なお、睡眠閾値も覚醒閾値も、プロセスＣのサーカディアンリズムによって支配されている[1]（p.16、図3参照）。

②生物時計

サーカディアンリズムを駆動する生物時計は、外界の時刻を知るための指標、すなわち同調因子

(time cue)の影響を受けながらリズムを刻んでいる[6]。同調因子には、光、食事、運動、社会的接触などがあるが、これらのなかでもっとも強力な同調因子は光である[7]。

外界の光情報が入らない隔離環境では、ヒトのサーカディアンリズムは約25時間周期となる。しかし、光を浴びる時間帯が変化すると、生物時計の位相が変化する。たとえば、主観的朝に高照度光（2,000ルクス以上）に曝露されると生物時計の位相は約1時間前進し、24時間周期となる。主観的夜に高照度光に曝露されると位相は約1時間後退し、25時間周期となる。なお、主観的朝にメラトニン（0.25mg～数mg）が投与されると位相は後退し、主観的夜にこれが投与されると位相は前進する。

SCNはほかの神経系と複雑な情報のやりとりをすることによってサーカディアンリズムを形成すると考えられる。その機序は未だに十分に解明されていないが、以下の知見が得られている[9,10]。

視床下部・SCNへの入力系としては、大脳皮質からの認知情報、辺縁系からの情動入力、および内臓からの求心路などが知られている。グレリン・レプチンによる食事性情報は、背側室傍核・背内側核に対して直接または間接的に入力する[9,10]。一方、SCNからの出力系には、視床下部に存在する腹側・背側室傍核、背内側核（メラトニン、コルチゾール、覚醒、摂食）、背側室傍核小細胞性神経（メラトニン分泌）、内側室傍核小細胞性神経（コルチゾール分泌）、内側視索前野（体温）、腹側外側視索前野（睡眠）などの神経系が関与している[9]。SCNが睡眠・覚醒リズム、摂食リズム、およびHPA系（視床下部-下垂体-副腎皮質系）リズムをつかさどる経路として、SCN→室傍核→背内側核が重視されている。睡眠・覚醒リズムには、SCN→背内側核→腹側外側視索前野という経路が関与している[9,10]。

臨床で多くみられるアルツハイマー病では、視交叉上核の総神経細胞数およびバゾプレッシン含有神経細胞が著明に減少していることから、本症でみられる不眠や昼夜逆転には、生物時計における器質性病変が関与していると考えられる[3,5]（p.157参照）。

3. 睡眠・覚醒に関与する物質

この分野では、わが国の石森國臣の研究（1909年）が嚆矢である。これまでに、ヌクレオシド類、サイトカイン類、酸化型グルタチオン、ウリジン、アデノシン、プロスタグランジンD_2、などに関する研究がなされてきた[11]。

なお、睡眠負債には、脳内の睡眠物質の蓄積が関係しているとの見方もあるが（アデノシンが有力候補の1つ）、脳内シナプス強度の亢進という見方もある[2]。

文献

1) 千葉　茂：交代勤務者の睡眠障害・生活習慣病．日本臨牀 72：310-316, 2014
2) 櫻井　武：基礎睡眠学からみた睡眠障害分類．睡眠医療 9：207-215, 2015
3) 千葉　茂：不眠症の診断と症状評価のあり方．睡眠医療 6（増）：122-129, 2012
4) 千葉　茂：サーカディアン・リズムと睡眠障害．医学のあゆみ 242：851-855, 2012

5) 千葉　茂：睡眠精神医学．精神経誌 115：782-791, 2013
6) 千葉　茂：睡眠の障害．日本臨牀 71：1763-1774, 2013
7) 千葉　茂, 田村義之, 吉澤門土：加齢と睡眠障害．睡眠医療 7：297-304, 2013
8) 三島和夫：睡眠・覚醒の神経生理学．Clinical Neurosci 31：146-151, 2013
9) Saper CB, Lu J, Chou TC, et al.：The hypothalamic integrator for circadian rhythms. Trends Neurosci 28：152-157, 2005
10) Saper CB：The Central Circadian Timing System. Curr Opin Neurobiol 23：747-751, 2013
11) 本多和樹：睡眠と覚醒の基礎研究．別冊 医学のあゆみ 睡眠障害診療29のエッセンス（伊藤　洋, 小曽根基裕 編）．医歯薬出版株式会社, 東京, pp1-6, 2017

（千葉　茂）

2 診断・治療をめぐって
②睡眠障害の検査法

1. 睡眠評価法（表1）

　まず、睡眠日誌（表1）を患者に記録してもらい、その睡眠・覚醒パターンを把握する。睡眠日誌は患者が自分で記入する主観的なものなので客観的にみると正確でないかもしれないが、臨床的にはきわめて有用である。旭川医科大学「睡眠クリニック」では、1週間用と1ヵ月用を用い、前者については、眠気や気分の変動、あるいは発作性イベントを記載するものなど、診療上の目的に応じた日誌を準備している（図1、2）。

　患者の睡眠習慣が朝型か夜型かを評価するための Horne と Ostberg の朝型・夜型質問紙もある（表1、図3[1]）。

　患者の睡眠（不眠、過眠、悪夢など）についての評価尺度としては、最近1ヵ月について19項目の自記式質問と5項目の同室就寝者への質問からなる Pittsburgh Sleep Quality Index（PSQI）（表1、図4）[2,3]などがあり、PSQIでは総合得点が高いほど睡眠が障害されていると判定される（表1、2）。なお、PSQIでは合計得点6点以上が異常と判定される。また、過眠症状についての評価尺度としては Epworth sleepiness scale（ESS）（図5）[4]などがある。ESSでは合計得点11点以上が病的眠気と判定される[2]。

表1 睡眠評価法

1. 睡眠日誌（sleep log, sleep diary）
2. 朝型・夜型質問紙法 　・Horne と Ostberg の朝型・夜型質問紙法 　　morningness and eveningness questionnaire（MEQ） 　・都神研式生活習慣調査（life habit inventory）
3. 睡眠評価尺度 　・Pittsburgh Sleep Quality Index（PSQI） 　・そのほか：minisleep questionnaire, St. Mary's Hospital sleep questionnaire（SMH）、OSA睡眠調査票、悪夢評価のための sleep and dream experiences inventory
4. 主観的眠気評価 　・Epworth Sleepiness Scale（ESS） 　・Stanford Sleepiness Scale（SSS） 　・Kwanseigakuin Sleepiness Scale（KSS） 　・Karolinska Sleepiness Scale（KSS）
5. 作業能力検査 　論理的推理課題、加算課題、短期記憶課題、英数字検出課題、内田クレペリン精神検査など

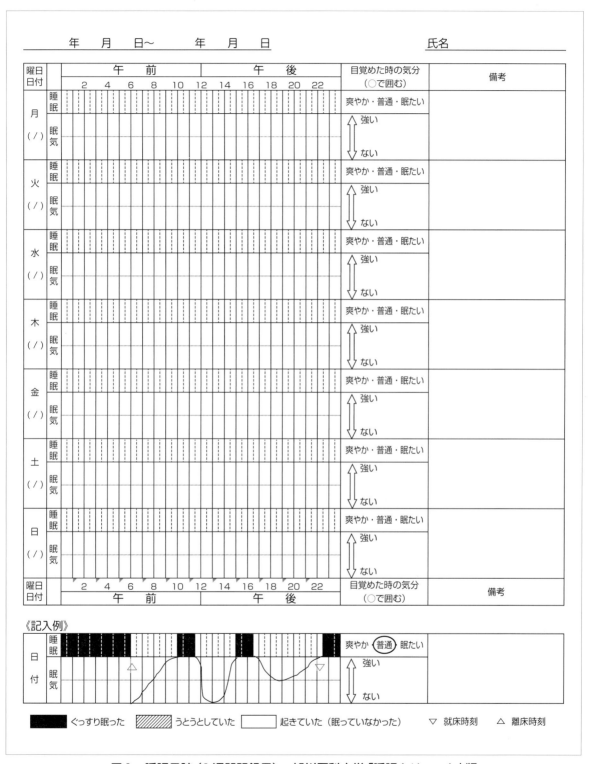

図1　睡眠日誌（1週間記録用）－旭川医科大学「睡眠クリニック」版

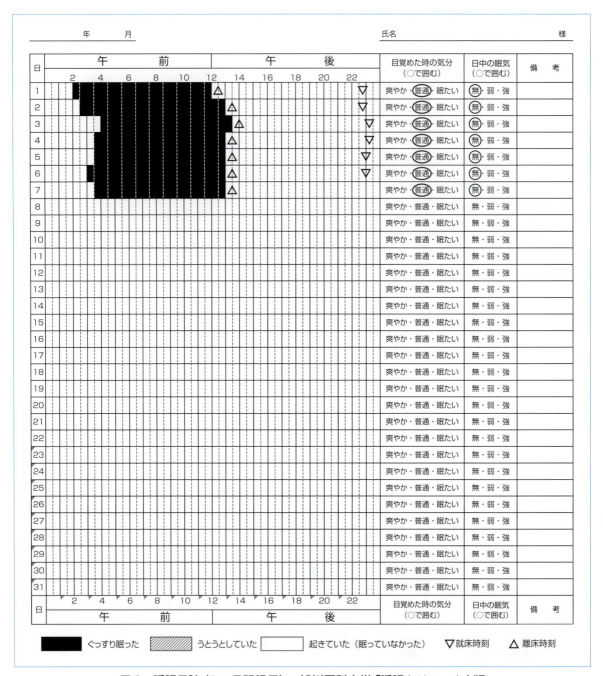

図2 睡眠日誌（1ヵ月記録用）－旭川医科大学「睡眠クリニック」版

13歳，男性（睡眠・覚醒相後退障害）：就床から入眠までに時間がかかり，睡眠相は，午前4時〜午後1時とほぼ一定の時間遅延している。

　そのほか，睡眠障害が日中に及ぼす影響を調べるために，種々の高次脳機能に関する作業能力検査を行うこともある（表1）。

1. あなたの体調が最高と思われる生活リズムだけを考えて下さい。そのうえで、1日のスケジュールを本当に思い通りに組むことができるとしたら、あなたは何時に起きますか。
〔注〕下のタイムスケールをみて、番号で答えて下さい。
番号→ 1 2 3 4 5 6 7 8 9 10 11 12 13 14 15 16 17 18 19 20 21 22 23 24 25 26 27 28
　　　5時　　　6　　　7　　　8　　　9　　　10　　　11　　12時
　　　午前

2. あなたの体調が最高と思われる生活リズムだけを考えて下さい。そのうえで、夜のすごし方を本当に思い通りに計画できるとしたら、あなたは何時に寝ますか。
〔注〕下のタイムスケールをみて、番号で答えて下さい。
番号→ 1 2 3 4 5 6 7 8 9 10 11 12 13 14 15 16 17 18 19 20 21 22 23 24 25 26 27 28
　　　8時　　　9　　　10　　11　　12　　1　　　2　　　3時
　　　午後　　　　　　　　　　　　　　　　　午前

3. 朝、ある特定の時刻に起きなければならないとき、どの程度目覚まし時計に頼りますか。
　（1）まったく頼らない　　（2）あまり頼らない
　（3）わりに頼る　　　　　（4）たいへん頼る

4. ふだんあなたは、朝、目が覚めてから容易に起きることができますか。
　（1）容易でない　　　　　（2）あまり容易でない
　（3）わりに容易である　　（4）たいへん容易である

5. ふだん、起床後30分間の目覚めぐあいは、どの程度ですか。
　（1）まったく目覚めていない　　（2）あまり目覚めていない
　（3）わりに目覚めている　　　　（4）たいへん目覚めている

6. ふだん、起床後30分間の食欲は、どの程度ですか。
　（1）まったく食欲がない　　（2）あまり食欲がない
　（3）わりに食欲がある　　　（4）たいへん食欲がある

7. ふだん、起床後30分間のけだるさは、どの程度ですか。
　（1）たいへんだるい　　　　　　　（2）どちらかといえばだるい
　（3）どちらかといえばそう快である　（4）たいへんそう快である

8. 次の日、まったく予定がないとすれば、あなたは寝る時刻をいつもに比べてどうしますか。
　（1）遅くすることはほとんどない（まったくない）
　（2）遅くしても1時間以内
　（3）1～2時間遅くする
　（4）2時間以上遅くする

9. 何か運動をしようと思いたちました。友人が、「それならば、週2回1時間ずつで、時間は午前7時から午前8時までが一番いい」と、助言してくれました。あなたの体調が最高と思われる生活リズムだけを考えると、それをどの程度やりぬけると思いますか。
　（1）完全に実行できるだろうと思う　　（2）わりに実行できるだろうと思う
　（3）実行するのは難しいだろうと思う　（4）実行するのは大変難しいだろうと思う

10. あなたは、夜、何時になると疲れを感じ、眠くなりますか。
〔注〕下のタイムスケールをみて、番号で答えて下さい。
番号→ 1 2 3 4 5 6 7 8 9 10 11 12 13 14 15 16 17 18 19 20 21 22 23 24 25 26 27 28
　　　8時　　　9　　　10　　11　　12　　1　　　2　　　3時
　　　午後　　　　　　　　　　　午前

11. 精神的にたいへん疲れるうえ、2時間もかかるとわかっているテストを受けて、最高の成績をあげたいとします。1日のスケジュールを本当に思い通りに組むことができ、あなたの体調が最高と思われる生活リズムだけを考えると、次のうちのどの時間帯を選びますか。
　（1）午前8時～午前10時　（2）午前11時～午後1時
　（3）午後3時～午後5時　　（4）午後7時～午後9時

12. 午後11時に寝るとすれば、あなたは、そのときどの程度疲れていると思いますか。
　（1）まったく疲れていないと思う　（2）あまり疲れていないと思う
　（3）わりに疲れていると思う　　　（4）たいへん疲れていると思う

13. ある理由で寝るのがいつもより何時間か遅くなったが、翌朝は特定の時刻に起きる必要がない場合、あなたは次のどれに当てはまりますか。
　（1）いつもの時刻に目覚め、それ以上眠らないだろう
　（2）いつもの時刻に目覚めるが、その後うとうとするだろう
　（3）いつもの時刻に目覚めるが、また眠るだろう
　（4）いつもの時刻より遅くまで目覚めないだろう

14. ある夜、夜警のため午前4時から午前6時まで起きていなければならないが、次の日はまったく予定がないとします。あなたは次のどれにもっともよくあてはまりますか。
　（1）夜警が終わるまで寝ないだろう
　（2）夜警前に仮眠をとり、夜警後に眠るだろう
　（3）夜警前に十分眠り、夜警後に仮眠をとるだろう
　（4）夜警前にできる限り眠るだろう

15. きつい肉体作業を2時間しなければなりません。1日のスケジュールを本当に思い通りに組むことができ、あなたの体調が最高と思われる生活リズムだけを考えると、次のうちのどの時間帯を選びますか。
　（1）午前8時～午前10時　（2）午前11時～午後1時
　（3）午後3時～午後5時　　（4）午後7時～午後9時

16. きつい運動をしようと思いたちました。友人が、「それならば週2回1時間ずつで、時間は午後10時から午後11時までが一番いい」と、助言してくれました。あなたの体調が最高と思われる生活リズムだけを考えると、それをどの程度やりぬけると思いますか。
　（1）完全に実行できるだろうと思う　　（2）わりに実行できるだろうと思う
　（3）実行するのは難しいだろうと思う　（4）実行するのは大変難しいだろうと思う

17. 仕事をする時間帯を、あなた自身で選ぶことができるとします。おもしろいうえ、できばえに応じて報酬がある仕事を5時間連続して（休憩を含む）行うとき、どの時間帯を選びますか。
〔注〕下のタイムスケールをみて、連続5時間を選び、それらの番号を回答用紙に直接記入して下さい。
番号→ 24 1 2 3 4 5 6 7 8 9 10 11 12 13 14 15 16 17 18 19 20 21 22 23 24
　　　12時 1 2 3 4 5 6 7 8 9 10 11 12時 1 2 3 4 5 6 7 8 9 10 11 12時
　　　真夜中　　　　　　　　　　　　　　正午　　　　　　　　　　　　　　真夜中

18. 1日のどの時間帯に体調が最高であると思いますか。1つの時間帯だけを選んで下さい。
〔注〕下のタイムスケールをみて、番号で答えて下さい。
番号→ 24 1 2 3 4 5 6 7 8 9 10 11 12 13 14 15 16 17 18 19 20 21 22 23 24
　　　12時 1 2 3 4 5 6 7 8 9 10 11 12時 1 2 3 4 5 6 7 8 9 10 11 12時
　　　真夜中　　　　　　　　　　　　　　正午　　　　　　　　　　　　　　真夜中

19. 「朝型」か「夜型」かと尋ねられたら、あなたは次のうちどれにあてはまりますか。
　（1）明らかに「朝型」　　　　　　　（2）「夜型」というよりむしろ「朝型」
　（3）「朝型」というよりむしろ「夜型」（4）明らかに「夜型」

得点算出方法

設問	得点
1	(1)～(6) 5, (7)～(11) 4, (12)～(19) 3, (20)～(24) 2, (25)～(28) 1
2	(1)～(4) 5, (5)～(9) 4, (10)～(18) 3, (19)～(23) 2, (24)～(28) 1
3	(1) 4, (2) 3, (3) 2, (4) 1
4	(1) 1, (2) 2, (3) 3, (4) 4
5	(1) 1, (2) 2, (3) 3, (4) 4
6	(1) 1, (2) 2, (3) 3, (4) 4
7	(1) 1, (2) 2, (3) 3, (4) 4
8	(1) 4, (2) 3, (3) 2, (4) 1
9	(1) 4, (2) 3, (3) 2, (4) 1
10	(1)～(4) 5, (5)～(9) 4, (10)～(19) 3, (20)～(24) 2, (25)～(28) 1
11	(1) 6, (2) 4, (3) 2, (4) 0
12	(1) 0, (2) 2, (3) 3, (4) 5
13	(1) 4, (2) 3, (3) 2, (4) 1
14	(1) 1, (2) 2, (3) 3, (4) 4
15	(1) 4, (2) 3, (3) 2, (4) 1
16	(1) 1, (2) 2, (3) 3, (4) 4
17	(4)～(7) 5, (8)～(9) 3, (10)～(13) 3, (14)～(16) 2, (17)～(24)・(1)～(3) 1　選択した最後の番号で数値化
18	(5)～(7) 5, (8)～(9) 4, (10)～(16) 3, (17)～(21) 2, (22)～(24)・(1)～(4) 1
19	(1) 6, (2) 4, (3) 2, (4) 0

70～86点：完全な朝型、59～69点：ほぼ朝型、42～58点：中間型、31～41点：ほぼ夜型、16～30点：明らかな夜型

図3　HorneとOstbergの朝型・夜型質問紙法

（駒田陽子：B．その他の睡眠関連検査 1．質問紙（睡眠健康，睡眠習慣，睡眠覚醒リズム，眠気）．睡眠検査学の基礎と臨床（松浦雅人 編）．新興医学出版社，東京，pp149-155, 2009[1]）

睡眠に関する健康調査

記入上のお願い

1. あなたご本人が，できるだけありのままにお答えください
2. 答えは，あてはまる番号を○で囲むか，または，空欄に直接ご記入ください
3. 時刻を記入する場合は，午前，午後のいずれかを○で囲んでください

記入例：

就寝時刻　1. 午前　2. 午後	10時　30分ころ

※ 昼の12時は「午後0時」，夜の12時は「午前0時」となります

ご氏名 _____
電話番号 _____

記入　　年　　月　　日

問1 <u>過去1ヵ月間における，あなたの心身の状態についておたずねします</u>
<u>過去1ヵ月間について大部分の日の昼と夜を考えて，以下の質問項目にできる限り正確にお答えください</u>

1) 過去1ヵ月間において，通常何時ころ寝床につきましたか？

就寝時刻　1. 午前　2. 午後	時　　分ころ

2) 過去1ヵ月において，寝床についてから眠るまでにどれくらい時間を要しましたか？

約　　　　　分

3) 過去1ヵ月間において，通常何時ころ起床しましたか？

起床時刻　1. 午前　2. 午後	時　　分ころ

4) 過去1ヵ月間において，実際の睡眠時間は何時間くらいでしたか？
これは，あなたが寝床の中にいた時間とは異なる場合があるかもしれません

睡眠時間　1日平均　約　　時間　　分

5) 過去1ヵ月間において，どれくらいの頻度で，以下の理由のために睡眠が困難でしたか？
最も当てはまるものに1つ○印をつけてください

A. 寝床についてから30分以内に眠ることができなかったから

| 1. なし | 2. 1週間に1回未満 |
| 3. 1週間に1～2回 | 4. 1週間に3回以上 |

B. 夜間または早朝に目が覚めたから

| 1. なし | 2. 1週間に1回未満 |
| 3. 1週間に1～2回 | 4. 1週間に3回以上 |

C. トイレに起きたから

| 1. なし | 2. 1週間に1回未満 |
| 3. 1週間に1～2回 | 4. 1週間に3回以上 |

D. 息苦しかったから

| 1. なし | 2. 1週間に1回未満 |
| 3. 1週間に1～2回 | 4. 1週間に3回以上 |

E. 咳が出たり，大きないびきをかいたから

| 1. なし | 2. 1週間に1回未満 |
| 3. 1週間に1～2回 | 4. 1週間に3回以上 |

F. ひどく寒く感じたから

| 1. なし | 2. 1週間に1回未満 |
| 3. 1週間に1～2回 | 4. 1週間に3回以上 |

図4　日本語版ピッツバーグ睡眠質問票
(The Japanese version of the Pittsburgh Sleep Quality Index: PSQI-J)

（日本睡眠学会認定委員会　睡眠障害診断ガイド・ワーキンググループ監修：睡眠障害診療ガイド．文光堂，東京，pp96-97，2011[3]）より改変）

G. ひどく暑く感じたから

1. なし	2. 1週間に1回未満
3. 1週間に1〜2回	4. 1週間に3回以上

H. 悪い夢をみたから

1. なし	2. 1週間に1回未満
3. 1週間に1〜2回	4. 1週間に3回以上

I. 痛みがあったから

1. なし	2. 1週間に1回未満
3. 1週間に1〜2回	4. 1週間に3回以上

J. 上記以外の理由があれば，次の空欄に記載してください

【理由】
＿＿＿＿＿＿＿＿＿＿＿＿＿＿＿＿＿＿＿＿
＿＿＿＿＿＿＿＿＿＿＿＿＿＿＿＿＿＿＿＿

そういったことのために，過去1ヵ月間において，どれくらいの頻度で，睡眠が困難でしたか？

1. なし	2. 1週間に1回未満
3. 1週間に1〜2回	4. 1週間に3回以上

6）過去1ヵ月間において，ご自分の睡眠の質を全体として，どのように評価しますか？

1. 非常によい	2. かなりよい
3. かなりわるい	4. 非常にわるい

7）過去1ヵ月において，どれくらいの頻度で，眠るために薬を服用しましたか（医師から処方された薬あるいは薬屋で買った薬）？

1. なし	2. 1週間に1回未満
3. 1週間に1〜2回	4. 1週間に3回以上

8）過去1ヵ月間において，どれくらいの頻度で，車の運転中や食事中や社会活動中などで眠ってはいけないときに，起きていられなくなり困ったことがありましたか？

1. なし	2. 1週間に1回未満
3. 1週間に1〜2回	4. 1週間に3回以上

9）過去1ヵ月間において，物事をやり遂げるのに必要な意欲を持続するうえで，どのくらい問題がありましたか？

1. まったく問題なし
2. ほんのわずかだけ問題があった
3. いくらか問題があった
4. 非常に大きな問題があった

10）家族/同居人がおられますか？

1. どちらもいない
2. 家族/同居人がいるが寝室は別
3. 家族/同居人と同じ寝室であるが寝床は別
4. 家族/同居人と同じ寝床

上記の問で，2または3または4と答えた方のみおたずねします。
あなたがご自身のことについて，ご家族または同居されている方に，以下の各項目について過去1ヵ月間の頻度をおたずねください

A. 大きないびきをかいていた

1. なし	2. 1週間に1回未満
3. 1週間に1〜2回	4. 1週間に3回以上

B. 眠っている間に，しばらく呼吸がとまることがあった

1. なし	2. 1週間に1回未満
3. 1週間に1〜2回	4. 1週間に3回以上

C. 眠っている間に，足のビクンとする動きがあった

1. なし	2. 1週間に1回未満
3. 1週間に1〜2回	4. 1週間に3回以上

D. 眠っている途中で寝ぼけたり混乱することがあった

1. なし	2. 1週間に1回未満
3. 1週間に1〜2回	4. 1週間に3回以上

E. 上記以外に，じっと眠っていないようなことがあれば，次の空欄に記載してください

【その他じっと眠っていないようなこと】
＿＿＿＿＿＿＿＿＿＿＿＿＿＿＿＿＿＿＿＿
＿＿＿＿＿＿＿＿＿＿＿＿＿＿＿＿＿＿＿＿

こういったことが過去1ヵ月間において，どくらいの頻度で起こりましたか？

1. なし	2. 1週間に1回未満
3. 1週間に1〜2回	4. 1週間に3回以上

（以上PSQIより）

表2 ピッツバーグ睡眠質問票の得点方法

睡眠の質（C1）

問6 過去1ヵ月間における主観的な睡眠の質の評価

非常によい	0点	
かなりよい	1点	
かなりわるい	2点	
非常にわるい	3点	C1の得点　点

入眠時間（C2）

①問2 過去1ヵ月間における，寝床についてから眠るまでにかかった時間

16分未満	0点
16分以上31分未満	1点
31分以上61分未満	2点
61分以上	3点

②問5A 過去1ヵ月間に，寝床についてから30分以内に眠ることができなかったため睡眠困難があった

なし	0点
1週間に1回未満	1点
1週間に1～2回	2点
1週間に3回以上	3点

↓
①+②

0点	0点	
1～2点	1点	
3～4点	2点	
5～6点	3点	C2の得点　点

睡眠時間（C3）

問4 過去1ヵ月間における実睡眠時間

7時間を超える	0点	
6時間を超え7時間以下	1点	
5時間以上6時間以下	2点	
5時間未満	3点	C3の得点　点

睡眠効率（C4）

①問4 過去1ヵ月間における実睡眠時間　時間
②問1, 問3 過去1ヵ月間における床内時間（起床時刻－就寝時刻）時間
③睡眠効率（％）を算出　実睡眠時間（①）／床内時間（②）×100％

85％以上	0点	
75％以上85％未満	1点	
65％以上75％未満	2点	
65％未満	3点	C4の得点　点

睡眠困難（C5）

①過去1ヵ月間における睡眠困難の理由（問5BからJ）を以下のように得点化する

なし	0点	問5Bの得点	点
1週間に1回未満	1点	問5Cの得点	点
1週間に1～2回	2点	問5Dの得点	点
1週間に3回以上	3点	問5Eの得点	点
		問5Fの得点	点

表2 つづき

	問5Gの得点	点
	問5Hの得点	点
	問5Iの得点	点
	問5Jの得点	点
②問5BからJの得点を合計		
②の合計点0点	0点	
②の合計点1～9点	1点	
②の合計点10～18点	2点	
②の合計点19～27点	3点	C5の得点　点

眠剤の使用（C6）

問7　過去1ヵ月間における眠剤の使用頻度		
なし	0点	
1週間に1回未満	1点	
1週間に1～2回	2点	
1週間に3回以上	3点	C6の得点　点

日中覚醒困難（C7）

①問8　過去1ヵ月間における日中の過眠		
なし	0点	
1週間に1回未満	1点	
1週間に1～2回	2点	
1週間に3回以上	3点	問8の得点　点
②問9　過去1ヵ月間における意欲の持続		
まったく問題なし	0点	
ほんのわずかだけ問題があった	1点	
いくらか問題があった	2点	
非常に大きな問題があった	3点	問9の得点　点
↓　　0点	0点	
①+②　1～2点	1点	
3～4点	2点	
5～6点	3点	C7の得点　点

PSQI総合得点（PSQIG）：0～21点
以上のC1からC7までの得点を合計（C1+C2+C3+C4+C5+C6+C7）　　PSQIG　　点

（日本睡眠学会認定委員会 睡眠障害診断ガイド・ワーキンググループ監修：睡眠障害診療ガイド．文光堂，東京，pp98-99, 2011[3]）

2. 睡眠ポリグラフィ（Polysomnography：PSG）

　上記のような記入式の評価法からさらに一歩進んで、詳細な客観的データが必要になる場合がしばしばある。脳波検査は、通常は日中に脳波検査室で約30～60分かけて行われる。しかし、夜間睡眠時の脳波記録をそのほかの生体現象（心電図や呼吸など）のモニターと同時に検査する方法（PSG、終夜PSG、終夜睡眠脳波）[5～12]や、24時間以上にわたって脳波記録をとることもある。

| 氏名： | 年齢： | 記録日： | 年 | 月 | 日 |

もし，以下の状況になったとしたら，どのくらいうとうとする（数秒～数分眠ってしまう）と思いますか．最近の日常生活を思いうかべてお答えください．

以下の状況になったことが実際になくても，その状況になればどうなるかを想像してお答えください．（1～8の各項目で，○は1つだけ）

すべての項目にお答えしていただくことが大切です．

できるだけすべての項目にお答えください．

	うとうとする可能性はほとんどない	うとうとする可能性は少しある	うとうとする可能性は半々くらい	うとうとする可能性が高い
1) すわって何かを読んでいるとき（新聞，雑誌，本，書類など） →	0	1	2	3
2) すわってテレビを見ているとき →	0	1	2	3
3) 会議，映画館，劇場などで静かにすわっているとき →	0	1	2	3
4) 乗客として1時間続けて自動車に乗っているとき →	0	1	2	3
5) 午後に横になって，休息をとっているとき →	0	1	2	3
6) すわって人と話をしているとき →	0	1	2	3
7) 昼食をとった後（飲酒なし），静かにすわっているとき →	0	1	2	3
8) すわって手紙や書類などを書いているとき →	0	1	2	3

合計点：＿＿＿＿＿＿

以上，ご協力ありがとうございました．

図5　昼間の眠気の自己評価
（Japanese version of the Epworth sleepiness scale：ESS 日本語版）

（日本睡眠学会認定委員会 睡眠障害診断ガイド・ワーキンググループ監修：睡眠障害診療ガイド．文光堂，東京，p95，2011[3])）

　睡眠段階（覚醒、ノンレム睡眠、およびレム睡眠）を判定するために、脳波、眼球運動およびオトガイ筋筋電図を記録する。Rechtschaffen と Kales[5)] の国際判定基準（1968）では Stage W（覚醒段階）、Stage 1（睡眠段階1）、Stage 2（睡眠段階2）、Stage 3（睡眠段階3）、Stage 4（睡眠段階4）、Stage REM（睡眠段階REM）の5段階に判定されていたが、最新の AASM の判定マニュアルでは4段階に

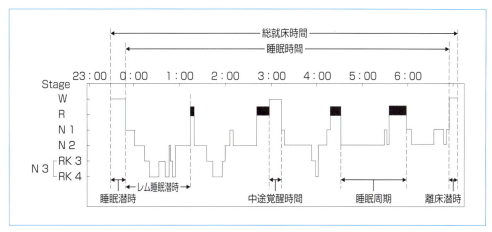

図6 主な睡眠変数

RK：Rechtschaffen & Kales 分類

表3 睡眠変数

- 総就床時間（time in bed：TIB）
  就床から起床までの時間
- 睡眠時間（sleep period time：SPT）
  入眠から最終覚醒までの時間
- 中途覚醒時間（wake time after sleep onset：WASO）
  睡眠時間内での覚醒時間の総和
- 覚醒回数（number of awakenings）
- 総睡眠時間（total sleep time：TST）
  睡眠時間 – 中途覚醒時間
- 睡眠効率（sleep efficiency：SE）
  ［総睡眠時間÷総就床時間］×100％
- 各睡眠段階の出現時間
  各睡眠段階の時間の総和（分）
- 各睡眠段階の出現率（％SN-N3, ％SR, ％SW）
  総睡眠時間（または睡眠時間）に対する各睡眠段階の出現時間の割合（％）
- 睡眠段階移行回数（number of sleep stage shifts）
  睡眠段階が変化した回数
- 睡眠潜時（sleep latency）
  就床から入眠までの時間
- 離床潜時（bed out latency：BOL）
  最終覚醒してから起床するまでの時間
- レム睡眠潜時（REM sleep latency：RL）
  入眠から最初のレム睡眠が出現するまでの時間
- レム密度（REM density）
  レム睡眠中における1分あたりの急速眼球運動の出現率
- 総レム期数
  レム睡眠期の出現回数
- 睡眠周期（sleep cycle）
  第1周期は入眠から最初のレム睡眠の終了時点までの時間で，第2周期以降はレム睡眠の終了時点から次のレム睡眠の終了時点までの時間

分類されており，その内訳は，Stage W（覚醒），Stage N1，Stage N2，Stage N3（Rechtschaffen と Kales[5] の stage 3 と 4 に相当する段階），および，Stage R（REM）である[6〜8]。

通常は，①睡眠経過図を描くことによって視覚的に睡眠構築（sleep architecture）を把握するとともに（図6）[6, 9, 10]，②表3に示すような各睡眠段階の出現量・出現率などの種々の睡眠指標である睡眠変数の数値を計算によって求める（図6、表3）[9, 10]。

これらの記録と同時に，必要に応じて，呼吸気流（鼻口サーミスター），胸部・腹部呼吸運動，いびき音（マイクロフォン）による呼吸状態の記録，動脈血酸素飽和度（パルスオキシメーター），心電

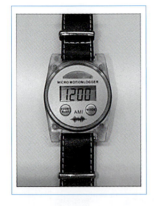

図7 アクチグラフ
（マイクロモーション ロガー 時計型アクチグラフ、米国 A.M.I 社製）
0.01G/秒の分解能で加速度を検知し、体動測定や光測定、着脱検知機能、0.01イベント機能、相対温度記録が可能な記録装置。市販電池交換式で30日間連続記録が可能。小型軽量（重さ約28g、直径35×厚さ13mm）であり、時計機能、生活防水機能付きであるため入浴や仕事上の装着不可能な時間を除いて装着する。

図（左右鎖骨下窩または左右上肢）、上下肢の筋電図、体位、体動、体温、血圧、食道内圧、誘発電位、夜間の陰茎勃起（nocturnal penile tumescence）などを記録する[7,12]。

PSGのための検査室は、患者の睡眠にとっても快適な環境でなければならない。すなわち、通常の脳波検査室にあるシールド、赤外線ビデオカメラ、室内照明コントロールのほかに、防音設備（騒音レベル40dB以下）、空調設備（22〜24℃、湿度約50%）、快適な寝具、気道が確保されて頸椎に負担がかからないような枕、腰椎に負担がかからないような適度な硬さのベッドマット、などが必要である。なお、被検者は最初にPSGを受ける夜は検査室に順応できないので睡眠に変化が生じる（第1夜効果）。そのため、通常は第2夜以降の睡眠記録を検査対象にする。

反復睡眠潜時試験（multiple sleep latency test：MSLT）[13]とは、日中の眠気を客観的に評価するために、日中2時間ごと（例：9:00、11:00、13:00、15:00、17:00）に被検者を眠らせて、その睡眠潜時を調べる検査である。健常成人の平均睡眠潜時は10〜20分であり、平均5分未満であれば病的な眠気があると診断される。

3. 身体的検査法

①アクチグラフィによる活動量の測定

アクチグラフ（actigraph）とは、被検者の休息・活動リズムを24時間以上にわたって連続的に計測する小型の医療機器である（図7にアクチグラフの1例を示す）。これを一側の手首に装着することによって単位時間あたりの活動量を継時的に記録することができるため、睡眠・覚醒リズム障害、睡眠時無呼吸、認知症患者の休息・活動リズム障害、各種の行動障害などの研究に広く用いられている[14]。

②体温

体温は深部体温（core temperature）で測定する必要がある。その測定部位としては、直腸が多い（代替部位として、口腔、鼓膜、膣、食道で測定することもある）。直腸温は、棒状のプローブを直腸に挿入し、小型軽量の携帯用長時間体温ロガーで測定・記録する。直腸温に代表される深部体温は、

日中に上昇し夜間に低下する24時間リズムを示す。しかし、メラトニンリズムよりも外的要因、たとえば気温や食事、入浴、運動、睡眠などによってマスキング効果（サーカディアン振動体を介することなく生体リズムに変化をもたらす効果）を受けやすい[15]。

③メラトニン

メラトニン（N-acethyl-5-methoxytryptamine）は松果体から夜間に分泌されるホルモンで、その分泌量は日中に低く夜間に高いというサーカディアンリズムを示す。その分泌は、高照度光によって抑制されるものの、そのほかの外的要因によって影響されにくい。メラトニンは、サーカディアンリズムのよい指標であるとともに、同調作用、催眠作用、および深部体温低下作用を有しているため、睡眠・覚醒の発現と維持に密接に関連している。なお、血中メラトニンと体温のリズムには明らかな逆相関がある[16]。

文献

1) 駒田陽子：B. その他の睡眠関連検査 1. 質問紙（睡眠健康，睡眠習慣，睡眠覚醒リズム，眠気）. 睡眠検査学の基礎と臨床（松浦雅人 編）. 新興医学出版社，東京，pp149-155, 2009
2) Buysse DJ, Reynolds CF 3rd, Monk TH, et al.：The Pittsburgh sleep quality index: A new instrument for psychiatric practice and research. Psychiatry Res 28：193-213, 1989
3) 日本睡眠学会認定委員会 睡眠障害診断ガイド・ワーキンググループ 監修：睡眠障害診療ガイド. 文光堂，東京，2011
4) Johns MW：A new method for measuring daytime sleepiness: The Epworth sleepiness scale. Sleep 14：540-545, 1991
5) Rechtschaffen A, Kales A（eds.）：A Manual of Standardized Terminology, Techniques and Scoring System for Sleep Stages of Human Subjects. Public Health Service, US Government Printing Office, Washington DC, 1968
6) Kales A, Kales JD：Sleep disorders. Recent findings in the diagnosis and treatment of disturbed sleep. N Engl J Med 290：487-499, 1974
7) 日本睡眠学会 編：改訂版 臨床睡眠検査マニュアル. ライフ・サイエンス，東京，2015
8) 米国睡眠医学会 著，日本睡眠学会 監訳：AASMによる睡眠および随伴イベントの判定マニュアル—ルール，用語，技術仕様の詳細 VERSION 2.3. ライフ・サイエンス，東京，2017
9) 野田明子：IV章 睡眠／臨床編. 睡眠障害の評価・検査法. ポリソムノグラフィの判定. 睡眠の評価. 脳とこころのプライマリケア5 意識と睡眠（千葉 茂 編）. シナジー，東京，pp443-444, 2012
10) 早河敏治：終夜睡眠ポリグラフィ. 臨床睡眠医学（太田龍朗，大川匡子，塩澤全司 編）. 朝倉書店，東京，pp81-94, 1999
11) 内山 真，太田克也，大川匡子：睡眠および睡眠障害の評価尺度. 臨床精神医学講座13 睡眠障害（松下正明 総編集）. 中山書店，東京，pp489-498, 1999
12) 小野容明，伊賀富栄，太田保世：睡眠時無呼吸症候群. Pharma Medica 18：49-55, 2000
13) Carskadon MA, Dement WC, Mitler MM, et al.：Guidelines for the multiple sleep latency test（MSLT）: A standard measure of sleepiness. Sleep 9：519-524, 1986
14) 白川修一郎：アクチグラフィによる計測. 睡眠学（日本睡眠学会 編）. 朝倉書店，東京，pp287-289, 2009
15) 中尾光之：睡眠と体温調節. 睡眠学（日本睡眠学会 編）. 朝倉書店，東京，pp140-144, 2009
16) 山寺博史：その他の睡眠障害治療薬. 睡眠学（日本睡眠学会 編）. 朝倉書店，東京，pp681-685, 2009

（黒須結唯、千葉　茂）

2 診断・治療をめぐって
③ 睡眠障害の分類と診断

1. 睡眠障害の国際分類

睡眠障害の国際分類は、睡眠医学の専門家によって作成された睡眠障害国際分類（International Classification of Sleep Disorders：ICSD）、および、世界保健機構による、医療全般を対象にした国際疾病分類に大別される。

表1　睡眠障害国際分類の歴史

1979年	睡眠・覚醒の障害に関する診断分類（Diagnostic Classification of Sleep and Arousal Disorders）
1990年	ICSD　初版
2005年	ICSD　第2版
2014年	ICSD　第3版

①睡眠障害国際分類

ICSDは、世界の睡眠医学の専門家たちによって、表1に示したようなプロセスで作成・改訂されてきた。

その嚆矢は、1979年、睡眠・覚醒障害の診断分類（Diagnostic Classification of Sleep and Arousal Disorders：DCSAD）」が作成され、学術雑誌"Sleep"に掲載されたことに始まる。これは、アメリカの睡眠障害センター連合と睡眠精神生理学的研究会が共同して作成したもので、臨床でみられる睡眠障害を睡眠と覚醒の障害として広くとらえ、また、それまで伝統的に用いられてきた3分類（不眠症、過眠症、睡眠時随伴症）に加えて睡眠・覚醒スケジュールの障害（disorders of the sleep-wake schedule）の臨床概念を導入した点が注目された[1]。すなわち、この分類では、「A. 睡眠の開始と維持の障害（不眠症群）」、「B. 睡眠過剰障害（過眠症群）」、「C. 睡眠・覚醒スケジュールの障害」、および「D. 睡眠、睡眠段階、部分的覚醒に伴う機能障害（パラソムニア）」、の4つに大別された。しかしこの分類には、睡眠時無呼吸症候群やむずむず脚症候群（レストレス・レッグズ症候群）のように夜間の不眠と日中の過眠を呈する疾患が不眠症群と過眠症群の両方に分類されてしまうという欠点があった。

そこで1990年、アメリカ睡眠障害連合（American Sleep Disorders Association）が、新たにICSD[2]を作成した。これが、ICSDの初版[2]である。この作成には、アメリカだけでなく、ヨーロッパ、日本、ラテンアメリカの睡眠学会が協力している。この分類では、睡眠・覚醒スケジュール障害からサーカディアンリズム睡眠障害に名称が変更されたこと、多軸診断と重症度分類が導入されたこと、また、睡眠ポリグラフ検査（PSG）所見や反復睡眠潜時試験などの客観的睡眠指標が診断基準に取り入れられたことが特徴であった。

さらに、2005年、アメリカ睡眠医学会はICSDの第2版（ICSD-2）[3]を公表した。この分類では、80

種類余りの睡眠障害が8つの睡眠障害カテゴリー、すなわち、①不眠症、②睡眠関連呼吸障害群、③中枢性過眠症群、④サーカディアンリズム睡眠障害群、⑤睡眠時随伴症群、⑥睡眠関連運動障害群、⑦孤発性の諸症状・正常範囲内と思われる亜型症状・未解決の諸症状、および⑧その他の睡眠障害、に分類されている[1]。

その後、2014年にアメリカ睡眠医学会が中心となって作成したICSD第3版（ICSD-3）[4]が登場した。その概要を表2に示す。また、サーカディアンリズム睡眠・覚醒障害の分類内容（6つの障害パターン）を表3に示す。

ICSD-3の基本的概念はICSD-2とほぼ同様であるが、ICSD-2と比較して、ICSD-3では以下のような特徴がみられる[5]。

a. 特異的なPSG判定基準

これについては、アメリカ睡眠医学会の「睡眠および随伴イベントの判定マニュアル」を参照することにして、PSG判定基準をICSD-3から分離・独立させた。

b. 不眠症

ICSD-2では、原発性と続発性の二分法が採用されるとともに、11に下位分類されていたが、ICSD-3では慢性不眠障害、短期不眠障害、およびその他の3つだけに単純化された。ICSD-3では、不眠症を、上述の二分法でなく持続期間で分類するとともに、病態ではなく診断・治療の統一を目指しているように思われる。なお、非回復性の睡眠が削除された。

c. 睡眠関連呼吸障害群

基本的にICSD-2と同様であるが、成人の閉塞性睡眠時無呼吸の診断基準にセンター外睡眠検査（out-of-center sleep testing：OCST）の利用が認められたことが特筆できる。OCSTはPSGよりも簡便で安価であるが、診断精度の低さには課題があろう。

d. 中枢性過眠症群

ナルコレプシーについては、髄液中オレキシンA濃度低値の存在が診断基準となる。また、MSLT所見（平均睡眠潜時8分以下と2回以上のSleep Onset REM Periods）が必須となった。

特発性過眠症の客観的指標として、MSLTの代替検査として24時間PSGまたは7日以上のアクチグラフ装着と睡眠日誌で総睡眠時間660分以上の存在が挙げられた。反復性過眠症はクライネ-レ

表2 ICSD-3診断分類

不眠症 (Insomnia)
　慢性不眠症
　短期不眠症
　その他の不眠症
孤発性症状と正常亜型（臥床時間過剰・短時間睡眠者）
　睡眠関連呼吸障害
　閉塞性睡眠時無呼吸障害
　中枢性睡眠時無呼吸症候群
　睡眠関連低換気障害
　睡眠関連低酸素血症
　孤発性症状と正常亜型
中枢性過眠症群
　ナルコレプシー　タイプ1
　ナルコレプシー　タイプ2
　特発性過眠症
　クライネ-レビン症候群
　身体疾患に伴う過眠症
　薬物または物質によるもの
　精神疾患によるもの
　睡眠不足症候群
　孤発症状・正常亜型（長時間睡眠者）
サーカディアンリズム睡眠・覚醒障害
睡眠時随伴症（パラソムニア）
　ノンレム睡眠関連のもの
　レム睡眠関連のもの
　その他
　孤発症状・正常亜型（寝言）
睡眠関連運動障害
その他
補遺A：睡眠に関連する身体・神経疾患
補遺B：物質誘発性睡眠障害に関するICD-10 CMコード

(American Academy of Sleep Medicine : International Classification of Sleep Disorders (3rd ed.). Darien, IL : American Academy of Sleep Medicine, 2014[4] より筆者訳)

表3　サーカディアンリズム睡眠・覚醒障害（ICSD-3）

障害パターンには6つある
1. 睡眠・覚醒相後退障害（Delayed Sleep-Wake Phase Disorder：Delayed SWPD）
2. 睡眠・覚醒相前進障害（Advanced Sleep-Wake Phase Disorder：Advanced SWPD）
3. 不規則睡眠・覚醒リズム障害（Irregular Sleep-Wake Rhythm Disorder：Irregular SWRD）
4. 非24時間睡眠・覚醒リズム障害（Non-24-Hour Sleep-Wake Rhythm Disorder：Non-24-Hour SWRD）
5. 交代勤務障害（Shift Work Disorder）
6. 時差障害（Jet Lag Disorder）

特定不能なサーカディアン睡眠・覚醒障害
（Circadian Sleep-Wake Disorder Not Otherwise Specified：NOS）

(American Academy of Sleep Medicine：International Classification of Sleep Disorders（3rd ed.）. Darien, IL：American Academy of Sleep Medicine, 2014[4]より筆者訳)

ビン症候群に呼称変更され、診断基準に食行動異常や脱抑制行動が加えられた。

e. サーカディアンリズム（概日リズム）睡眠・覚醒障害（Circadian Rhythm Sleep-Wake Disorders：CRSWD）

　本質的にはICSD-2と同様であるが、本症では、睡眠相だけでなく覚醒相でも障害がみられることから、ICSD-2の病名であるサーカディアンリズム（概日リズム）睡眠障害（Circadian Rhythm Sleep Disorders）に"Wake"が追加されている。

　診断基準のなかでは、①症状の持続が3ヵ月以上（時差と特定不能を除く）、②睡眠日誌とアクチグラフィの実施期間を延長したこと（14日間以上が望ましく、非24時間と交代勤務では最低14日間必要である）、③交代勤務と時差において総睡眠時間の短縮が追記されたこと、が特徴である。

　ICSD-3のDelayed Sleep-Wake Phase Disorder（Delayed SWPD）のサブタイプとして、Motivated Delayed SWPDが新たに加えられた。Motivated Delayed SWPDは、治療意欲の乏しさが要因と推定されるものであり、思春期の不登校などの背景にしばしばみられる。要因として、気分障害、不安障害、発達障害などがしばしば認められる。Motivated Delayed SWPDを「従来の内因性とは異なるがDelayed SWPDの1つである」と位置づけたことは、臨床的に意義があることと思われる。

f. 睡眠時随伴症群

　本質的にはICSD-2と同様であるが、なお、睡眠関連解離性障害が削除され、睡眠関連摂食障害が「その他の睡眠時随伴症」から「ノンレム関連睡眠時随伴症」に、カタスレニアが「その他の睡眠時随伴症」から「睡眠関連呼吸障害群（孤発症状・正常の亜型）」に移動した。

g. 睡眠関連運動障害群

　ICSD-2に記載されているむずむず脚症候群、周期性四肢運動障害、睡眠関連こむらがえり、睡眠関連歯ぎしりなどに加えて、乳幼児期の良性睡眠時ミオクローヌス、入眠時固有脊髄ミオクローヌスなどが追加された。

②国際疾病分類

　国際疾病分類（International Statistical Classification of Diseases and Related Health Problems：ICD）は、1900年に国際統計協会が人口動態統計の国際比較を目的として作成したことに始まる。

　わが国はそのときから参画、1947年にはICDに基づく「疾病、傷病及び死因の統計分類」が指定統計とされている。1995年には第43回世界保健総会（1990年）で採択された「ICD-10（1990年版）準拠」が、また、2006年には「ICD-10（2003年版）準拠」が指定統計とされてきた。特に、後者については、これに基づいた統計と保険診療制度の運用がなされており、診断群分類別包括評価（Diagnostic Procedure Combination）において活用されている。

　ICD-10は1990年の採択から四半世紀以上の年月が経っていたが、ようやく2018年からICD-11がスタートする予定である[6]。

　ICD-11では、①睡眠障害を「睡眠・覚醒障害（Sleep-Wake Disorders）」という新たな章として独立・格上げさせたこと、および、②ICSD-3との整合性がとれていること（ICD-11はICSD-3に準拠して作成された）、が注目される[6]。

2. サーカディアンリズム睡眠・覚醒障害

　ここでは、CRSWD（ICSD-3）の臨床的概念が形成された歴史、本障害を理解するために必要な生物時計と睡眠についての基礎知識、および、本障害にみられる6つの障害パターンの臨床的特徴を述べる。

①歴史

　1970年代から、体内時計のサーカディアンリズムと外界周期とのずれ（不調和）によって睡眠・覚醒のスケジュールが障害される群が注目されるようになった。この病態生理については、外界の昼夜環境の24時間周期に患者の体内時計のサーカディアンリズムが同調できないことが基本的障害であると推定された。

　これらは、1979年の睡眠・覚醒障害の診断分類（1979年）において「睡眠・覚醒スケジュール障害」としてカテゴリー化され、その亜型として①頻回変化型、②位相前進型または位相後退型、および③解体型が挙げられた。なお、位相後退型は、1981年に睡眠相後退症候群（Delayed Sleep Phase Syndrome）として報告された[7]。

　その後、ICSD初版（1990年）においては、サーカディアンリズム睡眠障害と呼称され、①時間帯域変化（時差）症候群、②交代勤務性睡眠障害、③不規則型睡眠・覚醒パターン、④睡眠相後退症候群、⑤睡眠相前進症候群、⑥非24時間睡眠覚醒症候群（Non-24）の6亜型に分類されている（なお、特定不能のものを含めると7亜型となる）。

　なお、ICSD-2（2005年）とICSD-3（2014年）の分類をみると、若干の呼称の変化はあるが、基本的な疾患概念に大きな変化はみられていない（表3）。

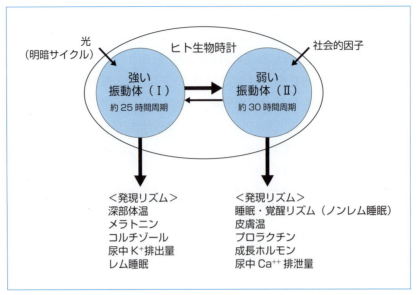

図1　ヒト生物時計の2振動体仮説

(千葉　茂：交通医学 62：132-140, 2008 [14]) より改変)

②生物時計と睡眠

　地球上の生命である微生物や植物、動物、そしてヒトには、約24時間を周期とするリズム、すなわちサーカディアンリズム（Circadian Rhythm）がみられる。Circadianの語源は、ラテン語のcirca（英語のabout）とdian（英語のday）である。したがって、日本語では「概日」とも訳されている[8,9]。

　サーカディアンリズムの出現には、①地球の自転がもたらす外界の昼夜環境（外因性リズム）に生物が反応する、または、②生物に備わっている体内リズム（内因性リズム）が地球の自転による環境周期（特に照度の変化）に同調する、という機序が考えられるが、後者による機序が主役を演じている[8,9]。

　サーカディアンリズムを発振しているのは、内因性リズム発振機構（生物時計）である。ヒトの生物時計は、ラットなどのげっ歯類と同様に視床下部の視交叉上核にあると考えられている[9〜13]。

　ヒトの生物時計には、興味深いことに、周期の異なる2つの振動体（ⅠとⅡ）が存在すると推定されている（図1）[14]。すなわち、25時間周期の振動体Ⅰは、深部体温やメラトニン、コルチゾール、レム睡眠などを強力に支配している。これに対して、30時間周期の振動体Ⅱは、睡眠・覚醒リズム（ノンレム睡眠）、皮膚温、プロラクチン、成長ホルモンなどを弱く支配していると考えられている。

　たとえば、われわれは日常生活のなかで随意的に就寝時刻を遅くすることができるのは、睡眠・覚醒リズムが、支配力が弱い振動体の影響下にあるからである[11,13,14]。しかし、睡眠・覚醒が変化しているのに体温やメラトニンには変化が起こらないとすれば、睡眠・覚醒、体温、メラトニンの3者間で脱同調が生じてしまうことになる。このように、生物時計のなかに複数の振動体が存在し、しかもその支配力に相違があるために、ヒトではしばしば内的脱同調を生じることになる。

近年、哺乳類の体内には、視交叉上核だけでなくほぼ全身の臓器においても時計が存在すること、また、生物時計（概日時計）は、視交叉上核振動体（中枢時計）と全身の末梢組織に存在するサーカディアン振動体群（末梢時計）からなる階層的多振動体機構を形成していることがわかった[15, 16]。すなわち、視交叉上核（suprachiasmatic nucleus）にある中枢時計は、非光同調因子よりも光同調因子に強く同調してサーカディアンリズムを形成し、神経性・体液性機序によって末梢時計を指揮している[15, 16]（p.27参照）。その結果、内分泌系（メラトニン、成長ホルモンなど）、自律神経系、睡眠・覚醒など、生体にとって重要なシステムにサーカディアンリズムが生みだされ、また、これらのリズムの間に望ましいハーモニー（同調）が形成されている。このように、生物時計は、それ自体の機能的複雑さを有するだけでなく、階層的多振動体機構の指揮者として末梢時計を指揮する機能も有していると考えられている。

　ここで、ヒトの重要なリズムである睡眠・覚醒リズム、メラトニン、および、深部体温（直腸温）という3者の関連性をみてみよう。生物時計が、朝に視神経を介して眩しい太陽光を感知すると、その約14～15時間後に睡眠に適した体内環境をもたらすメラトニンが松果体で産生されはじめ、深部体温（直腸温）が低下してくる[13]。さらにその2～3時間後になると、実際に眠くなる。眠りに入って一定時間経過するとメラトニンの産生が低下し、深部体温が上昇しはじめ、覚醒と活動への準備が始まる[13]。

　さて、なぜヒトは24時間のサーカディアンリズムを示すのであろうか。その理由として、生物時計の内因性リズムを調整する外界の同調因子の存在、および、外界に同調するための生物時計自体がもつ同調機能の存在、などが推定されている[9～12]。

　コンスタントルーチン（constant routine）とは、環境や行動を長時間恒常的に保つことで、体温のサーカディアンリズムへの非サーカディアンリズムの影響を排除して内因性リズムを観察する方法である[17]。もしヒトが時刻を知る手がかりがないコンスタントルーチンの環境下に置かれたら、睡眠や覚醒はどのように変化するであろうか。ヒトを取り巻く外界には、たとえば光や社会生活上の因子など、時刻を知る指標（時間的指標）が多く存在する。このような指標は、同調因子（time cue）と呼ばれている[9～14]。こうした同調因子が得られない隔離実験室でヒトが長期間生活すると、その生物時計は24時間よりも少し長い内因性リズム、すなわち約25時間周期あるいはさらに長い周期の自由継続リズム（free running rhythm）を刻むようになる[9～14]。この事実は、睡眠・覚醒を一定の周期で出現させる発振機構が生体内に存在することを示している。

　ヒトの外界の同調因子として、光は非常に重要である[8～14]。光は、それが照射される時間帯によって深部体温や睡眠・覚醒のリズムを変化させることが光の位相反応の研究から明らかにされている。すなわち、日中の光はヒト生体リズムに変化を起こさないが、早朝の時間帯で強い光を浴びると深部体温や睡眠の変化が予定よりも早く起こる。このような変化を「位相の前進」という[9, 13]。一方、就寝時刻のころに強い光を浴びると深部体温や睡眠の変化が予定よりも遅れる。このような変化を「位相の後退」という[9, 13]。光照射による「位相の前進」と「位相の後退」は、サーカディアンリズム睡眠・覚醒障害の病態生理とその治療を論じるうえで重要である[9, 13]。

③臨床的特徴

現代社会は、24時間活動する「24時間社会」へと急激に変化しつつある。たとえば、短期間の深夜勤を行うシフトワークでは、睡眠・覚醒リズムを勤務スケジュールである社会・環境の時計（すなわち"体外時計"）に合わせることができるが、深部体温・メラトニンリズムは恒常性が強いため、固有のリズムを継続しようとする。その結果、生体リズムには、①外界の時計（いわば"体外時計"）と体内時計との間のずれ（外的脱同調）、および、②生物時計のなかの各リズム間のずれ（内的脱同調）が生じてくる[9]。一方、体内の生物時計それ自体の機能障害によって睡眠障害が出現することもある[9]。これらの睡眠障害は、ICSD-3では一括してサーカディアンリズム睡眠・覚醒障害（Circadian Rhythm Sleep-Wake Disorders：CRSWD）と呼称されている[4]。この睡眠障害をもつ患者は、不眠、日中の過度の眠気、あるいは、その両方を呈する[4,9]。さらに、こうした患者では、睡眠障害によって、学習障害や精神障害、社会的障害（特に対人関係の障害）、日常生活面の障害など、さまざまな障害や困難が引き起こされる[4,9]。

CRSWDの6パターンの睡眠相を図2に示す。いずれの病態生理においても個体要因（内因性）と外界要因（外因性）が関与しているが、臨床的には、①主として個体要因が関与している内因性CRSWD群（1～4）、および、②主として外界要因が関与している外因性CRSWD群（5と6）に大別される。なお、ICSD-3においては内因性や外因性という区別は明示されていないが、実臨床では診断・治療において有用な考え方である。

前述したように、ICSD-3分類におけるCRSWDの臨床的特徴は、症状が3ヵ月以上持続することである（時差と特定不能を除く）。これを証明する睡眠日誌とアクチグラフィの実施期間は14日間以上が望ましく、非24時間と交代勤務では最低14日間必要である。

以下、CRSWDの6パターンについて概説する[9～13]（p.92参照）。

【睡眠・覚醒相後退障害（Delayed Sleep-Wake Phase Disorder：Delayed SWPD）】

本障害では、慢性的に、睡眠時間帯（睡眠相）が社会的に望ましい時刻よりも2時間以上後退している。本型の多くの患者は、午前3～6時ごろに入眠し、昼ごろ～夕方にかけて覚醒する。睡眠の質は保たれているが、睡眠時間は一般にやや延長している。深部体温リズムや血中メラトニンリズムの位相は、睡眠相とともに後退している。健常者でも、本障害と類似する睡眠パターンが休暇期間に一過性に出現しうる。しかし、健常者では容易に元の睡眠相に戻せるのに対して、本型の患者では努力しても睡眠相を元に戻すことができないことが鑑別点である。

たとえ社会生活のスケジュールに合わせるために無理に朝に起床しても、眠気、集中力低下に加えて、頭痛・頭重、易疲労感などの身体症状が出現してくる。このため、勉学や仕事が困難となり、二次的に抑うつ状態が出現することもある。また、Delayed SWPDの患者は、随伴する精神・行動障害のために、うつ病や慢性疲労症候群、登校拒否、ひきこもりなどと誤診されることもある。

本障害の発現機序として、生物時計の同調機構（特に位相を前進させる機構）の障害、生物時計の機能障害を引き起こす遺伝的要因（ヒト*Per3*遺伝子のV647G多型）、素因（ストレス耐性の低さや回避性パーソナリティ、HorneとOstbergの朝型・夜型質問紙法における夜型の特徴など）、などが推

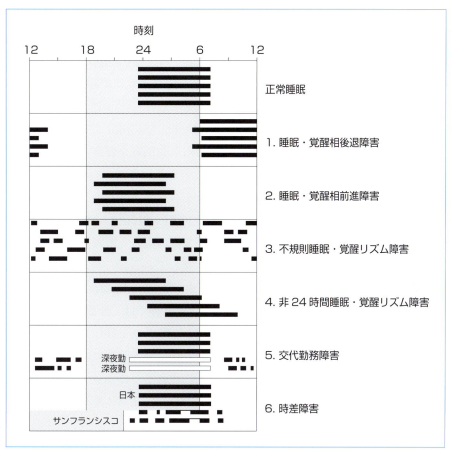

図2 サーカディアンリズム睡眠・覚醒障害における睡眠相のパターン

（千葉　茂：医学のあゆみ 242：851-855, 2012[9] より改変）

定されている。

　ICSD-3において新たに追記されたMotivated Delayed SWPDの症状としては、上述した典型的Delayed SWPDと差異はないが、治療意欲の乏しさや、気分障害、不安障害、発達障害などがしばしば要因として認められる。

【睡眠・覚醒相前進障害（Advanced Sleep-Wake Phase Disorder：Advanced SWPD）】

　本障害では、慢性的に、睡眠時間帯（睡眠相）が社会的に望ましい時刻よりも数時間前進している。典型的には、午後7〜9時ごろに入眠し、午前3〜5時ごろに覚醒する。なお、高齢者では、睡眠・覚醒リズムは、深部体温リズムや血中メラトニンリズムよりも位相が前進しやすい。

　本障害は、中年期・老年期に発症することが多い。一般に、加齢に伴って高齢者では早寝早起きとなるが、本障害ではその程度が著しい。

　発現機序については、生物時計の内因性リズムの短縮によると推定されている。特に高齢者の場合には、視交叉上核における神経細胞数の減少や、時計遺伝子の発現量の低下が起こり、睡眠・覚醒の

内因性リズムが短縮すると推定される。本障害が常染色体優性遺伝形式のメンデル発症を示した2家系についての研究[18,19]によれば、①S662Gの変異はPER2のCK1εとの結合部位に存在し、この変異によってCK1εによるリン酸化を受けにくくなること、②CK1δ遺伝子にT44A変異があること（T44A変異マウスで、サーカディアンリズムはヒトと同じように短縮すること）、などが生物時計のサーカディアンリズムの短縮に関連すると推定される。

【不規則睡眠・覚醒リズム障害（Irregular Sleep-Wake Rhythm Disorder：Irregular SWRD）】

　本障害では、睡眠と覚醒が昼夜を問わず不規則に認められ、明確な睡眠・覚醒リズムが消失している。睡眠相は、24時間で少なくとも3回以上みられる。総睡眠量は年齢相応に正常であるが、日によって長短さまざまな違いはありうる。深部体温や血中メラトニンリズムも、しばしば消失している。

　本型は、光同調因子や社会的スケジュールなどの非光同調因子に乏しい施設入所中の高齢者や認知症・精神遅滞患者などで多くみられる。このことは、不規則睡眠・覚醒障害の発現機序として生物時計の器質性あるいは機能性障害が関与していることを示唆している。

【非24時間睡眠・覚醒リズム障害（Non-24-Hour Sleep-Wake Rhythm Disorder：Non-24-Hour SWRD）】

　本障害は、かつて自由継続型と呼ばれたものである。本障害では、睡眠・覚醒リズムが24時間よりも約1時間延長している。このため、睡眠相が毎日約1時間ずつ後退していく。このような睡眠相の後退が持続すると、ある時期には望ましい睡眠相となるが、別の時期には昼夜が逆転した睡眠相となる。したがって、面接時には、患者の主訴がどの時刻に現れるかによって変わることを念頭に置くべきである。また、本障害では、睡眠・覚醒リズムだけでなく、深部体温リズムや血中メラトニンリズムも後退している。

　本障害は、全盲の患者に多くみられる。一方、全盲患者の約70％に睡眠障害がみられ、また、半数以上においてNon-24-Hour SWRDがみられる。

　なお、視覚障害を有しない患者において本障害がみられる場合には、その背景に存在する精神障害やパーソナリティ障害や、Delayed SWPDとの間の相互移行に注意する。

　本障害のメカニズムとして、生物時計が外界の24時間リズムに同調できないために生物時計の内因性リズムである約25時間周期が露呈する、という機序が考えられる。また、生物時計が外界のリズムに同調できない理由として、光・非光同調因子の生物時計への入力障害（視覚障害、行動パターンの異常など）、同調因子の不適切な入力（入床前の高照度光曝露など）、同調因子に対する反応の異常、睡眠・覚醒リズムを刻む時計自体の異常、などの可能性が推定される。

【交代勤務障害（Shift Work Disorder）】

　本障害は、交代制の勤務スケジュールと関連して不眠または過度の眠気が生じるものである。夜勤後の昼間の睡眠では、入眠困難、中途覚醒、睡眠時間の短縮がみられやすく、PSG所見でも、①睡眠時間の短縮、②レム潜時の短縮、③中途覚醒の増加、④睡眠中の自律神経の不安定、などがみられる。また、夜勤後に睡眠をとらない場合は、日中の過度の眠気や居眠りが出現する。一方、夜勤中には眠気や精神作業能力の低下が出現する。

　本障害は、心理社会的障害（抑うつ・易怒性、睡眠・覚醒リズムの回復のための非勤務時の生活上

の制限による家庭生活上の悩みなど)、あるいは、身体的障害(生活習慣病に対するリスクの上昇など)を引き起こす。さらに、本障害が、交通事故や産業事故の原因となりうる。わが国の労働者人口における交代勤務者の割合は4人に1人であるため、本障害に対する対策が重要である。

本障害の発現機序は、以下に述べる時差障害の機序と類似しており、生物時計のサーカディアンリズムと勤務スケジュールとの間の外的脱同調、および、複数の生体リズム間の内的脱同調、の両者が関与していると考えられている。

【時差障害(Jet Lag Disorder)】

本障害は、「時差ぼけ」とも呼ばれている。本障害では、少なくとも2つ以上の時間帯域を超える子午線通過飛行(4時間を超える飛行)によって時差のある地域に移動したときに、不眠、日中の眠気、精神作業能力の低下、疲労感、胃腸障害などが生じる[9,20]。航空乗務員を対象とした調査[20]によれば、睡眠覚醒障害は84%にみられ、その内容としては中途覚醒(52%)や入眠困難(31%)が多い。

時差型は、体内の生物時計と現地時刻との間のずれ(外的脱同調)が生じるだけでなく、各種生理機能リズムがそれぞれ異なる速さで現地に再同調していくプロセスにおいて各種リズム間に内的脱同調が生じ、その結果、心身の不調が出現すると考えられる[9,20]。東方飛行、すなわち、到着地の生活スケジュールへの再同調過程が生物時計の位相を前進させる方向となる飛行では、位相を後退させる方向となる西方飛行に比べて、再同調が困難であり、臨床症状も強く、かつ、持続しやすい[9,20]。その理由は、ヒト生物時計は位相を前進させるよりも後退させるほうが容易であるためと考えられる[4]。

なお、交代勤務障害と時差障害では、総睡眠時間が短縮するのが特徴である。

【特定不能(Not Otherwise Specified:NOS)】

ここには、上記の6パターンのいずれにも特定できないものが該当する[4]。たとえば、身体疾患や精神神経疾患(アルツハイマー病、パーキンソン病など)、精神疾患をもつ患者にみられる種々の睡眠・覚醒のサーカディアンリズム障害である。認知症患者では、睡眠・覚醒リズム障害は、日の入り症候群や夜間せん妄の原因と推定されている[12]。

3. 診断をめぐって

①睡眠障害に対する基本的面接方法

a. 面接の重要性

患者との面接では、患者の不眠の訴えをよく聞き(傾聴)、つらさを受け止め(受容)、苦悩を分かち合う(共感)[10,21,22]。このような面接で形成された患者と医師あるいは医療スタッフとの間の信頼関係は、その後の診断・治療において重要な基盤となる[10,21]。

b. 睡眠日誌の活用

睡眠日誌は、日々の睡眠・覚醒の状態について知るうえできわめて有用である[10,21]。睡眠日誌は、患者だけでなく、家族や看護師などが記録してもよい。睡眠日誌は、経時的な不眠の検討や、治療効果の評価においても有用である。われわれは、A4サイズ(片面が1ヵ月間で、両面で2ヵ月間の記録

第2部　クリニカルリサーチ

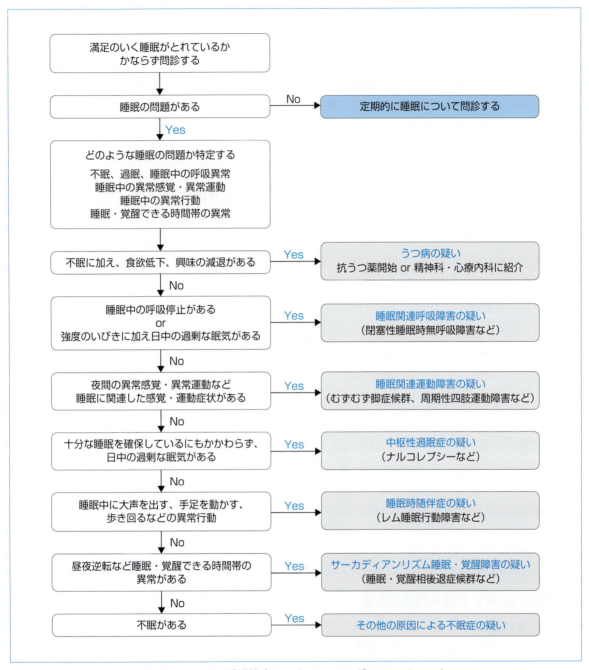

図3　すべての睡眠障害のスクリーニングフローチャート

睡眠障害は複数合併していることがあるため、1つの睡眠障害を治療しても症状が改善しない場合は、再度この手順で鑑別を行う。
(日本睡眠学会認定委員会　睡眠障害診療ガイド・ワーキンググループ　監：総論．睡眠障害診療ガイド．文光堂，東京，pp2-9，2011[23] より改変)

となる）の睡眠日誌を用いている。

c. 質問紙の活用

　ピッツバーグ睡眠質問表（PSQI）やエプワース眠気評価尺度（ESS）、HorneとOstbergの朝型・夜型質問紙法は、主観的評価として代表的なものである。しかし、評価をこれらのスコアに頼り過ぎると誤診につながるため、必ず面接で確認すべきである[10,21]。一方、ベッドパートナーや家族がいれば客観的情報を入手するように努める。

　不眠はうつ病の主要症状の1つである[10,21]。うつ病自己評価尺度（The Center for Epidemiologic Studies Depression Scale）やZungのうつ病自己評価尺度などの自己記入式質問票が、うつ病のスクリーニング法として用いられることが多いが、うつ病を確実に診断できる評価尺度はない。

d. アクチグラフィ

　これも、休息・活動を記録する客観的方法として次第に用いられるようになっている。アクチグラフィは、自記式の睡眠日誌の記録を客観的にみる際にも有用となるため、臨床的意義は大きい。ICSD-3のCRSWDの診断においても、有力な方法として強く推奨されている[4]。

②具体的な診断の進め方

　2011年、日本睡眠学会では、睡眠障害の診断のためのスクリーニングフローチャートを推奨している[21]。これにICSD-3の睡眠・覚醒障害を当てはめたのが、図3である。

　スクリーニングのためのフローチャートであるため、まず誤診されやすいうつ病を除外し、次いで、睡眠関連呼吸障害、睡眠関連運動障害、中枢性過眠症群、睡眠時随伴症、サーカディアンリズム睡眠・覚醒障害の可能性を検討する。最後に、いずれにも該当しない場合に、不眠症を疑うことになる。

　ただし、1人の患者において複数の睡眠障害がみられることが稀ならずあるため、1つの睡眠障害を治療しても症状が改善しない場合には、再度このフローチャートの手順でスクリーニングを行うべきである。

文献

1) Association of Sleep Disorders Centers and the association of the Psychophysiological Study of Sleep : Diagnostic classification of sleep and arousal disorders. 1979 First Edition. Association of sleep disorders centers and the association for the psychophysiological study of sleep. Sleep **2** : 1-154, 1979

2) Diagnostic Classification Steering Committee (Thorpy MJ, Chairman) : International Classification of Sleep Disorders : Diagnostic and Coding Manual. American Sleep Disorders Association, Rochester, 1990

3) American Academy of Sleep Medicine : The International Classification of Sleep Disorders (2nd ed.). Diagnostic and Coding Manual. American Academy of Sleep Medicine, Westchester, IL, 2005

4) American Academy of Sleep Medicine : International Classification of Sleep Disorders (3rd ed.). Darien, IL : American Academy of Sleep Medicine, 2014

5) 原田大輔, 伊藤　洋：睡眠覚醒障害群. 睡眠障害概論. 別冊 日本臨牀 新領域別症候群シリーズ No. 38 精神医学症候群（第2版）II ─不安症から秩序破壊的・衝動制御・素行症まで─. 日本臨牀社, 東京, pp349-345, 2017

6) 三島和夫, 本多　真：ICD-11では睡眠障害はどう扱われるのか？ 別冊 医学のあゆみ 睡眠障害診療29のエッセンス（伊藤　洋, 小曽根基裕 編）. 医歯薬出版株式会社, 東京, pp7-14, 2017

7) Weitzman ED, Czeisler CA, Coleman RM, et al. : Delayed sleep phase syndrome. A chronobiological disorder with sleep-onset insomnia. Arch Gen Psychiatry **38** : 737-746, 1981
8) 千葉　茂, 本間研一 編：サーカディアンリズム睡眠障害の臨床. 新興医学出版社, 東京, 2003
9) 千葉　茂：サーカディアン・リズムと睡眠障害. 医学のあゆみ **242** : 851-855, 2012
10) 千葉　茂：不眠症の診断と症状評価のあり方. 睡眠医療 **6**（増）: 122-129, 2012
11) 千葉　茂：交代勤務者の睡眠障害と生活習慣病. 日本臨牀 **70** : 1177-1182, 2012
12) 千葉　茂：睡眠精神医学. 精神経誌 **115** : 782-791, 2013
13) 千葉　茂：交代勤務者の睡眠障害・生活習慣病. 日本臨牀 **72** : 310-316, 2014
14) 千葉　茂：シフトワーカーと睡眠障害. 交通医学 **62** : 132-140, 2008
15) Hida A, Kitamura S, Mishima K : Pathophysiology and pathogenesis of circadian rhythm sleep disorders. J Physiol Anthropol **31** : 7-11, 2012
16) 本間研一：カラー図説　生体リズムと睡眠. 日本臨牀 **70** : 7, 1090, 1093, 2012
17) 内山　真：コンスタントルーチン. 時間生物学事典（石田直理雄, 本間研一 編）. 朝倉書店, 東京, pp114-115, 2008
18) Toh KL, Jones CR, He Y, et al. : An hPer2 phosphorylation site mutation in familial advanced sleep phase syndrome. Science **291** : 1040-1043, 2001
19) Xu Y, Padiath QS, Shapiro RE, et al. : Functional consequences of a CKI delta mutation causing familial advanced sleep phase syndrome. Nature **434** : 640-644, 2005
20) 高橋敏治：概日リズム睡眠障害, 時差型（時差症候群）. 時間生物学事典（石田直理雄, 本間研一 編）. 朝倉書店, 東京, pp232-233, 2008
21) 千葉　茂：総論：睡眠障害の分類・診断・治療. Medical Technology **40** : 940-945, 2012
22) 千葉　茂：睡眠障害（不眠症）. 今日の治療指針2018年版—私はこう治療している（福井次矢, 高木　誠, 小室一成 総編集）. 医学書院, 東京, pp1029-1031, 2018
23) 日本睡眠学会認定委員会　睡眠障害診療ガイド・ワーキンググループ 監修：総論. 睡眠障害診療ガイド. 文光堂, 東京, pp2-9, 2011

（千葉　茂）

2 診断・治療をめぐって
④治療

　表1にICSD-3の各種の睡眠障害ごとに治療原則を要約した[1,2]。いずれの睡眠障害に対しても、睡眠障害を有する患者の苦悩を理解することが何よりも重要である[1,2]。

　治療に際しては、第一に、患者への支持的精神療法と睡眠衛生指導（表2）から始めることが原則である[1,2]。睡眠衛生指導だけで睡眠障害が著しく改善することもある。第二に、薬物療法や特殊な認知行動療法を考える。たとえば、不眠症の治療の場合には、睡眠衛生指導→薬物療法→認知行動療法の順に進め、臨床経過を踏まえながら、これらを適切に組み合わせて治療するのが原則である[2]。

　睡眠障害を有する患者のなかには、プライマリ・ケアから専門の認定医療機関（日本睡眠学会認定）への紹介が必要な患者もいるため、それぞれの地域において睡眠医療ネットワークが構築されることが望まれる。

表1　睡眠障害の治療原則

a. 不眠症
  身体的、薬理学的、精神医学的、心理学的、生理学的原因を検討し（最後に残るものが原発性である）、それぞれに応じて以下の治療を行う。
  治療は、睡眠衛生指導→薬物療法→認知行動療法の順に進め、臨床経過を踏まえながら、これらを適切に組み合わせて治療するのが原則である。
・睡眠衛生指導
・非薬物療法（認知行動療法：睡眠時間制限療法、刺激制限療法、漸進的筋弛緩法）
・薬物療法
　　ベンゾジアゼピン受容体作動薬、抗うつ薬（ミアンセリン、トラゾドン、ミルタザピンなど）、ラメルテオン（選択的メラトニンMT_1・MT_2受容体作動薬）、オレキシン受容体遮断薬（スボレキサント）

b. 睡眠関連呼吸障害
・治療の前提条件（鼻腔通気度検査による鼻閉評価、肥満者への減量指導、精神科療薬の維持・継続、呼吸不全・心不全合併者の専門医への紹介）
・上記前提条件が満たされたあとに、睡眠呼吸障害の治療アルゴリズムに従って、以下の治療のいずれかを選択する。
　　口腔内装置、持続性陽圧呼吸治療、薬物療法（炭酸脱水酵素阻害薬、夜間在宅酸素療法を含む）、外科治療（口蓋扁桃摘出術、口蓋垂軟口蓋咽頭形成術など）

c. 中枢性過眠症群
・非薬物療法
　　睡眠衛生指導による夜間睡眠の確保
　　昼ごろの短時間の仮眠（ナルコレプシーの午後の眠気への対策）
　　過労や睡眠不足、感冒罹患の回避（反復性過眠症発症予防のため）

表1 つづき

- 薬物療法
  - ナルコレプシー：
    - 眠気に対する中枢神経刺激薬
      - モダフィニル（朝1回服用）
      - メチルフェニデート（リタリン登録医師のみ処方可能）
    - 情動脱力発作に対する三環系抗うつ薬、SNRI/SSRI（保険適用外）
    - 中途覚醒に対する睡眠薬
  - 特発性過眠症：
    - 中枢神経刺激薬（保険適用外）
  - 反復性過眠症：
    - 炭酸リチウム（保険適用外）

d. サーカディアンリズム睡眠・覚醒障害
- 非薬物療法
  - 生物時計、メラトニン、深部体温などのサーカディアンリズムやリズム特性に基づいた生活指導および時間療法
  - 高照度光療法（例：睡眠相後退型への早朝光曝露による位相前進効果）
- 薬物療法
  - メラトニン（輸入）、ビタミンB_{12}、睡眠薬
  - （ラメルテオンによるサーカディアンリズム位相の前進が報告されている）

e. 睡眠時随伴症
- 非薬物療法
  - ノンレム睡眠からの覚醒によって起こる睡眠時遊行症など：
    - 規則的生活の指導
    - 誘因や危険物の回避
    - 予後良好であることの説明と見守り
    - 誘因の回避
  - レム睡眠行動障害：
    - 暴力的行動による家庭内人間関係の悪化への対応
    - 誘因や危険物の回避
- 薬物療法（すべて保険適用外）
  - ノンレム睡眠からの覚醒時起こるもの：
    - 少量の睡眠薬や抗不安薬
  - レム睡眠行動障害：
    - クロナゼパム、SSRI、プラミペキソール

f. 睡眠関連運動障害（主にむずむず脚症候群）
- 非薬物療法
  - 増悪因子（薬物、アルコール摂取、ニコチン摂取など）の除去
  - 身体的基礎疾患の治療
  - 症状に注意を向けることの回避
- 薬物療法
  - フェリチン（鉄欠乏時）、ドパミン作動薬（プラミペキソール、ロピニロール）、ガバペンチン、クロナゼパム

SNRI：セロトニン・ノルアドレナリン再取り込み阻害薬
SSRI：選択的セロトニン再取り込み阻害薬

（千葉　茂：睡眠精神医学．精神経誌 115：782-791, 2013[1]、千葉　茂：睡眠障害（不眠症）．今日の治療指針2018年版―私はこう治療している（福井次矢，高木　誠，小室一成 総編集）．医学書院，東京，pp1029-1031, 2018[2]）を参考に作成

表2 睡眠衛生指導のポイント ─医師からみた問題点（指導内容）

- 睡眠に独特のこだわりがある
  （睡眠時間には個人差がある、十分に眠れない日もあるのが自然である）
- 生活リズムが不規則である
  （起床時刻を一定にする、起床時に日光を浴びる、朝食をとる）
- 長時間の昼寝がある
  （昼寝を午後3時までの30分以内に抑えれば夜間睡眠を妨害しない）
- 就寝前に精神的緊張がある
  （音楽鑑賞やストレッチなどのリラックスする時間を設ける、就寝時刻にこだわりすぎない）
- 日中の活動性が低い
  （身体的運動や社会的活動を推奨する）
- 寝酒の習慣がある
  （アルコールの睡眠への悪影響を教育する）
- 夕方以降のカフェイン摂取がある
  （就寝前4時間以内のカフェイン摂取を避ける）

（千葉　茂：睡眠障害（不眠症）．今日の治療指針2018年版―私はこう治療している（福井次矢，高木　誠，小室一成 総編集）．医学書院，東京，p1030, 2018[2] より改変）

文献

1) 千葉　茂：睡眠精神医学．精神経誌 115：782-791, 2013
2) 千葉　茂：睡眠障害（不眠症）．今日の治療指針2018年版―私はこう治療している（福井次矢，高木　誠，小室一成 総編集）．医学書院，東京，pp1029-1031, 2018

（千葉　茂）

第2部 クリニカルリサーチ

3 サーカディアンリズム睡眠・覚醒障害の疫学

　人の睡眠と覚醒は、体内で自律的にサーカディアンリズムを刻む体内時計と、覚醒時間の長さによって睡眠の量と質を決定する恒常性維持機能により制御されている[1~3]。体内時計の発振するサーカディアンリズムは、その発生・維持・同調に重要とされる一連の時計遺伝子により決定されており[1]、その周期は、アメリカ人で24.18時間[4]、日本人で24.17時間[5]と報告されている。

　体内時計が太陽の日没による昼夜の変化といった明暗サイクルに同調しているときは、睡眠・覚醒リズム（例：睡眠と覚醒の時刻）と生体機能のリズム（例：深部体温、メラトニンなどのホルモン、呼吸器・心血管系機能）は一定の時間的位相関係を保っている。しかし、両者のリズムが異なる周期で進むと、一定の位相関係が認められなくなる。これを内的脱同調といい、いわゆる"時差ぼけ"のような症状（例：不眠［入眠困難や中途覚醒］、過眠、日中の機能低下［記憶、集中、判断、実行］、心身の不調［倦怠感、胃腸障害など］）が生じる。内的脱同調は、明暗や時刻の情報がまったくない状況（例：視覚障害）や睡眠・覚醒リズムが強制的にシフトされる状況（例：タイムゾーンを超えた移動、交代勤務、平日と週末のスケジュール［学校や職場］）などで起こる。近年は、社会の24時間化が進み、光環境（自然光と人工光）やライフスタイル（働き方、食事、運動、休養）といった社会的要因による影響が懸念されている[6,7]。

　サーカディアンリズム睡眠障害の病態は、解明し尽くされているわけではないが、遺伝的要因だけでなく、心理社会的要因、環境要因などのさまざまな要因が複雑に影響し合っていると考えられている[6,7]。本稿では、サーカディアンリズム睡眠障害の疾病分類と評価方法の概略を示した後、ライフサイクルの観点から、小児期～老年期における国内外で実施された主な疫学研究について解説する（時差、交代勤務によるものは除く）。

1. 疾病分類と評価方法

　サーカディアンリズム睡眠障害（circadian rhythm sleep disorders：CRSD）のうち、睡眠相が後退する delayed sleep phase syndrome（DSPS）を最初に定義した Weitzman らによれば、"睡眠日誌により、不眠症患者の7～10%に睡眠相の後退が確認され、発症は小児期に遡り、通常の不眠治療では功を奏しないものがある"といった臨床経験が発端にあった[8,9]。その後、睡眠障害国際分類（international classifications of sleep disorders：ICSD）により、CRSDの疾病分類と診断基準の標準化が進められてきた[10~13]。ICSDの各版によりCRSDの各疾病名が多少異なるものの、たとえば、ICSD revised（ICSD-R）では、DSPSのほかに、睡眠相が前進する advanced sleep phase syndrome

表1 サーカディアンリズム睡眠障害（CRSD）の診断基準[10〜13]

A. 次のいずれかの理由で持続または再発する睡眠障害
　i. 体内時計の変化
　ii. 体内時計によるサーカディアンリズムと、外的要因によって決められた睡眠・覚醒スケジュールとのずれ

B. CRSDによる不眠 and/or 過眠

C. CRSDによる社会生活や仕事などへの支障

CRSD：A＋B＋C

（ASPS）、不規則な irregular sleep-wake pattern、non-24-hour sleep-wake disorder、交代勤務による睡眠障害、時差症候群がCRSDの疾病分類のなかに含まれる。表1はCRSDに共通する診断基準である。アメリカ精神医学会が2013年に発表した精神障害の統計・診断マニュアル（diagnostic and statistical manual of mental disorders：DSM）第5版（DSM-5）[14]は、この診断基準に準拠している。

なお、アメリカ睡眠医学会は、CRSDの診断方法と治療方法に関する膨大な文献レビューを行った[15,16]。そのなかで、CRSDの診断や治療効果を判定するにあたり、臨床の場面では、アクチグラフと睡眠日誌の日常的使用を推奨している。

2. 主な疫学研究

① 小児期

　小児を対象とした地域あるいは学校ベースでのCRSDに関する疫学研究は、PubMedの検索では、確認することができなかった。おそらく、小児期におけるCRSDの頻度や関連要因の疫学情報は、国内外を通じて皆無であろう[16,17]。CRSDは"体内時計と学校や仕事のスケジュールなどによってセットされた社会的時計とのずれ"による睡眠障害や日常生活への支障と定義されるので、睡眠相が前進し社会的制約が比較的少ない学童期においては、後述する思春期〜青年期に比し、その頻度は少ないと推測される。

　一方、日本においては、就学前の幼児の約90％が幼稚園や保育所に通っており、幼児の睡眠・覚醒パターンは、幼稚園や保育所のタイムスケジュールや保護者の朝型・夜型選好と有意な関連があり、大人の社会的時計に強く影響されていると考えられる[18]。

　朝型か夜型かといったサーカディアンリズムの表現型としてのクロノタイプのうち、夜型は、DSPSと多くの共通する特徴を有するとされる[6,19]。幼稚園や保育所に通う幼児を対象とした疫学研究では、夜型の特徴として、①朝起きられない、②睡眠相の後退、③平日・週末の変動が大きい、④多動や不注意といった問題行動などが示唆されている[20]。幼稚園や保育所に通う幼児を対象とした全国調査による推計では、夜型の頻度は10.0（9.1〜10.8）％、約29.6万人に上る[18]。

② 思春期〜青年期

　主な疫学研究の概要（表2）[21〜28]と評価方法（表3）[21〜29]を示した。ノルウェー（思春期）[21,22]とスウェーデン（思春期〜青年期）[24]の研究では、睡眠相後退によるCRSDの有症率は2.7〜4.6%と推計され、前者では、不眠、抑うつ、注意欠如多動性障害（attention deficit hyperactivity disorder：ADHD）、欠席との関連が示唆された。後者では、不安、飲酒、喫煙、交代勤務や無職との関連が示唆された。

　日本の中学生〜大学生を対象とした研究では[23]、DSPSの有症率は0.48%と推計され、中学生、高校生、大学生の順に高かった。いずれの研究も自記式質問票による調査であったが、本研究の有症率が前述の研究に比し低かったのは、評価方法がより厳格であったこと（表3）によると思われる。

　図は、10歳以上の日本人の起床時刻と就床時刻を平日と週末に分けて、5歳年齢階級ごとに示したものである。起床時刻と就床時刻は、20〜24歳をピークに後退した後、加齢とともに前進しており、いずれの年齢階級においても平日と週末の就床時刻はほぼ同じであった。一方、起床時刻に関しては、65歳以上（多くが定年退職）では平日と週末はほぼ同じであったが、年齢階級が若いほど平日の起床時刻が早くなり、平日と週末の差が大きく、特に15〜19歳では1時間以上と顕著であった。

③ 成人期〜高齢期

　成人期の日本[25]とニュージーランド[26]の研究では、睡眠相後退によるCRSDの有症率は、それぞれ0.13%、1.51〜8.90%（表3のDSPD-1〜6に対応）と推計された。前者では、自記式質問票のほか、睡眠日誌、専門家による面接も加えられ、臨床診断と同等の評価方法が用いられていた。後者では、若年者、夜勤、主観的健康との関連が示唆された。

　70歳までの18歳以上の一般人口を対象としたノルウェー[27]とオランダ[28]の研究では、睡眠相後退によるCRSDの有症率は、それぞれ0.17（0.00〜0.28）%、5.3（4.4〜6.3）%と推計され、前者では若年者、後者では睡眠不足、交代勤務、遅い就床時刻、夜型との関連が示唆された。

　睡眠相が前進するCRSDの有症率については、ニュージーランド[26]の研究で、0.25〜7.13%（表3のASPD-1〜6に対応）と推計され、高齢者、夜勤、過眠との関連が示唆された。

　70歳以上の高齢者におけるCRSDに関する地域ベースでの疫学研究は、筆者が検索した限りでは、なかった。ただし、Andersonらによるイギリスの85歳以上の高齢者を対象としたコホート研究では、アクチグラフが用いられ、睡眠・覚醒リズムの異常と認知機能や抑うつなどが関連することが報告されていた[30]。

3. まとめ

　ライフサイクルの観点から、小児期〜老年期におけるCRSDや睡眠・覚醒リズム異常に関する主な疫学研究について解説した。CRSDについては、いずれもICSDの診断基準に準拠する自記式質問票をもとに、その評価が行われていたが、質問項目の内容、持続期間の設定、睡眠日誌の併用など、

表2 サーカディアンリズム睡眠障害に関する主な疫学研究

ライフステージ	対象者	地域と実施年	評価方法	有症率	関連要因	文献
思春期	19,439人（回収率53%）（9,338人を解析）16〜19歳（女54%、高校生98%）	ノルウェー（Hordaland郡）2013年春	自記式質問票・DSP（ICSD-2に準拠）＊持続期間：不問	3.30%・女3.7%・男2.7%	・不眠・抑うつ・欠席	21
	同上	同上	同上	同上	・ADHD	22
思春期〜青年期	中学生〜大学生 5,356人（回収率92.8%）（4,971人を解析）・中学生 1,240人・高校生 1,205人・大学生 2,526人	日本（鳥取県）1998年5〜6月	自記式質問票・DSPS（ICSD-Rに準拠）＊持続期間：6ヵ月以上	0.48%・中学生 0.40%・高校生 0.41%・大学生 0.55%	―	23
	16〜26歳 1,000人（回収率68%）無作為抽出（671人を解析）・21.8±3.1歳・女55.3%	スウェーデン（Uppsala）2014年10月〜2015年5月	自記式質問票・DSPD（DSM-5に準拠：A〜C）・DSP（上記A〜Cの一部）＊持続期間：3ヵ月以上	・DSPD 4.0%・DSP 4.6%	・DSPD 無職 不安・DSP 無職、交代勤務 飲酒、喫煙	24
成人期	15〜59歳 1,525人（女50%）・無作為抽出 ・15〜19歳：198人 20〜29歳：323人 30〜39歳：324人 40〜49歳：377人 50〜59歳：303人	日本 実施年は記載なし	ステップ1→4による診断 1：電話（7項目）2：自記式質問票（32項目）DSPS（4項目）＊持続期間：2〜3週間 3：睡眠日誌（4週間）4：専門家による面接（ICSDに準拠）	0.13%	―	25
	20〜59歳 9,100人（回収率54%）（4,330人を解析）・年齢階級（10歳）で層化無作為抽出・女57.9%	ニュージーランド 実施年は記載なし	自記式質問票・DSPD・ASPD（ICSD-2に準拠）＊持続期間：不問	・DSPD 1.51〜8.90%・ASPD 0.25〜7.13%	・DSPD 若年者、夜勤、主観的健康・ASPD 高齢者、夜勤、過眠	26
成人期〜高齢期	18〜67歳 10,000人（回収率77%）・無作為抽出	ノルウェー 11月（ただし実施年は記載なし）	・DSPS 自記式質問票（5項目）＊持続期間：1ヵ月以上 睡眠日誌（2週間以上）・ASPS 自記式質問票（5項目）＊持続期間：3ヵ月以上 睡眠日誌（2週間以上）（ICSDに準拠）	・DSPS（17人）0.17（0.0〜0.28）%・ASPS（0人）0.00%	・DSPS 年齢（若年者）有職：8人（6人：始業 8時30分以降 2人：交代勤務）無職：2人 主婦：3人 学生：3人 定年：1人	27
	18〜70歳 2,089人 インターネットパネル調査 ①18〜24歳 ②25〜34歳 ③35〜44歳 ④45〜54歳 ⑤55〜70歳 ＊各人数の記載はなし	オランダ 2012年11月	自記式質問票・CRSD（6項目）（ICSD-2に準拠）＊持続期間：過去3ヵ月間	5.3（4.4〜6.3）% 男4.7% 女5.7% ①0.0% ①8.5% ②4.1% ②4.9% ③9.8% ③5.0% ④5.2% ④4.8% ⑤2.1% ⑥6.3%	・睡眠不足・交代勤務・遅い就床時刻・夜型	28

DSP：delayed sleep phase、DSPS：delayed sleep phase syndrome、DSPD：delayed sleep phase disorder
ASPD：advanced sleep phase disorder、CRSD：circadian rhythm sleep disorder、
ICSD：international classification of sleep disorders、DSM：diagnostic and statistical manual of mental disorder

表3 疫学研究で用いられたサーカディアンリズム睡眠障害の評価方法（詳細）

評価方法	文献
DSP 自己式質問票のみ（ICSD-2） 　i) 就床時刻 　ii) 入眠に要する時間（時間、分） 　iii) 起床時刻 　iv) 入眠困難の頻度（日/週） 　v) 夜間覚醒の頻度（日/週） 　vi) 寝過ごした頻度 　＊平日と週末を別々に回答 　＋ 　i) 入眠時刻と就床時刻の平日と週末の差が少なくとも1時間ある 　ii) 入眠困難の頻度が少なくとも3日/週以上ある 　iii) 夜間覚醒の頻度が0～1日/週である 　iv) 頻繁に寝過ごした（しばしば、またはそれ以上）	21 22
DSPS 自己式質問票のみ（ICSD-R） 　i) 望んだ時刻に寝付くことができず、目覚めることができない 　ii) 睡眠相の後退による入眠困難（例：午前2時前）と覚醒困難（例：午前9時前）がある 　iii) 登校できないなど学校生活に支障が生じる 　iv) 休暇中は、睡眠相の後退はあるものの24時間の睡眠・覚醒パターンは安定しており、自然に目覚めることができる 　v) 上記の症状が少なくとも6ヵ月持続する	23
DSPD 自己式質問票のみ（DSM-5） 　A: 睡眠相の後退（例：入眠時刻が午前1時以降） 　B: 入眠困難（中等度～重度）または過眠 　C: 睡眠問題による日常生活の支障（日中の倦怠感、気分、仕事や家事の遂行、集中力、記憶力） 　＊上記の症状が少なくとも3ヵ月持続する 　DSP: A, DSPD: A+B+C	24
DSPS 電話によるスクリーニング：日中の眠気、入眠困難 and/or 覚醒困難がある ＋ 自己式質問票（ICSD） 　i) 望んだ時刻に寝付くことができない 　ii) 早く起きると眠くてぼんやりしている 　iii) 上記の症状が3日/週以上 　iv) i)～iii)の症状が2～3週間持続する 　v) 除外診断：ナルコレプシー、睡眠時無呼吸、交代制勤務、時差など ＋ 睡眠日誌（4週間） ＋ 専門家による面談：発症の理由、小児期の睡眠パターン、家族歴など	25
DSPD 自己式質問票のみ（ICSD-2） 週末/休日 　i) 入眠時刻が午前2時以降、覚醒時刻が午前11時以降、睡眠時間は9～12時間 　ii) 入眠・覚醒時刻を早めたい 　iii) 夜型（中等度～重度）iii') 夜型（重度） 　DSPD-1: i)、DSPD-2: i) +ii)、DSPD-3: i) +iii)、DSPD-4: i) +ii) +iii)、DSPD-5: ii) +iii)、DSPD-6: ii) +iii')	26
ASPD 自己式質問票のみ（ICSD-2） 週末/休日 　i) 入眠時刻が午後9時前、覚醒時刻が午前5時前 　ii) 入眠・覚醒時刻を遅くしたい 　iii) 朝型（中等度～重度）iii') 朝型（重度） 　ASPD-1: i)、ASPD-2: i) +ii)、ASPD-3: i) +iii)、ASPD-4: i) +ii) +iii)、ASPD-5: ii) +iii)、ASPD-6: ii) +iii')	

表3 つづき

DSPS 27
  自記式質問票（ICSD）
  i）望んだ時刻に寝付くことができない
  ii）睡眠相の後退がある
  iii）上記の症状が少なくとも1ヵ月持続する
  iv）休暇中は、睡眠相の後退はあるものの24時間の睡眠・覚醒パターンは安定しており、自然に目覚めることができる
  ＋
  睡眠日誌（2週間以上）または本人／家族への電話による確認

ASPS
  自記式質問票（ICSD）
  i）望んだ時刻までに目覚めることができない
  ii）睡眠相の前進がある
  iii）上記の症状が少なくとも3ヵ月持続する
  iv）休暇中など制約がなければ、睡眠相の前進はあるものの24時間の睡眠・覚醒パターンは安定している
  v）ほかの睡眠障害がない
  ＋
  睡眠日誌（2週間以上）または本人／家族への電話による確認

CRSD 28
  自記式質問票のみ（ICSD-2） 29
  Holland sleep disorders questionnaire（HSDQ）
  ＊過去3ヵ月間について
  i）入眠困難
  ii）望んだ時刻に寝付くこと、目覚めることができない
  iii）入眠時刻が日により大きく変動する
  iv）夜、長い間、目が覚めている
  v）朝まで寝付けず、目覚めることができない、週末は問題ない
  vi）夜間、起きていなければならないとき、昼間の睡眠が悪い

  1点：まったくない、2点：大抵そうでない、3点：時々、4点：大抵そうである、5点：まったくそうである

注：HSDQの尺度、得点方法、カットオフポイントなどは文献29を参照

DSP : delayed sleep phase、DSPS: delayed sleep phase syndrome、DSPD: delayed sleep phase disorder、
ASPD : advanced sleep phase disorder、CRSD: circadian rhythm sleep disorder、
ICSD : international classification of sleep disorders、DSM: diagnostic and statistical manual of mental disorder

　それぞれの研究により違いがあるため、研究結果を単純に比較することはできなかった。しかしながら、これらの研究から、今後の疫学研究の方向性について、いくつかの示唆を得ることができた。

　1点目は、睡眠相後退によるCRSDは学業や職業など人生の選択に影響を及ぼす可能性が大きいことから、思春期におけるCRSDのコホート研究や介入研究をさらに進める必要がある。

　2点目は、幼児の睡眠・覚醒リズムは本人の体内時計ではなく保護者の社会的時計によりコントロールされている可能性が大きいため、発達行動学的観点から、幼児期におけるCRSDに関する疫学研究をこれから進める必要がある。

　3点目は、CRSDへの対処方法として、体内時計を社会的時計に合わせるよう治療する方法のほかに、体内時計が無理なく進むよう社会的時計を選べる選択肢を増やすといった社会への提案も必要であると思われる。CRSDに関する疫学研究のさらなる発展が望まれる。

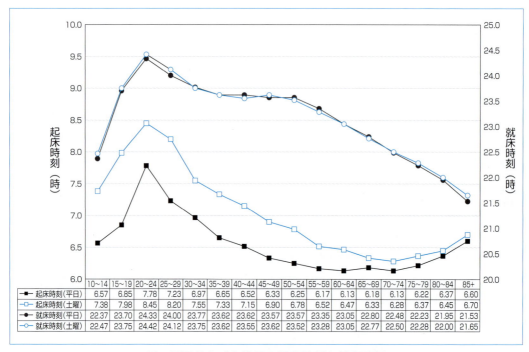

図　平日および土曜日の起床時刻と就床時刻

(「平成28年社会生活基本調査結果」(総務省統計局)(http://www.stat.go.jp/data/shakai/2016/index.htm)を加工して作成)

文献

1) Czeisler CA, Gooley JJ : Sleep and circadian rhythms in humans. Cold Spring Harb Symp Quant Biol **72** : 579-597, 2007

2) Borbély AA : A two process model of sleep regulation. Hum Neurobiol **1** : 195-204, 1982

3) Aschoff J, Wever R : Human circadian rhythms : a multioscillatory system. Fed Proc **35** : 2326-2332, 1976

4) Czeisler CA, Duffy JF, Shanahan TL, et al. : Stability, precision, and near-24-hour period of the human circadian pacemaker. Science **284** : 2177-2181, 1999

5) Kitamura S, Hida A, Enomoto M, et al. : Intrinsic circadian period of sighted patients with circadian rhythm sleep disorder, free-running type. Biol Psychiatry **73** : 63-69, 2013

6) Okawa M, Uchiyama M : Circadian rhythm sleep disorders : characteristics and entrainment pathology in delayed sleep phase and non-24-h sleep-wake syndrome. Sleep Med Rev **11** : 485-496, 2007

7) Nesbitt AD, Dijk DJ : Out of synch with society : an update on delayed sleep phase disorder. Curr Opin Pulm Med **20** : 581-587, 2014

8) Weitzman ED, Czeisler CA, Coleman RM, et al. : Delayed sleep phase syndrome. A chronobiological disorder with sleep-onset insomnia. Arch Gen Psychiatry **38** : 737-746, 1981

9) Regestein QR, Monk TH : Delayed sleep phase syndrome : a review of its clinical aspects. Am J Psychiatry **152** : 602-608, 1995

10) American Academy of Sleep Medicine : International classification of sleep disorders : Diagnostic and coding manual. American Academy of Sleep Medicine, Rochester, Minnesota, 1990

11) American Academy of Sleep Medicine : International classification of sleep disorders, revised : Diagnostic and coding manual. American Academy of Sleep Medicine, Chicago, IL, 1997

12) American Academy of Sleep Medicine : International classification of sleep disorders : Diagnostic and coding manual (2nd ed.). American Academy of Sleep Medicine, Westchester, IL, 2005
13) American Academy of Sleep Medicine : International classification of sleep disorders : Diagnostic and coding manual (3nd ed.). American Academy of Sleep Medicine, Darien, IL, 2014
14) American Psychiatric Association : Diagnostic and statistical manual of mental disorders : DSM-5. American Psychiatric Association, Arlington, VA, 2013
15) Morgenthaler TI, Lee-Chiong T, Alessi C, et al. : Practice parameters for the clinical evaluation and treatment of circadian rhythm sleep disorders. An American Academy of Sleep Medicine report. Sleep 30 : 1445-1459, 2007
16) Sack RL, Auckley D, Auger RR, et al. : Circadian rhythm sleep disorders : part II, advanced sleep phase disorder, delayed sleep phase disorder, free-running disorder, and irregular sleep-wake rhythm. An American Academy of Sleep Medicine review. Sleep 30 : 1484-1501, 2007
17) Carter KA, Hathaway NE, Lettieri CF : Common sleep disorders in children. Am Fam Physician 89 : 368-377, 2014
18) Doi Y, Ishihara K, Uchiyama M : Epidemiological study on chronotype among preschool children in Japan : Prevalence, sleep-wake patterns, and associated factors. Chronobiol Int 33 : 1340-1350, 2016
19) Micic G, de Bruyn A, Lovato N, et al. : The endogenous circadian temperature period length (tau) in delayed sleep phase disorder compared to good sleepers. J Sleep Res 22 : 617-624, 2013
20) Doi Y, Ishihara K, Uchiyama M : Associations of chronotype with social jetlag and behavioral problems in preschool children. Chronobiol Int 32 : 1101-1108, 2015
21) Sivertsen B, Pallesen S, Stormark KM, et al. : Delayed sleep phase syndrome in adolescents : prevalence and correlates in a large population based study. BMC Public Health 13 : 1163, 2013
22) Sivertsen B, Harvey AG, Pallesen S, et al. : Mental health problems in adolescents with delayed sleep phase : results from a large population-based study in Norway. J Sleep Res 24 : 11-18, 2015
23) Hazama G, Inoue Y, Kojima K, et al. : The prevalence of probable delayed-sleep-phase syndrome in students from junior high school to university in Tottori, Japan. Tohoku J Exp Med 216 : 95-98, 2008
24) Danielsson K, Markström A, Broman JE, et al. : Delayed sleep phase disorder in a Swedish cohort of adolescents and young adults : Prevalence and associated factors. Chronobiol Int 33 : 1331-1339, 2016
25) Yazaki M, Shirakawa S, Okawa M, et al. : Demography of sleep disturbances associated with circadian rhythm disorders in Japan. Psychiatry Clin Neurosci 53 : 267-268, 1999
26) Paine SJ, Fink J, Gander PH, et al. : Identifying advanced and delayed sleep phase disorders in the general population : a national survey of New Zealand adults. Chronobiol Int 31 : 627-636, 2014
27) Schrader H, Bovim G, Sand T : The prevalence of delayed and advanced sleep phase syndromes. J Sleep Res 2 : 51-55, 1993
28) Kerkhof GA : Epidemiology of sleep and sleep disorders in The Netherlands. Sleep Med 30 : 229-239, 2017
29) Kerkhof GA, Geuke ME, Brouwer A, et al. : Holland Sleep Disorders Questionnaire : a new sleep disorders questionnaire based on the International Classification of Sleep Disorders-2. J Sleep Res 22 : 104-107, 2013
30) Anderson KN, Catt M, Collerton J, et al. : Assessment of sleep and circadian rhythm disorders in the very old : the Newcastle 85+ Cohort Study. Age Ageing 43 : 57-63, 2014

(土井由利子)

4 サーカディアンリズム睡眠・覚醒障害の各病型

1. 睡眠・覚醒相後退障害
（delayed sleep-wake phase disorder：delayed SWPD）

①概要・臨床像

　主に個体の同調能力の問題によるサーカディアンリズム睡眠障害のなかで、事例化することが多く、代表格といってよい病型である（睡眠臨床において"リズム障害"と呼ばれることも多い）。1979年に睡眠障害国際分類（international classification of sleep disroders：ICSD）の前身である diagnostic classification of sleep and arousal disorders（DCSAD）において、disorders of the sleep-wake schedule のなかに従来の不眠症とも過眠症とも異なる病型として delayed sleep phase syndrome（DSPS）と記載された[1]。その後、1981年に Weitzman と Czeisler らにより詳しい病像と病態仮説、さらには Chronotherapy が有効であるという臨床単位としてまとめられた[2,3]のが概ね端緒であり、疾患概念の歴史は比較的浅い。しかし、現代の IT デバイスの急速な普及を含めた夜型社会や、不登校ないしさまざまな精神的・心理的問題との関連で、注目度が非常に高い。なお、病型の呼称は ICSD 初版では DSPS[4]、ICSD-2 では delayed sleep phase disorder（DSPD）もしくは delayed sleep phase type（DSPT）[5]、ICSD-3 にて現在の delayed SWPD と変遷している[6]（以後、過去の文献の引用においてはこれらの呼称が混在するが、delayed SWPD と読み替えてほぼ差し支えない。他の病型についても同様である）。

　基本的には、入眠時刻と覚醒時刻が、社会的に望ましい時刻より遅くにずれ込んでしまうのが主徴である。典型的な例でいえば、深夜の3～4時などに入眠し、起床が正午前後になるなどである。大学生など、比較的自由に生活時間を決められる状況においては同様の睡眠パターンがみられるが、健康な大学生などはいざとなれば睡眠・覚醒リズムを元に戻せるのに対し、delayed SWPD の患者では、望ましいスケジュールに適応しようとしてもできず、苦痛や機能不全を生じる。入眠が困難となるため主訴が"不眠"となることもあるが、不眠障害（insomnia disorder）との決定的な違いは、自由な時刻に眠ることを許されれば、遅れた時間帯で十分な時間の睡眠を取ることが可能な点である。また、朝の覚醒困難も必発であり、起床できないため不登校や出勤困難をしばしば引き起こす。無理に起床しても朝～午前中の眠気が顕著で、登校中や授業中に眠り込んでしまうこともある。特に未成年者の場合、家族に無理矢理起こされると、暴れて後で覚えていないなどということもしばしばある。午前を中心に全身倦怠感、ふらつき、頭痛、胃腸症状など、身体症状の訴えもしばしば聞かれる。一方、夕方～夜になると覚醒度が上がり、特に本来の就床時刻ごろになると眠気は消失し、頭がさえ

て"もっとも調子がよい"と述べることが多い。総睡眠時間は、自由なスケジュールで睡眠を取った場合は年齢相応とされるが、実際には睡眠時間が延長していたり、入眠困難よりも覚醒困難が問題になっていることが多い。

② 病態生理

　内因性のサーカディアンリズム位相が通常よりも後退しているのは間違いないが、それが生じる機序については現在においても明確化されていない。WeitzmanとCzeislerらによって最初に提唱された病態仮説は、光に対するサーカディアンリズムの位相反応曲線（phase response curve：PRC）について、位相前進部位の反応が弱い（ないし、位相前進できる時間幅が狭い）ということであった[2,3]。その後、Uchiyamaのグループの研究で、後退した睡眠・覚醒リズムの位相に比して、メラトニンリズムもしくは深部体温リズムの位相が相対的に早い時刻となっていることが報告された[7〜9]。これにより朝方のPRCの位相前進部位が睡眠相によってマスクされ、光を浴びて位相を前進させることができず位相後退が固着する可能性が指摘された[7]。ただし、睡眠相とサーカディアンリズム位相との相対差（位相角差）は患者と健常者で差はないとする報告もある[10]。またUchiyamaらは、患者において断眠後の回復睡眠の立ち上がりが健常者に比べて遅いことも示し[11]、睡眠ホメオスタシスの過程の関与を示唆している。患者において過度に長い体内リズムの周期が隔離実験で示されているが[12,13]、線維芽細胞を用いた時計遺伝子 $Bmal1$ の発振周期長の計測では、非24時間睡眠・覚醒リズム障害と異なり、健常者と差はないと報告されている[14]。患者では健常者に比して、夜間において光によるメラトニン分泌抑制が強いことも報告されている[15]。

　遺伝学的には、双生児研究にてクロノタイプ（朝型もしくは夜型）の遺伝率は44〜54％と報告されており[16〜19]、DSPSの患者の44％において同様の症候がみられる家族がいるとの報告も合わせ[20]、遺伝的要因の関与が示唆されている。候補遺伝子アプローチで時計遺伝子 $Per3$ との関連が複数報告されており[21〜23]、そのほか $CKI\varepsilon$ [24]、N-acetyltransferase（AA-NAT）[25]の関連も報告されている。ただし、近年の全ゲノム解析の手法を用いた報告は未だない。時計遺伝子 $CRY1$ の変異による家族例が最近報告されている[26]。

③ 疫学・誘因・素因・併存症

a. 疫学

　好発年齢は思春期〜青年期である。有病率については、調査によるがおよそ0.1〜数％と報告されており（p.84参照）、主に個体の同調能力の問題によるサーカディアンリズム睡眠障害のなかでもっとも多い。性差については明確にされていない。基本的には、患者は元来も夜型クロノタイプをもっていることが多い。思春期以降において体内リズムの夜型化が進むが[27〜29]、おそらくはこれがこの年代における delayed SWPD の好発と関連していると考えられる。

b. 誘因・素因

　脳の器質的障害によってサーカディアンリズム睡眠障害が発症する可能性が指摘されており、頭部

外傷後の患者にしばしば delayed SWPD がみられるとの報告もある[30]。

　Delayed SWPD では精神科的問題もしくは心理社会的問題の存在が大きく影響する。不登校、うつ病、適応障害などとともに朝の起床困難を生じているケースが多く、これを"リズム障害"と捉えて対応すべきかどうかがしばしば問題となる。一見不登校のような状態でも、実際には患者の体内リズムの後退がまず生じ、それによって登校・出勤できなくなることから不適応や抑うつが生じている場合があるため注意を要する。一方で、学校や職場への不適応、もしくは抑うつなど精神症状が先行し、引きこもりが始まった後に睡眠相が後退することも多く、さらにはリズムの乱れと不適応のいずれが先であるかがはっきりしないこともしばしばある。ICSD-3 における delayed SWPD の診断基準の E 項目では"精神疾患で説明できない"とされているが、素因・誘因としては気分障害や発達障害が記載されており、国内外の研究も精神疾患の併存は認めている。さらに ICSD-3 では、motivated delayed sleep-wake phase disorder が delayed SWPD の亜型として採用され、ここでは不登校や精神疾患などを背景とし、いわば"治療意欲が乏しい（学校に復帰する意思に欠けるなど）"思春期・青年期の一群を含めるとされている[6]。ここはおそらく今後も議論が続くと考えられるが、ICSD-3 はそうした一群においても夜型クロノタイプなど時間生物学的な寄与があることを、delayed SWPD の範疇に含める理由として挙げている[6]。

c. 併存症

　Delayed SWPD で特に多い抑うつについてはさまざまな報告があるが、Abe らの報告では90名の DSPS において67％が中等度～重度のうつ状態であったとされ[31]、内山の報告では、サーカディアンリズム睡眠・覚醒障害（circadian rhythm sleep-wake disorders：CRSWD）150例（睡眠相後退型108例、自由継続型42例）のうち、25例（16.7％）が大うつ病性障害と診断されたという[32]。Reid らは、48例の DSPD の患者において、35％に DSM-Ⅳ の大うつ病性障害の既往が認められたと報告している[33]。ほかの精神疾患では、不安障害、発達障害（自閉症スペクトラム障害、注意欠陥多動性障害）が背景要因としてあり得ることが指摘されている[6]。Reid らの上記の報告では、気分障害のほか、不安障害、物質使用障害の併存が多くみられたとされる[33]。

　Delayed SWPD においては、身体症状の訴えもしばしば聞かれるが、筆者の施設では、delayed SWPD を中心とする CRSWD と診断された患者38人において起立試験を実施したところ、未成年者で70％、成人で44.4％が起立性調節障害の基準に該当した[34]。また、CRSWD の患者において過敏性腸症候群が半数近くにみられることも見いだしている（これは併存する精神疾患との関連はみられない：未発表データ）。頭痛と CRSWD との関連の指摘もある[35]。

④ 検査・診断

a. 睡眠日誌、アクチグラフ

　診断は、睡眠日誌の記載と、可能であればアクチグラフの同時測定によって、習慣的な入眠および覚醒時刻が後退していることを示すことで行う[6]。ICSD-3 では、測定期間は最低7日、できれば14日で、平日と休日を含めるべきとされている[6]。ICSD-2以前とは異なり、ICSD-3 では上記の記録期

表1 睡眠障害国際分類第3版（ICSD-3）による診断基準

サーカディアンリズム睡眠・覚醒障害（CRSWD）の一般基準

A. 内因性のサーカディアンリズムの同調システムの変調，あるいは個人の身体的環境ないし社会的・就業上のスケジュールから望ましい，あるいは要求される睡眠・覚醒スケジュールと内因性のサーカディアンリズムとの間の乖離に基づく，慢性的あるいは反復性の睡眠・覚醒リズムの乱れ。
B. サーカディアンリズムの乱れは不眠，著しい眠気のいずれか，あるいは両方を生じている。
C. その睡眠・覚醒の障害は，臨床的に有意な，精神的，身体的，社会的，職業的，就学上の，あるいはそのほかの重要な機能において苦痛または変調をきたしている。

睡眠・覚醒相後退障害（delayed SWPD）の診断基準

基準A〜Eを満たす
A. 望ましい，あるいは要求される睡眠・起床時間に関して，主たる睡眠相が有意に後退している。これは，本人あるいは養育者が，慢性的あるいは反復性に望ましいあるいは要求される時刻に入眠および覚醒が困難であることを訴えることによって証明される。
B. 症候は少なくとも3ヵ月間は持続する。
C. 患者が自身の自由なスケジュールを選ぶことが許されたときには，彼らの睡眠の質および持続は年齢相応に改善し，遅れた位相で24時間の睡眠・覚醒パターンを保つ。
D. 睡眠日誌と可能な限りアクチグラフを用いるモニタリングを最低でも7日間（14日間が望ましい）行うことによって，日常的な睡眠のタイミングの遅れが示される。このモニタリングには，平日と休日の双方が含まれる必要がある。
E. その睡眠の乱れは，現在知られている睡眠障害，身体あるいは神経学的疾患，精神疾患，薬物使用，あるいは物質使用障害で説明できない。

(American Academy of Sleep Medicine：International classification of sleep disorders（3rd ed.）. American Academy of Sleep Medicine, Darien IL, 2014[6]より筆者訳)

間とは別に、症状の持続期間が3ヵ月以上必要とされている[6]ことに注意が必要である。ICSD-3によるCRSWDの一般基準（各病型に共通）と、delayed SWPDの診断基準を**表1**に示す。

b. 内因性メラトニンリズム、深部体温リズム

頑健なサーカディアンリズムマーカーである内因性メラトニンと深部体温のリズムは、健常者に比べて後退を示す。メラトニンリズムは特に重要で、照度を落とした環境で血液もしくは唾液を夕方〜夜に反復採取することで、夜間に上昇するメラトニン分泌の立ち上がりである薄明下メラトニン分泌開始時刻（dim light melatonin onset：DLMO）を測定できる。この開始時刻が、delayed SWPDでは後退しており診断に有用である[6,36]。在宅でも唾液採取で実施可能とされるが[37]、数10ルクス以下の環境で行う必要があり（室内光レベルでもメラトニン分泌の抑制が生じる）、また現在保険適用がなく測定費用が高額になるのが問題である。深部体温リズムも信頼性が高く、夜間睡眠中に最低点を生じるが、本障害ではその時刻が後退している[6]。直腸温などで測定することができるが、日常臨床で簡便に行われるには至っていない。

c. 質問紙

個人の朝型もしくは夜型の傾向であるクロノタイプの質問紙はdelayed SWPDの評価としてICSD-3にも記載され、HorneとOstbergの朝型・夜型質問紙法[38]あるいはミュンヘンクロノタイプ質問紙[39]がわが国でも使われている。Delayed SWPDでは夜型を示すため診断の参考となるが、健

常者でも夜型を示しうる[6]ため、注意が必要である。Delayed SWPDに特化した、診断もしくは臨床症状を評価するための質問紙は未だ存在しない。

d. 終夜ポリグラフ検査（polysomnography：PSG）

PSGは、診断には必須ではない。ただし、むずむず脚症候群（restless legs syndrome：RLS）による入眠困難や起床困難、睡眠時無呼吸症候群（sleep apnea syndrome：SAS）による眠気などで病状を悪化させている場合があるため、これらの確認の目的で実施する価値はある。PSG上の所見としてはdelayed SWPDに特異的な所見はないが、Watanabeらが、DSPS患者および健常者各11名に対し、対象者にとって自然な時間帯で2夜連続PSGを実施したところ、DSPS患者では健常者に比べ総睡眠時間が有意に長かったこと、また、stage1が多く、徐波睡眠は少なかったことが示されている[40]。一方、Saxvigらが、DSPD患者35人、健常者19人に対し行った同様の検討では総睡眠時間および睡眠構築に有意差がみられなかったことが報告されている[41]。

e. そのほか

サーカディアンリズム位相の同定の方法としては、わが国から血漿物質[42]あるいは毛根細胞[43]によるものも発表されており、将来簡便な診断・症状評価ツールになる可能性がある。

f. 鑑別診断

鑑別診断として、入眠困難を主体とする不眠障害がある。Delayed SWPDでは、自由な時間帯であれば十分な睡眠を取ることができるのが鑑別点である。大学生など、社会的制約の乏しい状況で、特に苦痛や機能障害を伴わず遅れたスケジュールで睡眠を取っている場合を鑑別する必要がある[6]。この場合、delayed SWPDと異なり、必要な場合には比較的容易に好ましいスケジュールに戻すことができる。ただし、不登校を伴う場合など、遅れたスケジュールにある程度患者の心理的動機づけを伴っていると思われる場合でも、患者の体内リズムの問題が重畳していることもしばしばあるため、鑑別は慎重に行う必要がある。また、motivated delayed sleep-wake phase disorder[6]の診断も検討する必要がある。

⑤ 治療

後退した体内のサーカディアンリズムを社会的に望ましい時刻に同調させる（すなわちサーカディアンリズムを前進させる）時間生物学的な介入が中心となる。最新のアメリカ睡眠学会（American academy of sleep medicine：AASM）の治療ガイドラインでは、新たに設定されたエビデンスの水準を満たすものが乏しいため、従来行われてきた時間生物学的な介入の多くが"推奨なし（no recommendation）"とされている[44]。しかし、これはガイドライン自身に記載されているとおり、検証そのものが乏しいことによる部分が大きく、"行うべきではない"という意味ではない[44]ことに注意が必要である。現時点においては、このガイドラインを従来の見識で補って治療を行うことが現実的であると考えられる（以後の病型に関しても同様である）（表2）。

a. メラトニン

メラトニンは体外より投与すると、位相反応曲線（PRC）に基づいて投与したタイミングに応じた

表2 アメリカ睡眠学会(American academy of sleep medicine：AASM)によるCRSWDに対する治療推奨

治療	delayed SWPD	advanced SWPD	irregular SWRD	non-24-hour SWRD
睡眠・覚醒時刻のスケジューリング	推奨なし	推奨なし	推奨なし	推奨なし
時間を決めた身体活動/運動	推奨なし	推奨なし	推奨なし	推奨なし
光の戦略的回避	推奨なし	推奨なし	推奨なし	推奨なし
光療法	推奨なし	弱い推奨（成人）	弱い推奨（認知症のある高齢者）	推奨なし
睡眠導入薬	推奨なし	推奨なし	強い反対（認知症のある高齢者）	推奨なし
時間を決めた経口メラトニンあるいはメラトニン受容体アゴニスト投与	弱い推奨（抑うつを伴う/伴わない成人）（併存疾患のない子ども/青年）（精神疾患併存のある子ども/青年）	推奨なし	弱い反対（認知症のある高齢者）弱い推奨（神経学的障害を伴う子ども/青年）	弱い推奨（視覚障害あり）推奨なし（視覚障害なし）
覚醒促進薬	推奨なし	推奨なし	推奨なし	推奨なし
そのほかの身体的介入	推奨なし	推奨なし	推奨なし	推奨なし
併用療法	推奨なし（成人）弱い推奨（子ども・青年に対する光療法と行動学的介入の併用）	推奨なし	弱い反対（認知症のある高齢者に対する光療法とメラトニンの併用）	推奨なし

筆者注：「推奨なし」= "no recommendation"

(Auger RR, et al.: J Clin Sleep Med 11 (10): 1199-1236, 2015[44] より筆者訳)

サーカディアンリズム位相の偏位を生じ、DLMOより数時間前（通常夕方～夜の時間帯）のタイミングでは位相が前進する[45]。Delayed SWPDに対する治療として比較的よく試みられており、2010年のメタ解析でdelayed SWPDの患者に対しDLMOを平均1.18時間有意に前進させ、睡眠潜時は0.67時間短縮させる[46]という明確なエビデンスがあり、AASMガイドラインでも"弱い推奨"[44]である。投与時刻はさまざまであるが、DLMOの5時間前もしくは19時前後が多く、また投与量は3～5mgがほとんどである。ただし、現時点でわが国では医薬品として承認されていない。

b. ラメルテオン

選択的メラトニン受容体作動薬であるラメルテオンは、メラトニンとの類似性からdelayed SWPDへの効果が期待され、実臨床でも用いられることが増えている。しかし、RCTレベルの報告で出版されたものは存在せず、AASMガイドラインにも収載されていない[44]。健常者でラメルテオン1～4mgを投与することで、内因性メラトニンリズムが前進したとの報告[47]、ラメルテオン1mgで東向き旅行の時差による不眠を改善したとする報告[48]などから、delayed SWPDへの有効性が類推されている。

c. 光療法

光を照射されたタイミングに応じてサーカディアンリズム位相を変位させるPRCが存在し、メラ

トニンとは対照的に、通常朝方に位相前進時間帯が存在する[49]。人工的な光照射機器を用いた高照度光療法は、delayed SWPD に対しては以前から有効と考えられており、2週間にわたって朝2,500ルクスの光を照射することで睡眠相が前進したとする報告[50]、26日間にわたって照射器を内蔵したマスクを用い、起床4時間前から起床時まで光照射することで睡眠相が前進したとする報告[51] がある。これらに基づき、2007年の AASM ガイドラインにおいて高照度光療法は delayed SWPD に適応とされていた[52] が、最新版の AASM ガイドラインではエビデンスレベルが不足として、単独では"推奨なし"とされている。また、小児・若年者に対する光療法と行動療法の組み合わせについては、RCT の報告[53] に基づき"弱い推奨"としている[44]。

d. ビタミン B_{12}

ビタミン B_{12} の投与によって改善した delayed SWPD の症例が報告され[54,55]、わが国でも臨床で用いられてきた。内因性のメラトニンリズムを介してサーカディアンリズムに作用することが基礎実験で示唆されているが[56,57]、わが国で行われた多施設共同研究では有効性の証明に至らず[58]、AASM のガイドラインでは"推奨なし"とされている[44]。

e. 睡眠導入薬、その他

この病型における入眠困難に対しては、通常の睡眠導入薬はほとんどの場合無効である。超短時間型睡眠導入薬が有効とする症例報告[59] があるものの、奏功の割合は低く[60]、AASM ガイドラインでは"推奨なし"とされている[44]。抑うつ症状を伴った症例に対して第二世代抗精神病薬であるアリピプラゾールが奏功した報告があり[61,62]、今後の知見の蓄積が望まれる。

f. 時間療法

毎日3時間程度、睡眠時間を意図的に後退させ、夜間の望ましい時刻に達したところで固定するという時間療法(chronotherapy)が、DSPS に有効として delayed SWPD の黎明期に提唱されたが[2]、非24時間睡眠・覚醒障害への移行も報告され[63]、奏功しがたい[60] ことも併せて、現在ではほとんど行われていない。

g. 睡眠衛生指導

基本的な睡眠衛生指導は、入眠のさらなる妨げによるリズム後退の悪化を避けるだけでなく、時間生物学的な介入の意味もあり重要である。特に就寝前において、青色光を多く含んだ LED 光を発する IT デバイスの使用[64~66]、カフェイン摂取[67] は、サーカディアンリズムを後退させることが示されており、避けることが必要である。就寝前に青色光遮断眼鏡を装着することにより delayed SWPD が改善する可能性が報告されているが[68,69]、今後の検証が必要である。わが国では入院による治療[70] がしばしば行われているが、国際的には未だ報告が乏しい。認知行動療法の可能性についても検討されており[71]、今後の進展が期待される。

h. 精神疾患、心理的要因への介入

Delayed SWPD では精神疾患や心理的要因を伴う場合がしばしばあり、経過に影響を与える。前述のように、体内リズムの問題と、心理的・精神的問題のいずれが発端であるかはっきりしない場合も多い。多くの場合は、双方の問題が併存し、互いに悪影響を与えていると捉える"両にらみ"の対

応が現実的である。重み付けはケースによってさまざまであるが、時間生物学的介入と、精神疾患ないし心理的要因への介入の双方を併せて行うことを考慮する。

2. 睡眠・覚醒相前進障害
(advanced sleep-wake phase disorder：advanced SWPD)

①概要・臨床像

　主に個体の同調能力の問題によるサーカディアンリズム睡眠障害で、delayed SWPDとは逆に、睡眠相の過度の前進を主徴とするものである。Delayed SWPDと対で記述されることが多いが、delayed SWPDと比べて一般人口中の頻度、および事例化のいずれも非常にまれである。ただし、この病型が注目を浴びたのは、単一の時計遺伝子の変異によって生じたと考えられる家族例が複数報告されたことによる。ICSD初版では advanced sleep phase syndrome（ASPS）、ICSD-2では advanced sleep phase disorder（ASPD）もしくは advanced sleep phase type（ASPT）と呼称されていたが、ICSD-3で advanced SWPDと呼称されるに至っている。

　Delayed SWPDとは逆に、基本的には入眠時刻と覚醒時刻が社会的に望ましい時刻より早まり、結果夜の時間帯における覚醒維持の困難、および早朝覚醒もしくは睡眠持続の困難が主訴となる。たとえば、18〜19時ごろから入眠してしまい、早朝2〜3時に覚醒してしまって再入眠できないなどである。場合によっては夕方〜夜の時間帯の過度の眠気の訴えとなることもある。早朝覚醒型の不眠障害との違いは、ほかの病型と同様、本人の好むスケジュールにおいてであれば十分な睡眠時間を取ることができることである。覚醒維持の困難のため、夕方〜夜の時間帯に家族と過ごす、もしくは就業内外の活動をするのに支障をきたしうる。しかしながら、日中の時間帯の就学・就業などの社会生活に対しては深刻な影響を与えることがdelayed SWPDに比べて少なく、このことが本病型の事例化しにくい1つの要因と考えられる。

②病態生理

　Delayed SWPDと同様に、光に対する位相反応の変調、サーカディアンリズム周期の問題などが想定されているが、症例数がきわめて乏しいこともあり、生理学的な研究はほとんど行われていない。1999年に常染色体優性遺伝の家族性ASPSの3家系が報告されたが、そのなかの69歳の女性例において、隔離実験で短縮した（23.3時間）体温のサーカディアンリズム周期が計測されている[72]。

　病態の手がかりの1つは、advanced SWPDの家族例にみられた時計遺伝子変異であろう。上記の家族性ASPSの1家系で*hPer2*の変異が連鎖解析で同定され[73]、その後*CKIδ*[74]、*CRY2*[75]の変異による家族性ASPSの報告がされており、いずれもこれらの遺伝子によるサーカディアンリズム周期の短縮が示唆されている。ただし、これらによりすべての（家族性も含めた）advanced SWPDが説明されているわけではないことに注意が必要である。

③疫学・誘因・素因・併存症

正確な有病率は知られていない[6]が、事例化することは非常にまれと考えられている（詳しくは p.84 参照）。Delayed SWPD とは対照的に、好発年齢は中高年と考えられているが、家族性の advanced SWPD では若年発症が特徴となることもある[6]。神経発達障害の小児での発症も報告されている[6]。

クロノタイプは、思春期・青年期に夜型化するのとは対照的に、高齢になるにつれて朝型化する[27]。Advanced SWPD の中高年における好発に関連すると考えられる。

④検査・診断

a. 睡眠日誌、アクチグラフ

Delayed SWPD の病型と同様、診断の基本となるのは、睡眠日誌とアクチグラフによる睡眠記録であり、著しく早い時刻からの入眠および早朝覚醒が持続して示される。ICSD-3 では最低 7 日間、できれば 14 日間の上記記録が求められており、またこれとは別に、症状の持続期間が 3 ヵ月以上と明記されている[6]。

b. 内因性メラトニンリズム・深部体温リズム

内因性のメラトニンリズム、もしくは深部体温リズムは advanced SWPD では基本的には前進しており[52]、メラトニンリズムの前進の確認は ICSD-3 でも推奨されているが[6]、日常臨床での計測は困難が多い。

c. 質問紙

質問紙によるクロノタイプの評価では advanced SWPD の患者は朝型を示し、診断の根拠となるがそれだけで診断をすることはできない[52]。

d. 睡眠ポリグラフ検査

PSG は診断には必須ではないが[6]、中途覚醒を増強するようなほかの睡眠障害の確認のためには一定の有益性はあると考えられる。家族性 ASPS の報告では、PSG での睡眠構築は、健常者と比べて差がなかったとされている[72]。

e. 鑑別診断

鑑別診断として、早朝覚醒を生じる病態は全般に挙げられる。特に、うつ病における早朝覚醒は実際の臨床場面において必ず鑑別する必要がある。高齢者において全般的に早朝覚醒の傾向が強まるが、早朝覚醒が前景となる不眠障害との鑑別点は、advanced SWPD においては自由なスケジュールで睡眠を取った場合、十分な時間の睡眠が得られることである。

⑤治療

Delayed SWPD とは対照的に、サーカディアンリズム位相を後退させ、夜間の望ましい時間帯に睡眠相を同調させる時間生物学的介入が治療となり得る。

a. 光療法

光の位相反応曲線（PRC）[49]により、夜間のメラトニン分泌開始（DLMO）よりも早い、夕方〜夜

の時間帯の光照射によってサーカディアンリズムは後退するため、早朝覚醒への治療として試みられてきた[76～79]。ただし、advanced SWPD に対するエビデンスとしては限られており、AASM のガイドライン（表2）では"弱い推奨"レベルである[44]。

b. メラトニン

体外からのメラトニン投与は、PRC[45] に基づけば、原理的に朝の時間帯に投与すると位相を後退させることが予測されるが、実際に治療として行われた報告がなく、AASM ガイドラインでは"推奨なし"である[44]。

c. 時間療法

Delayed SWPD とは逆に、2日ごとに3時間ずつ睡眠時間帯を意図的に前進させて、好ましい時間帯に達したところで固定する時間療法（chronotherapy）の報告が1例あるが[80]、追試の報告はされていない[44]。

d. 睡眠導入薬

睡眠導入薬の使用は旧版・新版双方の AASM ガイドラインで推奨されていない[44,52]。

3. 不規則睡眠・覚醒リズム障害
(irregular sleep-wake rhythm disorder：irregular SWRD)

①概要・臨床像

主に個体の同調能力の問題によるサーカディアンリズム睡眠障害のなかで、ほかの病型がサーカディアンリズム位相のずれを呈するのに対し、本病型はサーカディアンリズム位相の不明瞭化・分断化（多相性となる）を主徴とするものである。もっとも好発する患者群は、神経発達障害の子どもと、神経変性疾患の高齢者の二群である[81]。

睡眠相はまとまった一続きではなくなり、複数の短い睡眠相に分断され、1日24時間中に概ね満遍なく分散された形となる。したがって、患者は夜の時間帯には不眠を、昼の時間帯には過剰な眠気を生じることになり、一見いわゆる昼夜逆転のようであるが、delayed SWPD や非24時間睡眠・覚醒リズム障害のように完全に逆転になるわけではない。一般的には一度の睡眠は4時間未満で、ICSD-3では1日最低3つの睡眠となることが求められている[6]。総睡眠時間は、1日を通じると年齢相応で正常である[6]。介護者の負担の増強につながりやすいのも特徴である。

②病態生理

脳の器質的問題によるサーカディアンリズムの減弱などの異常と、光曝露や社会的接触の乏しさなど、環境の同調因子への曝露が減少することにより起こると考えられている[6]。高齢化やアルツハイマー型認知症に伴って視交叉上核（suprachiasmatic nucleus：SCN）のニューロンの減少や機能変化が生じることが高齢の irregular SWRD に寄与し得ると考えられる[82]。また、アルツハイマー型認知症において、メラトニン分泌リズムの減弱が irregular SWRD の症候を説明できる可能性がある[52]。

さらに、睡眠のサーカディアンリズムの乱れがみられる認知症高齢者において、体温リズムの乱れが報告されている[83]。

③疫学・誘因・素因・併存症

a. 疫学

Irregular SWRD の頻度は知られていない。年齢が上がるにつれて頻度が増加すると考えられているが、合併する疾患の要因が大きいと考えられる[84]。

b. 誘因・素因

施設入所している高齢者において、光曝露や社会的接触の乏しさが誘因となり得る[6]。基盤となる脳器質障害としては、頭部外傷[30,85]、認知症[83]、松果体腫瘍[86] などが報告されており、特にアルツハイマー型認知症との関連が強く示唆されている[84]。

c. 併存症

若齢者については、Angelman 症候群に伴う報告があり[87]、発達障害の子どもも irregular SWRD を生じる危険性が高い[6]。

④検査・診断

a. 睡眠日誌・アクチグラフ

3ヵ月以上の不眠もしくは過眠の症状の持続に加え、睡眠日誌もしくはアクチグラフによって、複数（1日に3つ以上）に分断された不規則な睡眠のパターンが示されることで診断される[6]。入眠・覚醒時刻が日によってばらつきが大きいことを不規則型と誤診することが多く、注意が必要である。

b. 睡眠ポリグラフ検査

PSG は診断に必須ではない[6,84]。

⑤治療

夜間の望ましい時間帯にまとまって睡眠を取れるようにすることが治療目標で、不明瞭化したサーカディアンリズムを強化するという内容になる。同調因子を強化する治療として、高照度光療法、メラトニン投与、日中活動の増強などが試みられてきた[52]。

a. 光療法

認知症を伴う高齢者の分断化された睡眠に対して有効であることが報告されており[88]、最新の AASM ガイドライン（表2）でも"弱い推奨"とされている[44]。

b. メラトニン

患者群によって相反するエビデンスとなっており、自閉症スペクトラムの小児において有効性が示され[89]、AASM ガイドラインで神経障害を伴う小児・若齢者に対しては"弱い推奨"とされている[44]。一方認知症高齢者の睡眠障害に対しては、メラトニン単独で有効性が示されず[90,91]、光療法と組み合わせて高齢者に投与した際には気分への副作用が報告されたため[92]、AASM ガイドライン

では"弱い反対（用いない方がよい）"とされている[44]。

c. 睡眠導入薬

高齢認知症患者に対しては転倒などのリスクがあり、ガイドラインでも"強い反対"である[44]。

d. 睡眠衛生指導

日中活動の促進や夜間の光の回避などはエビデンスの不足から"推奨なし"とされているが[44]、実際にはこれらに、日中の十分な光曝露を組み合わせて行うことがもっとも効果的と考えられる[82]。

4. 非24時間睡眠・覚醒リズム障害
（non-24-hour sleep wake rhythm disorder：non-24-hour SWRD）

① 概要・臨床像

主に個体の同調能力の問題によるサーカディアンリズム睡眠障害のなかでも、睡眠相の時刻が毎日刻々と後退していくという特異な障害である。1971年にEliottらが視覚正常者において[93]、1977年にMilesらが視覚障害者において[94]症例を報告したのが端緒である。時間の手がかりのない環境（実験的な環境など）ではヒトは24時間より長い睡眠・覚醒の周期を呈することがほとんどであり、これをフリーラン（free-run）と呼ぶ。Non-24-hour SWRDの患者では時間の手がかりのある状況でも同様の睡眠・覚醒パターンを呈するため、別の呼称では自由継続障害（free-running disorder：FRD）ともいう（やや古い呼称でhypernychthemeral［過剰に長い1日］syndromeともいう）。以前は概ね全盲の人々にみられるものと考えられていたが、その後視覚正常者にも少なからずみられることが報告されている。

典型的には、毎日1〜2時間程度ずつ入眠時刻と覚醒時刻が後退していき、一時期いわゆる昼夜逆転の時期を経て、再び夜間に睡眠相が戻るものの、さらにまた睡眠相が後退して昼夜逆転に至る、というパターンを周期的に繰り返す。睡眠相の後退のペースは必ずしも一定とは限らず、睡眠相が昼間の時間帯にあたった時期には進行が早まる場合もある（phase jump）[95]。患者が一定の時間帯のスケジュールに適応しようとしている場合には必ずしも上記のような単純なフリーランを呈さず、ある時期には夜間の不眠と朝の起床困難、日中の著しい眠気を生じ、しばらくすると夜間睡眠が回復し無症候となるということを繰り返す[6]。Delayed SWPDの場合には、後退した睡眠相に合わせた夜間の仕事などに適応できる場合があるが、non-24-hour SWRDの場合、一定の時間帯の活動に持続的に従事することがきわめて困難となるため、社会適応は一層困難となる。時にdelayed SWPDとの間で相互移行がみられることがある[6]。

② 病態生理

全盲の人に生じる場合については、同調因子である光の入力の欠如によってその人本来の（24時間より若干長い）体内リズムが前面に出るものと理解されている。視覚正常者に生じる場合の病態については、delayed SWPDと同様に、光刺激への反応性の減弱（光による同調が働かない）、睡眠相と

サーカディアンリズム位相との相対差（位相角差）の変調、内因性のサーカディアンリズム周期が長すぎる、などの機序が想定されている[96]。Uchiyamaらは、視覚正常のnon-24-hour SWRDの患者において、健常者に比べて睡眠開始と内因性メラトニン分泌の中点時刻との間隔が短縮していることを報告し、これにより内因性サーカディアンリズムを前進させるよりも後退させる時間帯で、より光の刺激を受ける可能性を指摘している[97]。Non-24-hour SWRDでは、delayed SWPDより細胞内の時計遺伝子の発振周期が長いこと[14]が報告されており、これが患者の体内リズムを病的に後退させる強い圧力として働いている可能性がある。

③疫学・誘因・素因・併存症

a. 疫学

Non-24-hour SWRDの正確な罹患率は知られていない。多くのnon-24-hour SWRDの患者は全盲の患者であると考えられ[6]、逆に全盲の人々の半数程度がnon-24-hour SWRDをもつ可能性がある[98]。視覚正常者におけるnon-24-hour SWRDは非常にまれと考えられている[6]。Hayakawaらのclinic baseの調査では、視覚正常者における発症年齢は10〜20代がほとんどであり、72％が男性であったと報告されている[99]。

b. 誘因・素因

脳器質的障害として、松果体嚢胞に伴うもの[100]、Angelman症候群[87]との関連が報告されている。

c. 併存症

Non-24-hour SWRDにおいても精神疾患の併存が多いことが指摘されており、Hayakawaらは上記の調査で、non-24-hour SWRDの発症前において、28％の患者になんらかの精神科的障害（適応障害、うつ病、統合失調症、不安障害など）がみられていたこと、およびnon-24-hour SWRD発症前に精神科的既往をもたない患者においても発症後に31％が大うつ病性障害を発症したことを報告している[99]。

④検査・診断

診断は、睡眠日誌とアクチグラフで行われ、睡眠相の進行性の後退（フリーラン）、ないし周期的な昼夜逆転と正常化が示される。ICSD-3では、最低14日間（視覚障害の患者ではそれ以上が望ましいと）の記録が求められているが、delayed SWPDなどの病型と異なり、non-24-hour SWRDでは睡眠日誌・アクチグラフの双方を必須とする基準となっている[6]。またこれに加えて、症状の持続期間は3ヵ月以上必要[6]とされる（これによって、delayed SWPDにおける一時的な進行性の睡眠相の後退は区別されることになる）。フリーランしているリズムを確認するためには、内因性のメラトニンリズムを2〜4週間空けて繰り返し計測することが望ましい[6]。

⑤治療

フリーランする体内のサーカディアンリズムを外界の明暗24時間周期に同調させることが目標とな

る。Delayed SWPD と概ね同様の時間生物学的介入が治療となり得るが、経験上 delayed SWPD より難治性である[101]。エビデンスもきわめて限られており、ほとんど症例報告レベルである[96]。

a. 光療法

光療法を用いた症例報告は単独で奏功したとされる症例報告[102]を含めて複数あるが[96]、エビデンス不足で2015年の AASM ガイドライン（表2）では"推奨なし"とされている。

b. メラトニン

視覚障害のある non-24-hour SWRD の患者には比較的よく検討されており[96]、5mg を7名の患者にプラセボ対照・単盲検で検討した報告[103]、0.5mg を10名の患者に単盲検で投与した報告[104]、10mg を7名の患者にプラセボ対照・クロスオーバーで投与した報告[105] などがあり、AASM ガイドラインでも"弱い推奨"を得ている。しかし、視覚正常者に対しては、奏功したとする症例報告が複数あるほか[106]、オープン試験で16名中5名に奏功したとする報告[106]に留まり、AASM ガイドラインでは"推奨なし"とされている。メラトニン受容体作動薬としては、tasimelteon が視覚障害の non-24-hour SWRD の患者に対する RCT で有効性が確立されており[107]、アメリカとヨーロッパでは正式な承認を得ているが、視覚正常者には適応がない。

c. ラメルテオン

視覚正常の non-24-hour SWRD の患者に、ほかの薬剤と組み合わせて使用した2例の報告[108]があるが、AASM ガイドラインには記載されていない。

d. ビタミンB_{12}

奏功した症例の報告があるものの[54,55]、AASM ガイドラインでは"推奨なし"とされている。

5. 交代勤務障害（shift work disorder）

① 概要・臨床像

主に環境のスケジュール変化による病型の代表で、臨床的にも事例化することが比較的多い。日勤と夜勤を交互に繰り返すこと（ローテート勤務）による場合が多いが、ICSD-3では、"通常は睡眠を取るべき時間に重なる勤務スケジュールの反復に伴って"生じると定義され、そのなかには常時の夜勤や早朝勤務、当直勤務によるものも含まれている[6]。

勤務時間外（多くの場合は日中）に取るべき睡眠がうまく取れず不眠となり、勤務時間中（多くの場合は夜勤中）に過剰な眠気やパフォーマンスの低下を生じる。不眠に伴い、総睡眠時間は減少する。起床困難のため、勤務シフトに遅刻することもある。ローテート勤務の場合、夜勤の際と異なって日勤の際には比較的不眠や勤務中の眠気は少ないことが多い。しかし、夜勤・日勤いずれにおいても不調を生じる場合や、逆に夜勤の方がむしろうまく睡眠が取れて日勤の方が症状が出現しやすいというケースもある。眠気やパフォーマンスの低下のため、就業中や通勤中の安全の問題にしばしば影響が生じる[6]。一般社会と生活スケジュールの乖離から、家庭生活や社会参加に困難を生じることもあり、逆にこれらの圧力から日中に睡眠時間を確保することが困難となる悪循環も生じうる。基本的には交

代勤務に従事している間だけ問題が生じるが、なかには交代勤務を辞めた後にも睡眠障害が持続する場合があり[6]、不眠障害や delayed SWPD への移行がみられることがある。

②病態生理

　体内のサーカディアンリズムと異なる睡眠・覚醒スケジュールを勤務によって課せられることにより、サーカディアンリズムが同調できずに症状が出現する。人間は本来昼行性の動物であるため、夜間に覚醒を維持し日中に睡眠を取る形は程度の差こそあれ無理が生じる。2振動体モデルで考えた場合、見かけの睡眠を強制的にシフトさせても、本幹のサーカディアンリズムの同調は緩徐にしか進まないため、夜勤へのサーカディアンリズムの適応は困難を生じる。加えて、仕事以外の家庭生活を含めた社会的な活動は日中を中心に生じるため、社会的同調因子は特に夜勤時には一貫した刺激とならないことになる。人間のサーカディアンリズムは夜間に深部体温が最低点を示し、メラトニン分泌が最高となるが、それにあわせて覚醒度と認知機能ももっとも低くなる[109]。夜勤シフトの際に同調が進まず、このサーカディアンリズムが残っている場合、眠気やパフォーマンスの低下につながることになる。本病型では環境要因が必然的に強いが、交代勤務への適応能力には相当な個人差があり、その機序は明らかになっていない[6]。勤務中の眠気は、一部は睡眠不足によって、一部はサーカディアンリズムに基づいて覚醒刺激が低下することによって生じる[6]。ローテート勤務の際、夜勤第1日目に24時間以上覚醒している勤務者が多く[110]、断眠による眠気や認知機能の低下がさらに重なる可能性がある。

③疫学・誘因・素因・併存症

a. 疫学

　交代勤務障害の頻度については、Drake らがアメリカでの調査で、夜勤もしくはローテート勤務者のおよそ10％と報告し[111]、Di Milia らはノルウェーでの調査で夜勤者の32.1％に認められたと報告している[112]。一般人口に換算すると、その人口中の交代勤務者の頻度によるものの、およそ2〜5％と考えられる[6]。

b. 誘因、素因

　高齢になると睡眠スケジュール変更への適応能力が低下することが報告されており[113]、交代勤務障害のリスクが増大すると考えられる[114]。クロノタイプについては、夜型の方が交代勤務に適応しやすいとする報告が多いものの[115]、朝型が適応に有利との報告もあるため一概に結論づけるのは難しい[115,116]。性格傾向として、低い神経症傾向、外向性、内部要因思考（物事の結果の要因を自分のなかに求める）が適応的とする報告が多い[115]。

c. 併存症

　心身の併存症が交代勤務障害では多く指摘されている。身体的問題としては、疫学研究にて、交代勤務と心血管障害[117,118]、メタボリックシンドロームもしくは糖尿病[118]、潰瘍もしくは胃腸障害[119]、悪性腫瘍[120]との関連が示唆されている。精神面への影響として、うつ病[111]、アルコール多飲[121]との関連が指摘されている。

d. そのほか

安全上の問題として、居眠り、注意力・判断力等の低下などによる勤務中もしくは通勤途中の事故のリスクが数多く報告されている[115]。有名な大事故として、アメリカのスリーマイル島原発事故やスペースシャトル・チャレンジャー号打ち上げ失敗などは、夜勤者の不注意もしくは判断ミスが要因にあったと報告されている[122]。

④ 検査・診断

診断は、交代勤務に伴って生じる睡眠障害（不眠や勤務中の眠気など）が3ヵ月以上持続していることが問診で聴取され、睡眠日誌もしくはアクチグラフで最低14日間の睡眠・覚醒パターンの乱れが確認されることで行われる[6]。問診の際には、各シフトの勤務時間と、患者の習慣的な床上時間を確認する必要がある。PSG検査は診断に必須ではないが、併存するほかの睡眠障害の確認（RLSによる不眠や、SASによる勤務中の眠気など）のためには有用である。

⑤ 治療

不眠や就業時間中の過度の眠気の改善が目標となるが、変更された外界のスケジュールと体内リズムとの間の乖離を最小限に抑える、もしくは対症療法を行うという内容になる。

a. 睡眠衛生指導

夜勤前に計画的に仮眠を取るのが有効とされており[114]、2007年のAASMガイドラインでは"Standard"レベル（もっとも強い推奨）で適応とされている[52]（2015年のAASMガイドラインでは交代勤務障害の記述そのものがない）。カフェインを夜勤中の覚醒維持のために使うことは"Option"レベル（弱い推奨）の適応とされる[123]が、乱用や勤務明けの睡眠への影響には注意が必要である。夜勤中（深夜帯）に短時間（数十分）の仮眠を取ることによって、勤務中の眠気とパフォーマンスを改善することがいくつもの研究で報告されている[124]が、AASMガイドラインには記載されていない。すべての交代勤務者に対して、睡眠衛生やパフォーマンスが低下する時間帯などについて教育することが有用である[115]。

ローテート勤務におけるシフトスケジュールは、時間帯を後退させる方向に回していく方が問題が少ないとの報告があり[125]、これは人間のサーカディアンリズム周期が24時間より長く、リズムを後退させる方が容易であるためと考えられている。

夜勤の最中に高照度の光を浴び、日中に暗くして睡眠を取ることで体内リズムの同調が促進されることが実験で示されており[126, 127]、AASMガイドラインでは"Guideline"レベル（中等度の推奨）とされる[52]。

夜勤の際に日中に取る睡眠の改善のためには、寝室環境の整備（遮光、遮音など）が重要である[115]。日中になって帰宅する際の光曝露を避け、日中のサングラス装着などを考慮する[128]。

b. 睡眠導入薬

夜勤時の日中睡眠に対して、必要時には短時間作用の睡眠導入薬を用いるが、持ち越しに注意が必

要であり[114]、AASMガイドラインでは"Guideline"レベルとされる[52]。

c. メラトニン

日中の睡眠に対してメラトニンの有効性が報告されており[114]、AASMガイドラインでは"Guideline"レベルとされるが[52]、わが国では日常診療での使用が困難である。

d. ラメルテオン

ラメルテオン8mgを夜勤入り前の短時間仮眠に用いた報告では、睡眠効率に差がない一方、認知機能の低下が認められたという[123]。

6. 時差障害（jet lag disorder）

① 概要・臨床像

主に環境のスケジュール変化による病型で、航空機による旅行が普及し複数の時差帯域を一度に跳躍することができるようになったため生じたもので、いわゆる"時差ぼけ"である。環境スケジュールと体内リズムとのミスマッチという形が明快で、DCSADとICSDの初版ではtime zone change syndromeという呼称でリズム障害の筆頭に記載されていた[1,4]（delayed SWPDなどが主に個体要因による持続性のものであるのに対し、本病型が原則一過性のものであることは、一定区別して理解すべきである）。

2つ以上の時差帯域を航空機旅行にて超えることにより、到着地や飛行機上で不眠や活動時間帯の眠気などを生じる。疲労、日中の機能障害、不快な気分、認知機能障害、胃腸障害を生じることもある。飛行の方角が東向きか西向きかで症状が異なり、西向き旅行（日本からヨーロッパに行くなど）では現地の環境スケジュールに対して体内リズムは相対的に早い時間帯に位置することになるため、夕方早々に眠くなって朝目覚めるのが早くなりすぎ、東向き旅行（日本からアメリカに行くなど）の場合にはその逆で、深夜にならないと眠れず朝起床困難を生じる形となる。通常は1～2日など短期間で、体内リズムが現地の環境スケジュールに同調することにより症状が消失する。症状の重症度と持続時間は、超えた時差帯域の数、飛行機中での睡眠、到着地での光など同調因子への曝露、旅行の方角、個人の特性などが影響する[6]。睡眠時間帯の前進が必要な東向きの移動の方が西向きよりも調節が難しいことが多い[129]。旅行者だけでなく、航空機搭乗員の健康問題としても重要である。

② 病態生理

時差のある地域への移動に伴う急激な睡眠・覚醒（明暗）スケジュールの変更に、体内のサーカディアンリズムがすぐに同調できないことが主要因である。交代勤務障害と同様、見かけの睡眠時間帯を急激に変更しても、本幹のサーカディアンリズムがすぐに同調できないことによって、外的にも（環境とサーカディアンリズムの間で）内的にも（睡眠とサーカディアンリズムの間で）脱同調がしばらく続くために症候が生じると考えられる。東向き旅行では、環境スケジュールが相対的に早い時間に変更されるのに対し、体内のサーカディアンリズムは出発地の遅い時刻に留まろうとする（一時的に

delayed SWPD と同様の状態になる）。ところが、人間のサーカディアンリズム周期は24時間より長いため、リズムを後退させるよりも前進させることが困難であるために、東向き旅行で特に症状が強くなるものと考えられる[6]。東向き旅行の際、見かけの睡眠時間は早い時間に前進させて適応させるにもかかわらず、体内のサーカディアンリズムは後退しながら同調する場合があり、これを逆行性同調（antidromic re-entrainment）という。超える時差帯域の数が6つ以上で生じ、同調に要する時間はさらに長くなるため、症状が重症化する[6]。

サーカディアンリズムの問題に加え、長時間の航空機内の環境で睡眠が十分取れないことも（狭い座席、アルコールやカフェインの摂取も含め）時差障害の要因としてさらに重なっていると考えられる[6]。

③疫学・併存症
a. 疫学
時差障害の頻度については報告が乏しいが、海外旅行の増加を踏まえると非常に高いと考えられる[116]。あらゆる年齢層に生じるが、高齢の方がスケジュール変化への耐性が低いと考えられるにもかかわらず、高齢者の方が時差障害の症状が軽いという報告がある[114]。

b. 併存症
時差旅行を契機に精神疾患の増悪がみられる場合があり、西向き旅行でうつ状態が、東向き旅行で躁状態がより多くみられるとの報告があるが[130,131]、時差旅行による増悪リスクの程度については明らかとなっていない。

④検査・診断
発症の状況から、診断は容易である。特定の検査は通常要しないが、睡眠日誌およびアクチグラフの記録を行えば、睡眠状況の評価に役立てることができる。

⑤治療
基本的には短期間で自然消退するため、事例化することはほとんどなく、受療に至ることはまれである。症状軽減のための対策はさまざまに検討されている。

a. 睡眠衛生指導
現地での適切なタイミングでの光曝露はサーカディアンリズムの同調を促進する[129]。3日間にわたり1時間ずつ睡眠スケジュールを早め、朝に高照度光を浴びることでサーカディアンリズムを前進させることが実験で示され、東向き旅行の際の症状緩和に有用である可能性が示唆されている[132]。滞在が2日間など短期間であれば、元の居住地の睡眠時間帯を到着地でも維持した方が症状が軽減したとする、実際の飛行による検証の報告もある[133]。時差障害に伴う眠気に対してはカフェインが有効であるものの、睡眠を妨げる可能性もあると報告されている[135]。旅行中の基本的な睡眠衛生として、規則的な睡眠・覚醒を保つこと、可能な限り睡眠環境を整えること（航空機中においても）、アルコール・カフェインの過剰な摂取を控えること、水分を十分取ることなどが重要である[116,129]。

b. メラトニン

　メラトニンの使用は報告が多数あり、2002年のCochraneに掲載されたメタアナリシスでは時差障害の予防および症状軽減の双方に有効とされ[134]、2007年のAASMガイドラインでは"Standard"レベルで適応とされている[52]（2015年のAASMガイドラインでは時差障害の記述はない）。

c. 睡眠導入薬

　ベンゾジアゼピン受容体作動の短時間作用型睡眠導入薬の短期的な使用が不眠に対して有効との報告も複数あるが、健忘などの副作用には注意が必要であり[52,129]、AASMガイドラインでは"Option"レベルで適応とされる[52]。ラメルテオン1mgで東向き旅行の時差による不眠を改善したとする報告もある[48]。

7. 特定不能なサーカディアン睡眠・覚醒障害 (circadian sleep-wake disorders not otherwise：NOS)

① 概要・臨床像

　CRSWDの共通基準を満たすものの、ここまでの6つの病型のいずれにも分類されないものが、ICSD-3ではここに分類される。ICSD-3では、基礎となる身体疾患、神経疾患、精神疾患によってリズム変調をきたすものを主に想定していると記載されている[6]が（ただし、精神疾患を含めた基礎疾患の併存がただちにこのNOSへの分類を意味するわけではないのはすでに述べたとおりである）、概念的には、共通基準を満たすものの、睡眠・覚醒パターンが特定の病型を満たさない場合もここに分類されるべきであると考えられる。

　病型のうえより当然であるが、ICSD-3では疫学を含めた特定の臨床的特徴は記述されていない。

② 診断・治療

　診断は、ほかの病型と同様、睡眠日誌とアクチグラフで行われる。治療方法は、影響を与えている基礎疾患の治療に加えて、ほかの病型と同様の時間生物学的介入を適宜行う。

文献

1) Diagnostic classification of sleep and arousal disorders. 1979 first edition. Association of Sleep Disorders Centers and the Association for the Psychophysiological Study of Sleep. Sleep 2（1）：1-154, 1979
2) Weitzman ED, Czeisler CA, Coleman RM, et al.：Delayed sleep phase syndrome. A chronobiological disorder with sleep-onset insomnia. Arch Gen Psychiatry 38（7）：737-746, 1981
3) Czeisler CA, Richardson GS, Coleman RM, et al.：Chronotherapy: resetting the circadian clocks of patients with delayed sleep phase insomnia. Sleep 4（1）：1-21, 1981
4) Diagnostic Classification Steering Committee, Chairman TM：International classification of sleep disorders: Diagnostic and coding manual. Amerian Sleep Disorders Association, Rochester, Minnesota, 1990
5) American Academy of Sleep Medicine：International classification of sleep disorders（2nd ed.）. Diagnostic and coding manual. American Academy of Sleep Medicine, Westchester, IL, 2005

6) American Academy of Sleep Medicine : International classification of sleep disorders (3rd ed.). American Academy of Sleep Medicine, Darien, IL, 2014

7) Uchiyama M, Okawa M, Shibui K, et al. : Altered phase relation between sleep timing and core body temperature rhythm in delayed sleep phase syndrome and non-24-hour sleep-wake syndrome in humans. Neurosci Lett **294** (2) : 101-104, 2000

8) Shibui K, Uchiyama M, Okawa M : Melatonin rhythms in delayed sleep phase syndrome. J Biol Rhythms **14** (1) : 72-76, 1999

9) Ozaki S, Uchiyama M, Shirakawa S, et al. : Prolonged interval from body temperature nadir to sleep offset in patients with delayed sleep phase syndrome. Sleep **19** (1) : 36-40, 1996

10) Chang AM, Reid KJ, Gourineni R, et al. : Sleep timing and circadian phase in delayed sleep phase syndrome. J Biol Rhythms **24** (4) : 313-321, 2009

11) Uchiyama M, Okawa M, Shibui K, et al. : Poor compensatory function for sleep loss as a pathogenic factor in patients with delayed sleep phase syndrome. Sleep **23** (4) : 553-558, 2000

12) Micic G, de Bruyn A, Lovato N, et al. : The endogenous circadian temperature period length (tau) in delayed sleep phase disorder compared to good sleepers. J Sleep Res **22** (6) : 617-624, 2013

13) Campbell SS, Murphy PJ : Delayed sleep phase disorder in temporal isolation. Sleep **30** (9) : 1225-1228, 2007

14) Hida A, Ohsawa Y, Kitamura S, et al. : Evaluation of circadian phenotypes utilizing fibroblasts from patients with circadian rhythm sleep disorders. Transl Psychiatry **7** (4) : e1106, 2017

15) Aoki H, Ozeki Y, Yamada N : Hypersensitivity of melatonin suppression in response to light in patients with delayed sleep phase syndrome. Chronobiol Int **18** (2) : 263-271, 2001

16) Barclay NL, Eley TC, Buysse DJ, et al. : Diurnal preference and sleep quality: same genes? A study of young adult twins. Chronobiol Int **27** (2) : 278-296, 2010

17) Koskenvuo M, Hublin C, Partinen M, et al. : Heritability of diurnal type: a nationwide study of 8753 adult twin pairs. J Sleep Res **16** (2) : 156-162, 2007

18) Vink JM, Groot AS, Kerkhof GA, et al. : Genetic analysis of morningness and eveningness. Chronobiol Int **18** (5) : 809-822, 2001

19) Hur YM, Bouchard TJ Jr, Lykken DT : Genetic and environmental influence on morningness-eveningness. Pers Indiv Differ **25** (5) : 917-925, 1998

20) Dagan Y, Eisenstein M : Circadian rhythm sleep disorders: toward a more precise definition and diagnosis. Chronobiol Int **16** (2) : 213-222, 1999

21) Archer SN, Carpen JD, Gibson M, et al. : Polymorphism in the PER3 promoter associates with diurnal preference and delayed sleep phase disorder. Sleep **33** (5) : 695-701, 2010

22) Archer SN, Robilliard DL, Skene DJ, et al. : A length polymorphism in the circadian clock gene Per3 is linked to delayed sleep phase syndrome and extreme diurnal preference. Sleep **26** (4) : 413-415, 2003

23) Ebisawa T, Uchiyama M, Kajimura N, et al. : Association of structural polymorphisms in the human period3 gene with delayed sleep phase syndrome. EMBO Rep **2** (4) : 342-346, 2001

24) Takano A, Uchiyama M, Kajimura N, et al. : A missense variation in human casein kinase I epsilon gene that induces functional alteration and shows an inverse association with circadian rhythm sleep disorders. Neuropsychopharmacology **29** (10) : 1901-1909, 2004

25) Hohjoh H, Takasu M, Shishikura K, et al. : Significant association of the arylalkylamine N-acetyltransferase (AA-NAT) gene with delayed sleep phase syndrome. Neurogenetics **4** (3) : 151-153, 2003

26) Patke A, Murphy PJ, Onat OE, et al. : Mutation of the Human Circadian Clock Gene CRY1 in Familial Delayed Sleep Phase Disorder. Cell **169** (2) : 203-215, 2017

27) Roenneberg T, Kuehnle T, Juda M, et al. : Epidemiology of the human circadian clock. Sleep Med Rev **11** (6) : 429-438, 2007

28) Gradisar M, Gardner G, Dohnt H : Recent worldwide sleep patterns and problems during adolescence: a review and meta-

analysis of age, region, and sleep. Sleep Med 12 (2) : 110-118, 2011

29) Carskadon MA, Vieira C, Acebo C : Association between puberty and delayed phase preference. Sleep 16 (3) : 258-262, 1993

30) Ayalon L, Borodkin K, Dishon L, et al. : Circadian rhythm sleep disorders following mild traumatic brain injury. Neurology 68 (14) : 1136-1140, 2007

31) Abe T, Inoue Y, Komada Y, et al. : Relation between morningness-eveningness score and depressive symptoms among patients with delayed sleep phase syndrome. Sleep Med 12 (7) : 680-684, 2011

32) 内山　真：概日リズム睡眠障害のうつ症状について. 臨床精神薬理 7 (6) : 1037-1047, 2004

33) Reid KJ, Jaksa AA, Eisengart JB, et al. : Systematic evaluation of Axis-I DSM diagnoses in delayed sleep phase disorder and evening-type circadian preference. Sleep Med 13 (9) : 1171-1177, 2012

34) Tsuchiya A, Kitajima T, Tomita S, et al. : High Prevalence of Orthostatic Dysregulation among Circadian Rhythm Disorder Patients. J Clin Sleep Med 12 (11) : 1471-1476, 2016

35) Rovers J, Smits M, Duffy JF : Headache and sleep: also assess circadian rhythm sleep disorders. Headache 54 (1) : 175-177, 2014

36) Rahman SA, Kayumov L, Tchmoutina EA, et al. : Clinical efficacy of dim light melatonin onset testing in diagnosing delayed sleep phase syndrome. Sleep Med 10 (5) : 549-555, 2009

37) Burgess HJ, Wyatt JK, Park M, et al. : Home Circadian Phase Assessments with Measures of Compliance Yield Accurate Dim Light Melatonin Onsets. Sleep 38 (6) : 889-897, 2015

38) Horne JA, Ostberg O : A self-assessment questionnaire to determine morningness-eveningness in human circadian rhythms. Int J Chronobiol 4 (2) : 97-110, 1976

39) Kitamura S, Hida A, Aritake S, et al. : Validity of the Japanese version of the Munich ChronoType Questionnaire. Chronobiol Int 31 (7) : 845-850, 2014

40) Watanabe T, Kajimura N, Kato M, et al. : Sleep and circadian rhythm disturbances in patients with delayed sleep phase syndrome. Sleep 26 (6) : 657-661, 2003

41) Saxvig IW, Wilhelmsen-Langeland A, Pallesen S, et al. : Objective measures of sleep and dim light melatonin onset in adolescents and young adults with delayed sleep phase disorder compared to healthy controls. J Sleep Res 22 (4) : 365-372, 2013

42) Kasukawa T, Sugimoto M, Hida A, et al. : Human blood metabolite timetable indicates internal body time. Proc Natl Acad Sci U S A 109 (37) : 15036-15041, 2012

43) Akashi M, Soma H, Yamamoto T, et al. : Noninvasive method for assessing the human circadian clock using hair follicle cells. Proc Natl Acad Sci U S A 107 (35) : 15643-15648, 2010

44) Auger RR, Burgess HJ, Emens JS, et al. : Clinical Practice Guideline for the Treatment of Intrinsic Circadian Rhythm Sleep-Wake Disorders: Advanced Sleep-Wake Phase Disorder (ASWPD), Delayed Sleep-Wake Phase Disorder (DSWPD), Non-24-Hour Sleep-Wake Rhythm Disorder (N24SWD), and Irregular Sleep-Wake Rhythm Disorder (ISWRD). An Update for 2015: An American Academy of Sleep Medicine Clinical Practice Guideline. J Clin Sleep Med 11 (10) : 1199-1236, 2015

45) Lewy AJ, Ahmed S, Jackson JM, et al. : Melatonin shifts human circadian rhythms according to a phase-response curve. Chronobiol Int 9 (5) : 380-392, 1992

46) van Geijlswijk IM, Korzilius HP, Smits MG : The use of exogenous melatonin in delayed sleep phase disorder: a meta-analysis. Sleep 33 (12) : 1605-1614, 2010

47) Richardson GS, Zee PC, Wang-Weigand S, et al. : Circadian phase-shifting effects of repeated ramelteon administration in healthy adults. J Clin Sleep Med 4 (5) : 456-461, 2008

48) Zee PC, Wang-Weigand S, Wright KP Jr, et al. : Effects of ramelteon on insomnia symptoms induced by rapid, eastward travel. Sleep Med 11 (6) : 525-533, 2010

49) Khalsa SB, Jewett ME, Cajochen C, et al. : A phase response curve to single bright light pulses in human subjects. J Physiol 549 (Pt 3) : 945-952, 2003

50) Rosenthal NE, Joseph-Vanderpool JR, Levendosky AA, et al. : Phase-shifting effects of bright morning light as treatment for delayed sleep phase syndrome. Sleep **13**（4）: 354-361, 1990

51) Cole RJ, Smith JS, Alcalá YC, et al. : Bright-light mask treatment of delayed sleep phase syndrome. J Biol Rhythms **17**（1）: 89-101, 2002

52) Morgenthaler TI, Lee-Chiong T, Alessi C, et al. : Practice parameters for the clinical evaluation and treatment of circadian rhythm sleep disorders. An American Academy of Sleep Medicine report. Sleep **30**（11）: 1445-1459, 2007

53) Gradisar M, Dohnt H, Gardner G, et al. : A randomized controlled trial of cognitive-behavior therapy plus bright light therapy for adolescent delayed sleep phase disorder. Sleep **34**（12）: 1671-1680, 2011

54) Ohta T, Ando K, Iwata T, et al. : Treatment of persistent sleep-wake schedule disorders in adolescents with methylcobalamin (vitamin B12). Sleep **14**（5）: 414-418, 1991

55) Okawa M, Mishima K, Nanami T, et al. : Vitamin B12 treatment for sleep-wake rhythm disorders. Sleep **13**（1）: 15-23, 1990

56) Hashimoto S, Kohsaka M, Morita N, et al. : Vitamin B12 enhances the phase-response of circadian melatonin rhythm to a single bright light exposure in humans. Neurosci Lett **220**（2）: 129-132, 1996

57) Ikeda M, Asai M, Moriya T, et al. : Methylcobalamin amplifies melatonin-induced circadian phase shifts by facilitation of melatonin synthesis in the rat pineal gland. Brain Res **795**（1-2）: 98-104, 1998

58) Okawa M, Takahashi K, Egashira K, et al. : Vitamin B12 treatment for delayed sleep phase syndrome: a multi-center double-blind study. Psychiatry Clin Neurosci **51**（5）: 275-279, 1997

59) Ozaki N, Iwata T, Itoh A, et al. : A treatment trial of delayed sleep phase syndrome with triazolam. Jpn J Psychiatry Neurol **43**（1）: 51-55, 1989

60) Yamadera H, Takahashi K, Okawa M : A multicenter study of sleep-wake rhythm disorders: clinical features of sleep-wake rhythm disorders. Psychiatry Clin Neurosci **50**（4）: 195-201, 1996

61) Tashiro T : Improvement of a patient's circadian rhythm sleep disorders by aripiprazole was associated with stabilization of his bipolar illness. J Sleep Res **26**（2）: 247-250, 2017

62) Takaki M, Ujike H : Aripiprazole is effective for treatment of delayed sleep phase syndrome. Clin Neuropharmacol **37**（4）: 123-124, 2014

63) Oren DA, Wehr TA : Hypernyctohemeral syndrome after chronotherapy for delayed sleep phase syndrome. N Engl J Med **327**（24）: 1762, 1992

64) Chang AM, Aeschbach D, Duffy JF, et al. : Evening use of light-emitting eReaders negatively affects sleep, circadian timing, and next-morning alertness. Proc Natl Acad Sci U S A **112**（4）: 1232-1237, 2015

65) Revell VL, Molina TA, Eastman CI : Human phase response curve to intermittent blue light using a commercially available device. J Physiol **590**（19）: 4859-4868, 2012

66) Cajochen C, Frey S, Anders D, et al. : Evening exposure to a light-emitting diodes (LED) -backlit computer screen affects circadian physiology and cognitive performance. J Appl Physiol (1985) **110**（5）: 1432-1438, 2011

67) Burke TM, Markwald RR, McHill AW, et al. : Effects of caffeine on the human circadian clock in vivo and in vitro. Sci Transl Med **7**（305）: 305ra146, 2015

68) Esaki Y, Kitajima T, Ito Y, et al. : Wearing blue light-blocking glasses in the evening advances circadian rhythms in the patients with delayed sleep phase disorder: An open-label trial. Chronobiol Int **33**（8）: 1037-1044, 2016

69) Fargason RE, Preston T, Hammond E, et al. : Treatment of attention deficit hyperactivity disorder insomnia with blue wavelength light-blocking glasses. Chronophysiol Ther **3** : 1-8, 2013

70) Iwamitsu Y, Ozeki Y, Konishi M, et al. : Psychological characteristics and the efficacy of hospitalization treatment on delayed sleep phase syndrome patients with school refusal. Sleep Biol Rhythms **5** : 15-22, 2007

71) 田中春仁, 中島 俊, 梶田梨加, 他 : 不眠の認知行動療法（第7回） 概日リズム睡眠覚醒障害に対する診断横断的認知行動療法. 睡眠医療 **8**（3）: 411-417, 2014

72) Jones CR, Campbell SS, Zone SE, et al. : Familial advanced sleep-phase syndrome: A short-period circadian rhythm variant in humans. Nat Med **5**（9）: 1062-1065, 1999

73) Toh KL, Jones CR, He Y, et al. : An hPer2 phosphorylation site mutation in familial advanced sleep phase syndrome. Science **291**（5506）: 1040-1043, 2001

74) Xu Y, Padiath QS, Shapiro RE, et al. : Functional consequences of a CKIdelta mutation causing familial advanced sleep phase syndrome. Nature **434**（7033）: 640-644, 2005

75) Hirano A, Shi G, Jones CR, et al. : A Cryptochrome 2 mutation yields advanced sleep phase in humans. Elife **5** : e16695, 2016

76) Lack L, Wright H, Kemp K, et al. : The treatment of early-morning awakening insomnia with 2 evenings of bright light. Sleep **28**（5）: 616-623, 2005

77) Palmer CR, Kripke DF, Savage HC Jr, et al. : Efficacy of enhanced evening light for advanced sleep phase syndrome. Behav Sleep Med **1**（4）: 213-226, 2003

78) Lack L, Wright H : The effect of evening bright light in delaying the circadian rhythms and lengthening the sleep of early morning awakening insomniacs. Sleep **16**（5）: 436-443, 1993

79) Campbell SS, Dawson D, Anderson MW : Alleviation of sleep maintenance insomnia with timed exposure to bright light. J Am Geriatr Soc **41**（8）: 829-836, 1993

80) Moldofsky H, Musisi S, Phillipson EA : Treatment of a case of advanced sleep phase syndrome by phase advance chronotherapy. Sleep **9**（1）: 61-65, 1986

81) Abbott SM, Reid KJ, Zee PC : Circadian Rhythm Sleep-Wake Disorders. Psychiatr Clin North Am **38**（4）: 805-823, 2015

82) Zee PC, Vitiello MV : Circadian Rhythm Sleep Disorder: Irregular Sleep Wake Rhythm Type. Sleep Med Clin **4**（2）: 213-218, 2009

83) Okawa M, Mishima K, Hishikawa Y, et al. : Circadian rhythm disorders in sleep-waking and body temperature in elderly patients with dementia and their treatment. Sleep **14**（6）: 478-485, 1991

84) Sack RL, Auckley D, Auger RR, et al. : Circadian rhythm sleep disorders: part II, advanced sleep phase disorder, delayed sleep phase disorder, free-running disorder, and irregular sleep-wake rhythm. An American Academy of Sleep Medicine review. Sleep **30**（11）: 1484-1501, 2007

85) DelRosso LM, Hoque R, James S, et al. : Sleep-wake pattern following gunshot suprachiasmatic damage. J Clin Sleep Med **10**（4）: 443-445, 2014

86) Quera-Salva MA, Hartley S, Claustrat B, et al. : Circadian rhythm disturbances associated with psychiatric symptoms in a patient with a pineal region tumor. Am J Psychiatry **168**（1）: 99-100, 2011

87) Takaesu Y, Komada Y, Inoue Y : Melatonin profile and its relation to circadian rhythm sleep disorders in Angelman syndrome patients. Sleep Med **13**（9）: 1164-1170, 2012

88) Mishima K, Okawa N, Hishikawa Y, et al. : Morning bright light therapy for sleep and behavior disorders in elderly patients with dementia. Acta Psychiatr Scand **89**（1）: 1-7, 1994

89) Wright B, Sims D, Smart S, et al. : Melatonin versus placebo in children with autism spectrum conditions and severe sleep problems not amenable to behaviour management strategies: a randomised controlled crossover trial. J Autism Dev Disord **41**（2）: 175-184, 2011

90) Serfaty M, Kennell-Webb S, Warner J, et al. : Double blind randomised placebo controlled trial of low dose melatonin for sleep disorders in dementia. Int J Geriatr Psychiatry **17**（12）: 1120-1127, 2002

91) Singer C, Tractenberg RE, Kaye J, et al. : A multicenter, placebo-controlled trial of melatonin for sleep disturbance in Alzheimer's disease. Sleep **26**（7）: 893-901, 2003

92) Riemersma-van der Lek RF, Swaab DF, Twisk J, et al. : Effect of bright light and melatonin on cognitive and noncognitive function in elderly residents of group care facilities: a randomized controlled trial. JAMA **299**（22）: 2642-2655, 2008

93) Eliott AL, Mills JN, Waterhouse JM : A man with too long a day. J Physiol **212**（2）: 30P-31P, 1971

94) Miles LE, Raynal DM, Wilson MA : Blind man living in normal society has circadian rhythms of 24.9 hours. Science **198**（4315）: 421-423, 1977

95) Uchiyama M, Okawa M, Ozaki S, et al. : Delayed phase jumps of sleep onset in a patient with non-24-hour sleep-wake syndrome. Sleep **19**（8）: 637-640, 1996

96) Uchiyama M, Lockley SW : Non-24-Hour Sleep-Wake Rhythm Disorder in Sighted and Blind Patients. Sleep Med Clin **10**（4）: 495-516, 2015

97) Uchiyama M, Shibui K, Hayakawa T, et al. : Larger phase angle between sleep propensity and melatonin rhythms in sighted humans with non-24-hour sleep-wake syndrome. Sleep **25**（1）: 83-88, 2002

98) Quera Salva MA, Hartley S, Léger D, et al. : Non-24-Hour Sleep-Wake Rhythm Disorder in the Totally Blind: Diagnosis and Management. Front Neurol **8** : 686, 2017

99) Hayakawa T, Uchiyama M, Kamei Y, et al. : Clinical analyses of sighted patients with non-24-hour sleep-wake syndrome: a study of 57 consecutively diagnosed cases. Sleep **28**（8）: 945-952, 2005

100) Ferri L, Filardi M, Moresco M, et al. : Non-24-Hour Sleep-Wake Rhythm Disorder and Melatonin Secretion Impairment in a Patient With Pineal Cyst. J Clin Sleep Med **13**（11）: 1355-1357, 2017

101) Hirose M, et al. : Treatment outcome of non-24-hour sleep-wake rhythm disorder: A retrospective study of 24 consecutive cases in a sleep clinic. Fujita Medical Journal（in press）

102) Hoban TM, Sack RL, Lewy AJ, et al. : Entrainment of a free-running human with bright light? Chronobiol Int **6**（4）: 347-353, 1989

103) Lockley SW, Skene DJ, James K, et al. : Melatonin administration can entrain the free-running circadian system of blind subjects. J Endocrinol **164**（1）: R1-6, 2000

104) Hack LM, Lockley SW, Arendt J, et al. : The effects of low-dose 0.5-mg melatonin on the free-running circadian rhythms of blind subjects. J Biol Rhythms **18**（5）: 420-429, 2003

105) Sack RL, Brandes RW, Kendall AR, et al. : Entrainment of free-running circadian rhythms by melatonin in blind people. N Engl J Med **343**（15）: 1070-1077, 2000

106) Kamei Y, Hayakawa T, Urata J, et al. : Melatonin treatment for circadian rhythm sleep disorders. Psychiatry Clin Neurosci **54**（3）: 381-382, 2000

107) Lockley SW, Dressman MA, Licamele L, et al. : Tasimelteon for non-24-hour sleep-wake disorder in totally blind people (SET and RESET): two multicentre, randomised, double-masked, placebo-controlled phase 3 trials. Lancet **386**（10005）: 1754-1764, 2015

108) Yanagihara M, Nakamura M, Usui A, et al. : The melatonin receptor agonist is effective for free-running type circadian rhythm sleep disorder: case report on two sighted patients. Tohoku J Exp Med **234**（2）: 123-128, 2014

109) Rajaratnam SM, Arendt J : Health in a 24-h society. Lancet **358**（9286）: 999-1005, 2001

110) Folkard S : Is there a 'best compromise' shift system? Ergonomics **35**（12）: 1453-1463; discussion 1465-1466, 1992

111) Drake CL, Roehrs T, Richardson G, et al. : Shift work sleep disorder: prevalence and consequences beyond that of symptomatic day workers. Sleep **27**（8）: 1453-1462, 2004

112) Di Milia L, Waage S, Pallesen S, et al. : Shift work disorder in a random population sample--prevalence and comorbidities. PLoS One **8**（1）: e55306, 2013

113) Härmä MI, Hakola T, Akerstedt T, et al. : Age and adjustment to night work. Occup Environ Med **51**（8）: 568-573, 1994

114) Sack RL, Auckley D, Auger RR, et al. : Circadian rhythm sleep disorders: part I, basic principles, shift work and jet lag disorders. An American Academy of Sleep Medicine review. Sleep **30**（11）: 1460-1483, 2007

115) Saksvik IB, Bjorvatn B, Hetland H, et al. : Individual differences in tolerance to shift work--a systematic review. Sleep Med Rev **15**（4）: 221-235, 2011

116) Reid KJ, Abbott SM : Jet Lag and Shift Work Disorder. Sleep Med Clin **10**（4）: 523-535, 2015

117) Frost P, Kolstad HA, Bonde JP : Shift work and the risk of ischemic heart disease - a systematic review of the epidemiologic evidence. Scand J Work Environ Health **35**（3）: 163-179, 2009

118) Wang XS, Armstrong ME, Cairns BJ, et al. : Shift work and chronic disease: the epidemiological evidence. Occup Med (Lond) **61**（2）: 78-89, 2011

119) Knutsson A, Bøggild H : Gastrointestinal disorders among shift workers. Scand J Work Environ Health **36**（2）: 85-95, 2010

120) Kolstad HA : Nightshift work and risk of breast cancer and other cancers--a critical review of the epidemiologic evidence.

Scand J Work Environ Health **34**（1）: 5-22, 2008

121) Morikawa Y, Sakurai M, Nakamura K, et al.: Correlation between shift-work-related sleep problems and heavy drinking in Japanese male factory workers. Alcohol Alcohol **48**（2）: 202-206, 2013

122) Mitler MM, Carskadon MA, Czeisler CA, et al.: Catastrophes, sleep, and public policy: consensus report. Sleep **11**（1）: 100-109, 1988

123) Cohen DA, Wang W, Klerman EB, et al.: Ramelteon prior to a short evening nap impairs neurobehavioral performance for up to 12 hours after awakening. J Clin Sleep Med **6**（6）: 565-571, 2010

124) Ruggiero JS, Redeker NS: Effects of napping on sleepiness and sleep-related performance deficits in night-shift workers: a systematic review. Biol Res Nurs **16**（2）: 134-142, 2014

125) Barton J, Folkard S: Advancing versus delaying shift systems. Ergonomics **36**（1-3）: 59-64, 1993

126) Czeisler CA, Johnson MP, Duffy JF, et al.: Exposure to bright light and darkness to treat physiologic maladaptation to night work. N Engl J Med **322**（18）: 1253-1259, 1990

127) Horowitz TS, Cade BE, Wolfe JM, et al.: Efficacy of bright light and sleep/darkness scheduling in alleviating circadian maladaptation to night work. Am J Physiol Endocrinol Metab **281**（2）: E384-391, 2001

128) Burgess HJ, Sharkey KM, Eastman CI: Bright light, dark and melatonin can promote circadian adaptation in night shift workers. Sleep Med Rev **6**（5）: 407-420, 2002

129) Sack RL: Clinical practice. Jet lag. N Engl J Med **362**（5）: 440-447, 2010

130) Jauhar P, Weller MP: Psychiatric morbidity and time zone changes: a study of patients from Heathrow airport. Br J Psychiatry **140**: 231-235, 1982

131) Young DM: Psychiatric morbidity in travelers to Honolulu, Hawaii. Compr Psychiatry **36**（3）: 224-228, 1995

132) Burgess HJ, Crowley SJ, Gazda CJ, et al.: Preflight adjustment to eastward travel: 3 days of advancing sleep with and without morning bright light. J Biol Rhythms **18**（4）: 318-328, 2003

133) Lowden A, Akerstedt T: Retaining home-base sleep hours to prevent jet lag in connection with a westward flight across nine time zones. Chronobiol Int **15**（4）: 365-376, 1998

134) Herxheimer A, Petrie KJ: Melatonin for the prevention and treatment of jet lag. Cochrane Database Syst Rev（2）: CD001520, 2002

135) Beaumont M, Batéjat D, Piérard C, et al.: Caffeine or melatonin effects on sleep and sleepiness after rapid eastward transmeridian travel. J Appl Physiol（1985）**96**（1）: 50-58, 2004

〔北島剛司〕

第2部 クリニカルリサーチ

5 | サーカディアンリズム睡眠・覚醒障害と精神疾患

　サーカディアンリズム睡眠・覚醒障害（circadian rhythm sleep-wake disorders：CRSWD）と、うつ病をはじめとする精神障害が併存していることがしばしばみられる。精神疾患において、メラトニンや深部体温などのサーカディアンリズム指標、サーカディアンリズムの影響が強いホルモンや睡眠、時計遺伝子の変異がみられると報告されている。精神疾患においてCRSWD様の睡眠・覚醒パターンが出現することがあるが、精神症状による時刻の手がかり（同調因子［zeitgeber, time cue］。もっとも強力な同調因子は高照度光である）の利用不能、眠気を呈する治療薬剤による場合が多い。

1. 睡眠障害国際分類における CRSWD の分類と診断の変遷

　CRSWDとは、体内時計が作り出す睡眠・覚醒パターンと、本人にとって望ましい社会生活スケジュールが一致しなくなり、さまざまな問題を引き起こす睡眠障害である（表1）。
　CRSWDの中核群では、サーカディアンリズム機構や睡眠制御機構に何らかの異常があると推察されているが、病態は十分に解明されていない。
　睡眠障害国際分類第3版（international classification of sleep disorders 3rd ed.：ICSD-3［日本睡眠学会が翻訳中］）[1]では、CRSWDの小分類として、睡眠・覚醒相後退障害（delayed sleep-wake phase disorder）、睡眠・覚醒相前進障害（advanced sleep-wake disorder）、不規則睡眠・覚醒リズム障害（irregular sleep-wake rhythm disorder）、非24時間睡眠・覚醒リズム障害（non-24-hour sleep-wake rhythm disorder）、交代勤務障害（shift work disorder）、時差障害（jet lag disorder）、

表1　サーカディアンリズム睡眠・覚醒障害（Circadian rhythm sleep-wake disorders：CRSWD）の共通基準

A～Cの全てを満たす
A. 内因性のサーカディアンタイミング機構の変化や、本人の身体的状況や社会的業務上のスケジュールにより必要な睡眠・覚醒スケジュールと内因性サーカディアンリズムとの不整合による、持続性、反復性の睡眠・覚醒リズムの乱れが存在。
B. サーカディアンリズムの乱れは、不眠、過眠、あるいはその両方を引き起こす。
C. 睡眠と覚醒の問題は、精神、身体、社会生活、職業、就学、その他、役割機能に重要な領域で、臨床的にかなりの苦痛や障害を引き起こす。

(American Academy of Sleep Medicine：International classification of sleep disorders（3rd ed.）. American Academy of Sleep Medicine, Darien, IL, 2014[1] より引用)

特定不能のサーカディアン睡眠・覚醒障害（circadian sleep-wake disorder not otherwise specified：NOS［身体疾患、神経疾患、精神疾患により引き起こされているCRSWDはここに分類する］）の7つのCRSWDが挙げられている。時差障害と特定不能のサーカディアン睡眠・覚醒障害を除いて、①症状の持続期間（3ヵ月以上）、②2週間の睡眠日誌あるいはアクチグラムによる睡眠・覚醒パターン異常の確認、③他の睡眠障害、身体疾患、神経疾患、精神疾患、薬物・物質使用では説明不能、が診断基準に含まれている。

現在、日本語版が広く用いられている睡眠障害国際分類第2版（ICSD-2）[2,3]では大分類はサーカディアンリズム睡眠障害（circadian rhythm sleep disorder：CRSD）と呼ばれ、小分類は、睡眠相後退型（delayed sleep phase type, 睡眠相後退障害［delayed sleep phase disorder］）、睡眠相前進型（advanced sleep phase type, 睡眠相前進障害［advanced sleep phase disorder］）、不規則睡眠－覚醒型（irregular sleep-wake type, 不規則睡眠－覚醒リズム［irregular sleep-wake rhythm］）、自由継続型（free-running type, 非同調型［nonentrained type］）、時差型（jet lag type, 時差障害［jet lag disorder］）、交代勤務型（shift work type, 交代勤務障害［shift work disorder］）、身体疾患によるサーカディアンリズム睡眠障害（circadian rhythm sleep disorder due to medical condition）、その他のサーカディアンリズム睡眠障害（other circadian rhythm sleep disorder, 特定不能なサーカディアンリズム障害［circadian rhythm disorder, NOS］）、薬物・物質によるその他のサーカディアンリズム睡眠障害（other circadian rhythm sleep disorder due to drug or substance）となっており、ICSD-2の最後の3つがICSD-3の特定不能のサーカディアンリズム睡眠・覚醒障害にまとめられた（表2）。また、症状の持続期間は診断基準には含まれず、睡眠・覚醒パターン異常は7日間以上の睡眠日誌などにより確認することとされ、ICSD-3の半分の期間であった。

睡眠障害国際分類第1版（ICSD-1）[4,5]では、大分類はサーカディアンリズム睡眠障害（circadian rhythm sleep disorder：CRSD）と呼ばれ、小分類は時間帯域変化症候群（time zone change syndrome, 時差症候群［jet lag syndrome］）、交代勤務睡眠障害（shift work sleep disorder）、不規則型睡眠・覚醒パターン（irregular sleep wake pattern）、睡眠相後退症候群（delayed sleep phase syndrome）、睡眠相前進症候群（advanced sleep phase syndrome）、非24時間睡眠・覚醒症候群（non-24-hour sleep-wake syndrome）、特定不能のサーカディアンリズム睡眠障害（circadian rhythm sleep disorder NOS）となっている。症状持続期間1ヵ月以上、睡眠・覚醒パターン異常確認のための睡眠日誌記録2週間以上が診断基準である。ICSD-1ではCRSDを引き起こしたと考えられる身体疾患、精神疾患、薬物・物質の使用がある場合には、下位カテゴリーとして外在因型、ない場合は内在因型と分類する。したがって、ICSD-1を診断基準に用いた研究では、うつ病が先行し、引き続いてCRSWDが出現してきた症例が含まれるが、ICSD-3ではこのような症例は「特定不能のCRSWD」に、ICSD-2では「その他のCRSD」に分類する（表2）。

表2 睡眠障害国際分類第3版（ICSD-3）[1]、第2版（ICSD-2）[2,3]における
サーカディアンリズム睡眠・覚醒障害の分類

ICSD-3	ICSD-2
サーカディアンリズム睡眠・覚醒障害 Circadian rhythm sleep-wake disorders	サーカディアンリズム睡眠障害 Circadian rhythm sleep disorders
睡眠・覚醒相後退障害 Delayed sleep-wake phase disorder	睡眠相後退型 delayed sleep phase type
睡眠・覚醒相前進障害 Advanced sleep-wake phase disorder	睡眠相前進型 advanced sleep phase type
不規則睡眠・覚醒リズム障害 Irregular sleep-wake rhythm disorder	不規則睡眠－覚醒型 irregular sleep-wake type
非24時間睡眠・覚醒リズム障害 Non-24-hour sleep-wake rhythm disorder	自由継続（非同調）型 free-running (nonentrained) type
交代勤務障害 Shift work disorder	交代勤務型 shift-work type
時差障害 Jet lag disorder	時差型 jet lag type
特定不能のサーカディアン睡眠・覚醒障害 Circadian sleep-wake disorder not otherwise specified (NOS)	身体疾患によるサーカディアンリズム睡眠障害 Circadian rhythm sleep disorders due to medical condition
	その他のサーカディアンリズム睡眠障害 Other circadian rhythm sleep disorder
	薬剤・物質によるサーカディアンリズム睡眠障害 Other circadian rhythm sleep disorder due to drug or substance

※ ICSD-3では「特定不能のサーカディアン睡眠・覚醒障害」以外は、「その他の睡眠障害、内科疾患、神経内科疾患、精神科疾患、薬剤・物質によるものではない」ことが診断基準に含まれる。
※ ICSD-2では「身体疾患によるサーカディアンリズム睡眠障害」「その他のサーカディアンリズム睡眠障害」「薬剤・物質によるサーカディアンリズム睡眠障害」以外は、「その他の睡眠障害、内科疾患、神経内科疾患、精神科疾患、薬剤・物質によるものではない」ことが診断基準に含まれる。
※ ICSD-3では「交代勤務障害」と「時差障害」、「特定不能のサーカディアン睡眠・覚醒障害」以外の診断基準に、①症状の持続が3ヵ月以上、②7〜14日間の睡眠日誌やアクチグラム記録で、睡眠・覚醒パターン異常を確認する、が追加された。

2. CRSWDと精神疾患との関連を検討する際の限界

　ICSD-1からICSD-3まで、睡眠・覚醒パターン異常の確認（睡眠日誌など）は客観的指標であるが、サーカディアンリズム位相と一致しているとは限らない。ICSD-3[1]では、診断に必須ではないが、暗所でのメラトニン分泌開始時刻（dim light melatonin onset：DLMO）で睡眠位相がサーカディアンリズム位相と一致していることを確認する項目が含まれている。これが望ましい生活スケジュールと一致しないからといって、サーカディアンリズム機構の異常の有無を示すわけではない。サーカディアンリズム機構に異常のない者であっても、休暇などで睡眠相の遅れた生活スケジュールを持続すると、体内時計がこの生活スケジュールに同調してしまい、CRSWD様の症状を呈することがある。し

たがって、異常な睡眠・覚醒パターンとサーカディアンリズム位相の一致が存在したとしても、サーカディアンリズム機構の異常があるとはいえない。特に、不登校や休職により、社会的スケジュールの強制力が弱まると、睡眠・覚醒パターンが遅れた極端な遅寝遅起きの状態となることが多く、これがサーカディアンリズム機構の異常によって引き起こされているのか、このような生活パターンを選択しているだけなのか、あるいは他の原因があるのか、を判定することは困難である。したがって、CRSWDと診断できたとしても、単一の病態を反映した診断ではない。

精神疾患との関連について検討する場合、CRSWDが先行して精神疾患が合併している場合には、睡眠・覚醒パターンに基づいた個々のCRSWDの診断となり、精神疾患が先行してCRSWDが合併してきた場合には特定不能のサーカディアンリズム睡眠・覚醒障害と診断することになる。精神疾患では、①疾患やその治療薬による日中の行動への影響（外出不能など）により、同調因子による同調が不能あるいは困難となり、サーカディアンリズム機構が正常であってもCRSWD様の睡眠・覚醒パターンが出現、②治療薬剤によりサーカディアンリズム機構が直接影響を受ける、あるいは、眠気による朝の起床困難によりサーカディアンリズム位相が後退しCRSWD様の睡眠・覚醒パターンが出現する可能性がある。すべての精神疾患で行動や社会的機能に影響がみられること、大部分の治療薬が睡眠や運動能力に何らかの影響を及ぼすことから、精神疾患と無関係にCRSWDが出現してきたと結論することは難しい。

近年、メンタルヘルス不調による長期休職者が増加しており、復職に当たっては「睡眠リズム」が正常化してから復職させるよう、産業保健分野で推奨されている。しかし、メンタルヘルス不調が出現する前から睡眠・覚醒パターン異常を呈していた患者はわずかであり、うつ状態に伴う行動制限や休職そのものによる強制力のあるスケジュール消滅と同調因子の減弱、眠気や倦怠を引き起こす処方薬剤によってCRSWD様の睡眠・覚醒パターン異常が引き起こされていることが多い。

3. CRSWDにおけるうつ状態・うつ病

CRSWDにおけるうつ状態・うつ病の出現については以下のような報告がある。CRSWDの病態そのものが明らかになっていないことから、生活スケジュールにサーカディアンリズムが同調できないことが直接気分障害を引き起こすのか、睡眠不足や社会的孤立などを介して間接的に影響しているのかは不明である。以下の報告の多くはICSD-1の診断基準に基づいている。

①時差障害

時差障害が旅行者の急性精神障害の誘因、精神障害の悪化因子であることが報告されている。西向き飛行の後ではうつ状態が多く、東向き飛行の後では軽躁状態が多いという[6]。

②交代勤務障害

交代勤務睡眠障害患者を対象とした報告はほとんどない。交代勤務者を対象としたコホート研究に

よると、交代勤務者では循環器疾患、流産、アルコールなどの物質依存が有意に増加すると報告されている。うつ病については、現在あるいは過去に交代勤務をしていたものは、交代勤務をしたことがないものに比べて抑うつ感情あるいはうつ病が有意に多い（OR 1.39）という[7]。

③睡眠・覚醒相後退障害（DSPD）

Lee らは327名の DSPD と331名の健常群を比較し、DSPD 群では健常群の3.3倍季節性気分障害が多く、体重、睡眠時間の夏と冬の季節変動が大きいことを報告している[8]。Abe らは90名の DSPD 連続例について初診の時点で検討し、DSPD 患者の64％は SDS 得点が中等度〜重症のうつ状態であり、SDS 得点が高い群では朝型夜型質問票（morningness-eveningness questionnaire：MEQ）で夜型傾向がより強いこと、一方で入眠時刻、覚醒時刻はうつ症状と関連がなかったと報告している[9]。DSPD にうつを伴う患者と、伴わない患者に対して、メラトニンとプラセボを二重盲検クロスオーバー法で4週間ずつ投与した研究では、メラトニン投与により中途覚醒が減少し、CES-D と HAMD-17 により評価した抑うつ症状が有意に改善した。抑うつ症状の改善は DSPD にうつを伴う患者で顕著であった[10]。

④非24時間睡眠・覚醒リズム症候群

Hayakawa らは57名の非24時間睡眠・覚醒リズム症候群連続例について検討し、発症前に精神障害が存在したものが28％、発症前に精神障害が認められなかった残りの患者の34％が CRSWD 発症後に大うつ病を併発したと報告している[11]。

4. 精神疾患におけるサーカディアンリズム指標異常

①統合失調症

統合失調症では、メラトニン位相が前進している、アクチグラムにより計測した休息-活動位相が後退している、夜型が多いなど、何らかのサーカディアンリズムの異常があるという報告は多いが、一貫した結果は得られていない[12]。

②気分障害

双極性障害では、睡眠・覚醒周期の変化が気分の変動と関連することが指摘されており、睡眠の短縮の翌日に躁状態や軽躁状態が、睡眠の延長に引き続いてうつ状態が出現する。

双極性障害では、気分の変動と無関係にサーカディアンリズム指標の異常がみられ、アクチグラムによる活動量測定では、健常群よりも活動量の振幅が低く、睡眠が長く、睡眠区間の活動量が多く、日ごとの変動が大きかった。躁状態と躁うつ混合状態では頂値位相が前進し、活動量が低い、一方うつ病相では平均活動量が低く、サーカディアンリズム位相が遅れていると報告されている。炭酸リチウムで治療されている双極性障害では、うつ病相において夕方〜夜の活動量が高く、朝の覚醒が遅く

なる傾向があった。双極性障害では夜型が多いが、夜型の程度が強いほど双極性障害も重症である。急速交代型双極性障害では、急速交代型でない双極性障害よりも夜型であった。未成年双極性障害を対象とした研究では、13歳未満では対照群と差がなかったが、13歳以上では夜型が多かった。メラトニン分泌の検討では、双極性障害ではDLMOが遅く、1日のarea under the curve（AUC）値が小さかった。双極性障害では覚醒時の血中コルチゾール低値は罹患期間の長さと正の相関を示したが、統合失調症では重症度と正の相関を示した[13]。

　大うつ病ではうつ病相でサーカディアンリズム指標の異常が出現する。断眠、睡眠位相の前進、高照度光療法（bright light therapy：BLT）はうつ病相、うつ病で有効であり、気分障害と睡眠やサーカディアンリズムとの関連が示唆される。これらの療法は即効性であるが、効果が持続せず、躁状態や軽躁状態を誘発することがある。睡眠や暗期を延長することは抗躁作用、躁病相予防作用があると報告されており、抗躁薬である炭酸リチウムがサーカディアンリズム周期延長作用をもつこととの関連が示唆されている。メラトニン服用がうつ病相、うつ病治療に有効である可能性があり、注目されている[12]。

③季節性感情障害冬季型（冬季うつ病）

　季節性感情障害冬季型（seasonal affective disorder, winter type：SAD）は、毎年秋〜冬にかけてうつ状態となり、春〜夏にかけて改善し、夏には気分は正常か軽躁状態となる反復性の気分障害である。米国精神医学会による精神障害の診断と統計マニュアル第5版（diagnostic and statistical manual of mental disorders 5th ed.：DSM-5）[14,15]では双極性障害Ⅰ型、双極性障害Ⅱ型、うつ病（大うつ病性障害）の下位項目「季節型（反復エピソードに限定）」に該当する。冬季のうつ状態は、過眠、食欲亢進、過食、体重増加、炭水化物摂取欲求、活力低下、社会活動の障害といった特徴をもつ。SADは女性に多く（男性の4倍）、若年者に多い。有病率は1〜10％で高緯度地域に多い。大部分の症例で、BLTが著効する[16]。

　高緯度地域では低緯度地域と比較して冬季の日長時間が短いこと、高照度光療法が著効すること、症状が冬季の食餌減少に備えた哺乳類の行動・代謝変化と似ていることから、SADの病態は体内時計を介した季節変化対応過程の問題ではないかと考えられてきた。サーカディアンリズム位相後退仮説、内的脱同調仮説などが提唱されたが、これらを支持する知見は得られなかった。BLTは、当初朝に日長時間を延長するように行うとされたが、夕方に行っても、日中に行っても同等の効果が得られた。サーカディアンリズム位相の前進あるいは後退と相関する朝型夜型特性を考慮して、BLT施行時刻を朝あるいは夕方のいずれかに決定することが推奨されたが、BLT実施時刻による治療効果の違いと朝型夜型特性は関連しなかった[16]。

　SADの研究と並行してBLTのメカニズムについても研究が進められ、SAD以外のうつ状態に対してもBLTが有効であることが判明した。重度視覚障害患者ではSADが有意に多いという報告は、網膜からの光の入射の減弱がSADの病態と関連していることを示唆している[16]。

　近年、網膜には錐体細胞と桿体細胞以外にも光受容細胞があることが確認された。網膜神経節細胞

の一部（内因性光感受性網膜神経節細胞［intrinsically photosensitive retinal ganglion cell：ipRGC］）に光受容能がある。錐体細胞と桿体細胞でロドプシンが光感受性に関与しているのと同様に、ipRGCではメラノプシンが関与している。ipRGCからの神経線維は、網膜視床路を介して、体内時計である視交叉上核、サーカディアンリズムの制御に関与する膝状体間葉、エネルギー恒常性維持に関与する外側視床下部、睡眠の制御に関連する腹側下傍室核と視索前野に投射し、対光反射、光によるサーカディアンリズム同調、光によるメラトニン分泌抑制、年周リズム、睡眠制御、光による覚醒作用を媒介している。メラノプシン遺伝子であるOPN4のP10LT/T多型をもつものではSADの発症リスクが5.5倍であることが報告されている。健常群での検討ではこの多型をもっているものは、日長時間の変化に応じて入床時刻が大きく変化する（日長時間が延びると入床時刻が遅れ、日長時間が短縮すると入床時刻が早まる）特性をもっていることがわかった[17]。

セロトニンは抑うつや不安と関連する神経伝達物質である。すべての抗うつ薬はセロトニンあるいはノルアドレナリン、あるいはその両方の神経伝達を増強する作用があり、抗うつ作用と抗不安作用をもつ。モノアミン系の神経伝達物質の中で、セロトニンは代謝と利用率の季節変動がもっとも大きい。SADと神経性大食症患者ではセロトニン受容体作動薬に対する主観的反応が健常者や大うつ病患者と異なることが報告されている。セロトニン前駆物質であるトリプトファンを除去した食事を取らせると、未治療のSAD患者の冬季うつ状態には影響がなかったが、治療により冬季うつ状態が改善しているSAD患者ではうつ状態が悪化した。高炭水化物食は、トリプトファンの中枢神経系への取り込みを促進し、セロトニンの代謝回転を促進することから、冬季のSAD患者ではトリプトファン欠乏が存在している可能性が示唆される[18]。

セロトニントランスポーター遺伝子の反復長多型である5-HTTLPRとSADとの関連について検討されている。Willeitらは、セロトニンのニューロン内部への輸送と、外部への輸送について、薬物治療を受けていないSAD患者と健常対照群で、冬季のベースライン、冬季の4週間のBLT後、夏季の3回計測した。SAD患者の冬季ベースラインで内向き、外向きの輸送の両方が増強していたが、BLT後、夏季には健常者と差がなかった。5-HTTLPRとセロトニン輸送量との関連はなかった[19]。

5. 時計関連遺伝子と精神疾患との関連

睡眠相前進障害ではPER2とCKIδの変異が報告されており、睡眠相後退障害ではPER3多型との関連が報告されている。また、18〜29歳の若い者では、短い4回反復のPER3対立遺伝子をもつ者は夜型が多く、長い5回反復のPER3対立遺伝子をもつ者は朝型が多い。長いPER3$^{5/5}$対立遺伝子をもつ者は徐波睡眠が多いが、メラトニン、コルチゾル、末梢PER3発現にはそうでない者との違いがないことが報告されている。白血球におけるPER3発現リズムは、睡眠・覚醒、メラトニンリズムのタイミングと関連していることが報告されており、PER3は睡眠・覚醒リズムの背景となるサーカディアンリズム指標であると考えられている[12]。

朝型夜型特性はCLOCKの単一塩基多型（single nucleotide polymorphism：SNP）と関連し、

CLOCK 3111 C/C と C/T 多型は夜型と関連し、3111 T/T は朝型と関連すると報告されているが、人種差があり、韓国人では 3111 C/T だけが夜型と関連していた。3111 C/C は日本人で遅れた睡眠相と日中の眠気と関連したが、白人ではこのような関連はみられなかった。今のところ、3111 C/C 多型と睡眠相後退障害、非24時間睡眠・覚醒リズム障害との関連はみつかっていない[12]。

① 統合失調症

日本人統合失調症患者で CLOCK 3111 C/T 多型が多いと報告されており、ドパミン D_2 受容体による信号伝達は CLOCK と BMAL1 活性を増大させることから、統合失調症とサーカディアンリズム異常についての関連が検討されている。このほか、PER1 mRNA 発現の低下、CRY1 との関連などが報告されている[12]。

② 気分障害

CLOCK 3111 T/C 多型が双極性障害で多く、この多型をもつものは、より夜型で、夕方以降の活動量が多く、入眠が遅く、夜間の睡眠量が少ないと報告されている。このほか、ASMT、NFIL3、RORC、BHLHE40、PER3、CSNK1E、TIMELESS などの時計遺伝子多型との関連が報告されており、これらは夜型やサーカディアンリズム機構の非柔軟性と関連している[13]。

6. まとめ

CRSWD と精神障害、特に気分障害との関連について解説した。

ICSD-2、ICSD-3 では CRSWD が出現してきた時点で、明らかな精神障害が存在していれば「特定不能の CRSWD」に分類することとなっており、精神障害がなく発症した CRSWD と精神障害に引き続いて発症した CRSWD は診断分類が異なる。精神障害による社会的機能の障害は、外出や日中の活動の減少により、容易に睡眠・覚醒パターン異常、睡眠相の後退や非24時間睡眠・覚醒パターンを引き起こす。精神障害に伴う不登校や休職も、強制力がある社会的スケジュールが消失することにより睡眠相の後退を引き起こし、不登校や休職に疾病利得があると睡眠相を戻そうとする意欲が低下する。向精神薬による治療は、覚醒困難を引き起こし、睡眠相を遅らせ、さらに増量することで悪循環に陥ることが多い。このように、精神障害では睡眠・覚醒パターン異常が起こりやすいことから、診断分類が異なることは、治療を含めた戦略を立てるうえでも妥当であると考えられる。

CRSWD が先行し、精神障害が併発してくる場合も多い。多くは CRSWD により就学・就業機会が奪われることによる反応性のうつ状態や不安障害である。統合失調症の場合は、閾値下の自閉や関係念慮により CRSWD が引き起こされ、しばらく経ってから、幻覚・妄想などの症状が出現してくると考えられる症例が多い。CRSWD は統合失調症の初期症状と考えることもできる。パーソナリティ障害では、CRSWD が最初の問題行動であることがある。CRSWD は通常思春期に発症する。生徒・学生時代にあきらかな CRSWD がなく、成年以降に CRSWD 様の睡眠・覚醒パターン異常が出

現してきた場合は、精神障害、過重労働、レストレスレッグス症候群など、CRSWDではない別の原因が潜んでいると考えるべきである。

さまざまな研究により、精神障害では睡眠・覚醒パターン、朝型夜型特性、サーカディアンリズム指標、時計遺伝子に異常があることが判明している。これらが精神障害の原因と関連しているのかは判明していないが、精神障害において睡眠・覚醒パターン異常が出現しやすいことの原因となっているのは間違いない。また、高照度光療法や断眠療法がうつ病相あるいはうつ病に有効で、躁状態や軽躁状態を引き起こすという事実は、直接か間接かは不明ながら、睡眠やサーカディアンリズムが気分を規定する1因子であることを示している。さまざまな睡眠障害、特に閉塞性睡眠時無呼吸症候群やレストレスレッグス症候群でうつ状態が引き起こされることもこれをサポートする。

SADの研究からは、サーカディアンリズムの異常は、うつ状態を引き起こす直接の因子ではなく、網膜におけるipRGCの光感受性の問題や、セロトニンの季節変動の問題が、気分や行動、サーカディアンリズムなどの複数の中枢を巻き込んで気分の異常、睡眠の異常、サーカディアンリズムの異常、食行動異常を引き起こしている可能性が示唆される。

※本文、表中のICSD-3の訳語は筆者による暫定的な訳であり、今後刊行されるICSD-3日本語版とは異なることがある。

文献

1) American Academy of Sleep Medicine : International classification of sleep disorders (3rd ed.). American Academy of Sleep Medicine, Darien, IL, 2014
2) American Academy of Sleep Medicine : The international classification of sleep disorders: diagnostic & coding manual (2nd ed.). American Academy of Sleep Medicine, Westchester, IL, 2005
3) American Academy of Sleep Medicine 著．日本睡眠学会診断分類委員会 訳：睡眠障害国際分類第2版 診断とコードの手引．医学書院, 東京, 2010
4) American sleep disorders association : International classification of sleep disorders, revised: Diagnostic and coding manual. American sleep disorders association, Rochester, Minnesota, 1997
5) アメリカ睡眠障害連合会診断分類操作委員会 編．日本睡眠学会診断分類委員会 訳：睡眠障害国際分類 診断とコードの手引．日本睡眠学会, 東京, 1994
6) Jauhar P, Weller MP : Psychiatric morbidity and time zone changes: a study of patients from Heathrow airport. Br J Psychiatry 140 : 231-235, 1982
7) Driesen K, Jansen NW, van Amelsvoort LG, et al. : The mutual relationship between shift work and depressive complaints--a prospective cohort study. Scand J Work Environ Health 37 (5) : 402-410, 2011
8) Lee HJ, Rex KM, Nievergelt CM, et al. : Delayed sleep phase syndrome is related to seasonal affective disorder. J Affect Disord 133 (3) : 573-579, 2011
9) Abe T, Inoue Y, Komada Y, et al. : Relation between morningness-eveningness score and depressive symptoms among patients with delayed sleep phase syndrome. Sleep Med 12 (7) : 680-684, 2011
10) Rahman SA, Kayumov L, Shapiro CM : Antidepressant action of melatonin in the treatment of Delayed Sleep Phase Syndrome. Sleep Med 11 (2) : 131-136, 2010
11) Hayakawa T, Uchiyama M, Kamei Y, et al. : Clinical analyses of sighted patients with non-24-hour sleep-wake syndrome: a study of 57 consecutively diagnosed cases. Sleep 28 (8) : 945-952, 2005
12) Lamont EW, Coutu DL, Cermakian N, et al. : Circadian rhythms and clock genes in psychotic disorders. Isr J Psychiatry Relat Sci 47 (1) : 27-35, 2010
13) Melo MCA, Abreu RLC, Linhares Neto VB, et al. : Chronotype and circadian rhythm in bipolar disorder: A systematic

review. Sleep Med Rev **34**：46-58, 2017
14) American Psychiatric Association：Diagnostic and Statistical Manual of Mental Disorders（5th ed.）. American Psychiatric Association, Arlington, VA, 2013
15) 日本精神神経学会 監修．高橋三郎，大野　裕 監訳：DSM-5 精神疾患の分類と診断の手引．医学書院，東京，2014
16) Meesters Y, Gordijn MC：Seasonal affective disorder, winter type: current insights and treatment options. Psychol Res Behav Manag **9**：317-327, 2016
17) Roecklein KA, Wong PM, Miller MA, et al.：Melanopsin, photosensitive ganglion cells, and seasonal affective disorder. Neurosci Biobehav Rev **37**（3）：229-239, 2013
18) Levitan RD：The chronobiology and neurobiology of winter seasonal affective disorder. Dialogues Clin Neurosci **9**（3）：315-324, 2007
19) Willeit M, Sitte HH, Thierry N, et al.：Enhanced serotonin transporter function during depression in seasonal affective disorder. Neuropsychopharmacology **33**（7）：1503-1513, 2008

（田ヶ谷浩邦）

第2部 クリニカルリサーチ

6 子どものサーカディアンリズムと睡眠
①発達に伴うサーカディアンリズムと睡眠

　新生児期〜小児期〜思春期は、子どもの睡眠がダイナミックに変わる時期である。この項では、1日単位での睡眠の変化、サーカディアンリズムの変化、1日総睡眠時間の変化に分けて概説する。

1. 1日単位の睡眠の変化

　睡眠ステージは、脳波、急速眼球運動と、おとがい筋電図のパターンにより判定されている[1]（図1、2）。成人の睡眠は大きくレム（rapid eye movement：REM）睡眠（stage R）とノンレム（non-REM）睡眠に2別される。レム睡眠は、低振幅速波からなる脳波に加えて、名前の由来となった急速眼球運動、筋トーヌスの低下を特徴とし、睡眠中にもかかわらず活発な脳活動が認められる（図1B）。stage N1、N2、N3の3つに分類されるノンレム睡眠では、脳の活動は低下しており、特に75μV以上の高振幅δ波（1〜4Hz）が20％以上を占めるstage N3は、脳と身体を休息させる役割をもつといわれている（図1C）。

　新生児期の睡眠脳波では、低振幅不規則脳波からなる「連続性パターン」と、高振幅（50〜150μV）の1〜3Hzの徐波と低振幅部分が交代して出現する「交代性脳波（tracé alternant）」（図1D）が認められ、成人期の睡眠脳波とはかなり様相が異なる。未熟児の観察から、出産前の胎児期後期にすでに連続性パターンを示し、かつ急速眼球運動が認められる動睡眠（レム睡眠に近似）と不連続パターンを呈す静的睡眠（ノンレム睡眠に近似）が明瞭に認められることがわかっている。新生児の睡眠は「動睡眠」、「静睡眠」と、それ以外の「不定睡眠」に3分される。交代性脳波は生後1ヵ月で消失し、半年で、stage R、N1、N2、N3に区別できるようになるなど、急速に成人の睡眠脳波に近づいていく。

　Stage N2の特徴となる紡錘波（sleep spindle）は、満期産児では生後2ヵ月以降に出現する。紡錘波は視床網様核と視床皮質核間の視床内ネットワークの神経活動から産生され、記憶の強化に関連しているといわれている。そのため、紡錘波の出現はこれらの神経回路の成熟と関連していると推測されている。

　Stage N3に認められる75μV以上の高振幅δ波は、生後2〜4ヵ月ごろから認められるようになるが、成人、特に高齢者に比べて振幅が大きいのが子どもの睡眠脳波における大きな特徴の1つである。とりわけ、乳幼児においては150μVを超える高振幅δ波が認められる。

　さらに、小児にのみみられる特徴的な睡眠脳波がある。たとえば、乳児期から、stage N1に全領域に持続性の高振幅徐波（hypnagogic hypersynchrony）が認められ、6歳ごろになっても群発するこ

第2部　クリニカルリサーチ

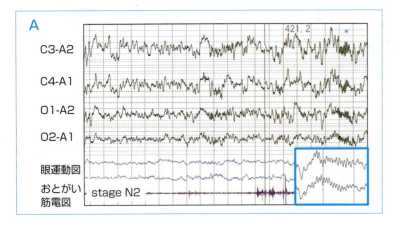

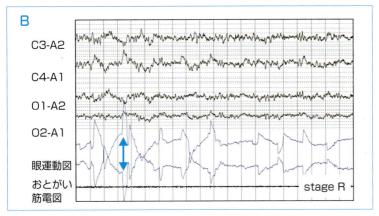

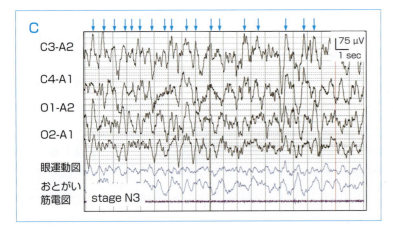

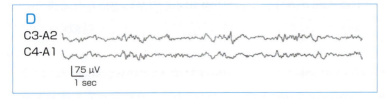

図1　睡眠脳波の変化

A：紡錘波（*）によって特徴づけられるstage N2（紡錘波の拡大：13Hzの周波数が明らかである）

B：急速眼球運動（↔）が連続して認められ，おとがい筋電図の活動低下を認めるstage R

C：高振幅δ波（→）が全体の20%以上を占めるstage N3

D：新生児期に認められた交代性脳波（tracé alternant）

（谷池雅子：子どもの睡眠の特徴．日常診療における子どもの睡眠障害（谷池雅子編）．診断と治療社，東京，p3, 2015より改変）

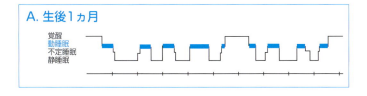
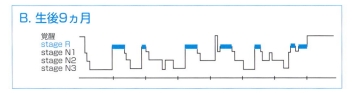
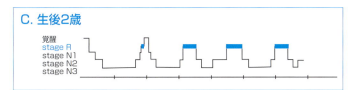

図2　睡眠の経時的変化

A：生後1ヵ月：この時期の睡眠は、動睡眠（レム睡眠に相当）・静睡眠（ノンレム睡眠に相当）と不定睡眠からなる。睡眠開始時に動睡眠を認める。

B：生後9ヵ月：この時期には、成人期と同じ睡眠ステージが認められる。睡眠開始時にはノンレム睡眠が認められるが、ノンレム-レム周期はまだ60分と短い。

C：生後2歳：この時期には、成人期とほぼ同じ睡眠構築となる。ノンレム-レム周期は90分。

（谷池雅子：子どもの睡眠の特徴．日常診療における子どもの睡眠障害（谷池雅子 編）．診断と治療社，東京，p3, 2015より引用して改変）

とがあるが、成人期にはみられない。また、小児期では、成人とは異なり、睡眠途中に生じる短い覚醒反応（arousal）のときにα波がみられないことが多い。

　睡眠ステージを縦軸、時間軸を横軸としてプロットした図を睡眠経過図と呼ぶ（図2）。2歳以上の子どもの睡眠経過図では、ノンレム睡眠から睡眠が始まり、睡眠深度が深まり、約90分周期で、stage Rが出現するというパターンを取る（図2C）。ところが、新生児期では、睡眠は通常動睡眠（≒stage R）から始まる（図2A）。3〜4ヵ月以降には、睡眠はノンレム睡眠から始まるようになるが、ノンレム-レム周期は、未だ60分と短い（図2B）。2歳以降になると、睡眠構築はほぼ成人と同じになるが、高齢者の睡眠と比べると、小児の睡眠は、①入眠潜時（就床してから入眠するまでの時間）が短い、つまり寝付きがよい、②深睡眠の割合が高い、③中途覚醒が少ないなどの特徴があり、これらは質のよい睡眠の指標と考えられている。

2. 睡眠時間の経時的変化

　1966年のRoffwargの論文[2]は、夜間の睡眠時間は年齢とともに減少していくことを示した（図3）。すなわち、夜間の睡眠時間は新生児期には16時間弱にも及ぶが（1日の3分の2を眠っている）、70〜85歳になると6時間台に減少する。また、幼少児ほどレム睡眠の占める割合が高く、新生児期には、（動睡眠として）総睡眠時間の50％に及ぶが、成人期になるとほぼ20％で一定となる。小児期の睡眠時間が長いことは、小児の発達に睡眠が重要であることを示唆していると考えられる。

第2部　クリニカルリサーチ

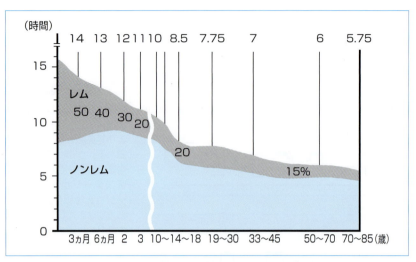

図3　年齢による睡眠の長さの変化

（Roffwarg HP, et al.：Science 152：604-619, 1966[2]）より引用）

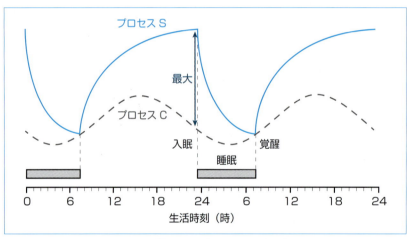

図4　睡眠の2プロセス・モデル

3. サーカディアンリズムの発達

① サーカディアンリズムとホメオスターシス

　Borbélyの2プロセス・モデルでは、入眠のしやすさ（＝睡眠圧）は、プロセスSとプロセスCにより調節されている[3]。プロセスSはホメオスターシスによって調節されているシステムであり、直前の覚醒持続時間が長いと睡眠圧は増大し、断眠によって増強、睡眠によって減少する。一方で、体内リズムによる調節機構はプロセスC（circadian）と呼ばれ、ヒトでは日中に覚醒を引き起こし、夜間に睡眠を引き起こす（図4）。

サーカディアン（circadian）とはラテン語に語源をもち、circa=about、dies=a day、すなわち約24時間のことであり、サーカディアンリズム（circadian rhythm）とは約24時間の周期をもつリズムを指す。生体信号のなかにはサーカディアンリズムを刻むものがあることはよく知られており、その代表である深部体温は典型的には昼間に上昇し、夜間覚醒数時間前に最低となる。尿量も夜間に減少し、コルチゾールの大量分泌は、サーカディアンリズム上の昼の直前（通常は覚醒直前）に起こる。ヒトの視床下部の視交叉上核には、生体時計があるが、固有の周期は24時間よりも長いことが知られており、強い光に代表される同調因子が、生体時計を24時間に同調させている。盲の患児の約50%が上記のフリーランのパターンを示すことは、同調因子としての光の重要性を示していると考えられる。

②子どもにおけるサーカディアンリズムの研究成果について

研究ボランティアを用いたサーカディアンリズムについての臨床研究は小児では難しいこともあり、乳幼児期～小児期へのサーカディアンリズムの発達についてはまだ十分に解明されていない点が多い。サーカディアンリズムの発達については、霊長類を用いた研究により、胎児期からサーカディアンリズムの発達がみられること、胎児の心拍の変動は母体のサーカディアンリズムに同期していること、新生児期のサーカディアンリズムについては哺乳などを通して母体の影響を受けるとすることが報告されている。さらに満期産の新生児ではすでに、24時間周期のコルチゾール分泌が認められることも報告されている。

深部体温のサーカディアンリズムは大体生後2～3ヵ月までには発達する。唾液中のコルチゾールのサーカディアンリズムについては、最初の2ヵ月までには確立するとするもの、もっと遅いとするものなど、諸説があり、個人差が大きいことが示唆されている。メラトニン分泌については、6～9ヵ月にはリズムがみられ、夕方～夜の早い時間にメラトニン値が高いという所見が記載されている[4]。

新生児期からの睡眠・覚醒リズムの連続記録からは、睡眠・覚醒のサーカディアンリズムが数ヵ月をかけて発達していく様子がみて取れる（図5）[5]。すなわち、出生～生後1ヵ月までは昼夜の区別なく、最長で3～4時間眠って数時間覚醒する、の繰り返しであり、このリズムは哺乳スケジュールに密接に関連すると考えられている。生後1ヵ月を過ぎると、夜に長く眠るという傾向が出現するが、生体時計通りに、覚醒・入眠時刻が少しずつ後ろにずれる乳児が約7%いるとされている。起床時刻と就寝時刻がほぼ一定して24時間のリズムを刻むようになるのは生後3～4ヵ月になってからのことである。また、習慣的就寝時刻から15時間後に日中の生理的眠気のピークが来ることが知られているが、その時間帯に1日1回のみ午睡するようになるのが、大体1歳前後となる。

幼児におけるサーカディアンリズムについての文献の多くは、発達障害児に焦点を当てたものであり、定型発達の幼少児におけるサーカディアンリズムの発達についての知見は多くない。たとえば、2～10歳の自閉症児は養育者が望む睡眠・覚醒スケジュールと比べると遅いタイミングで断片化した睡眠を呈し、これらのパターンは外因性のメラトニン投与に反応するとされている。自閉症児において、メラトニンのサーカディアンリズムが平坦化している、または消失していることも報告されている。しかし、これらがサーカディアンリズムのペースメーカーや松果体の問題、松果体におけるメ

第2部　クリニカルリサーチ

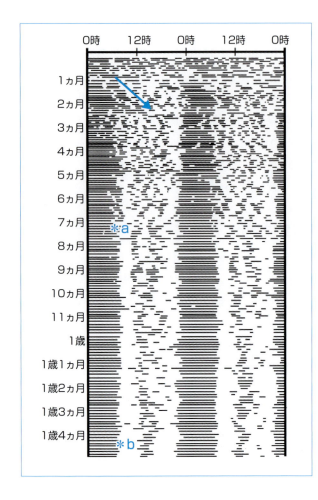

図5　睡眠・覚醒リズムの発達

・生後4～6週間は、昼夜の区別なく、数時間眠っては、授乳に合わせて数時間覚醒するという睡眠・覚醒パターンを示す。
・生後4～6週間後から夜間に固まった睡眠を取る傾向が明らかになるが、生体時計が外界に同調するまでの間、一過性に24時間よりも長い睡眠・覚醒周期がみられることがある（→）。
・生後3～4ヵ月ごろから生体時計が外界に同調して、24時間の睡眠・覚醒リズムが確立し、起床時刻と就寝時刻が一定するようになる。
・昼間の付加的な睡眠である昼寝は、生後6ヵ月からは午前午後の2回（*a）、1歳ごろから、午後1回となっている（*b）。習慣的就寝時間の15時間後には、日中でもっとも眠気の強い時間帯となるが、午後の昼寝はこの時間帯にみられるようになる。しかしながら、昼寝の回数には個人差が多い。

（瀬川昌也：幼児の眠りの調整．睡眠環境学（鳥居鎮夫 編），朝倉書店，東京，pp110-123, 1999）

ラトニン生成のサーカディアンリズム調整等の一次的な問題なのかは不明である。

　思春期の子どものサーカディアンリズムについては小児期のなかでもっとも集中的に研究されてきた。スタンフォード大学、ブラウン大学のCarskadonらは、サーカディアンリズムの周期は、成人の24.3時間に比して、思春期では少し長いことを見いだした[6]。10代の子どもにおける夜間の睡眠開始時刻の遅れは、社会的、行動的、そして生物学的な因子の組み合わせによって起こることは十分に証明されているが、これは、睡眠相後退症候群が10代に発症する、または増悪することからも明らかである。実際に睡眠臨床の現場では、思春期になって"急に"朝起きるのが困難となり登校が難しくなったという主訴で受診する子どもは非常に多い。生物学的な因子を修正することは困難であるが、昨今のメディアやネットの濫用など、行動的因子を指導していくことは思春期のリズム障害の子どもに対して重要であると考えられる。詳細は別項を参照されたい。

コラム：子どもに必要な睡眠時間とは？

"子どもにとって必要な睡眠時間は何時間でしょう？"というのはよく尋ねられる質問である。Hobsonらによると、睡眠時間には個人差があり、成人では7.5時間を平均とした正規分布をとるというが、子どもにおいても同様の個人差があると考えられる。しかしながら、上記のごとく、必要な睡眠時間には年齢依存性があり、指導する側にとってのある程度の答えは存在している。たとえば、カナダでのコホート研究では、3歳までの睡眠時間が9時間に満たなかった子どもでは6歳時の多動、認知機能の問題のリスクが高まるとしており[7]、十分な長さの睡眠（この論文では11時間以上としている）は脳の発達をサポートすると考えられる。

年齢別の子どもの平均睡眠時間をメタアナリシスで解析した最近のレビューでは、1歳で12.9時間、4〜5歳で11.5時間、〜10歳で9.1時間となっている。ここでは、アジア諸国の子どもの睡眠時間はアメリカ合衆国よりも1時間程度短いことが指摘されており、2008年に就学前児を対象に行ったわれわれの調査でも就学前児の夜間睡眠時間は平均9.7時間と欧米の報告と比べてかなり短く、40.2%が22時以降に就寝するなど、遅寝傾向が認められた。

われわれの調査では、さらに、テレビ視聴時間が2時間を超えること、20時以降の外出があることが、遅寝と関連することがわかった。就寝時刻前のテレビ視聴、外出は、強い光を浴びるリスクを高め、また、興奮性の刺激を脳に与えることにより、サーカディアンリズムの乱れや不眠につながるといわれている。昨今は乳幼児にタブレットやスマートフォンを使用させている家庭も増えてきた。さらに、われわれの調査では、養育者が0時以降に就寝する場合には、子どもが22時以降に就寝する傾向があるなど、養育者の睡眠・覚醒リズムが子どものそれに影響を与えることが示唆された（図6）[8]。

したがって、子どもの睡眠習慣を改善するためには、まず、養育者の睡眠に対する意識を上げることが重要であろう。そのうえで、養育者は、自分の子どもに必要な睡眠時間を知るべきである。誰かが起こさなくても自分で起き、昼間活発に活動し、生活・発達面で問題を起こさないためには何時間睡眠をとればよいのかということを養育者は観察しなければならない。医療職・支援職の指導とサポートの下、養育者が子どもの就寝環境の見直しとしつけをすることが子どもの心身の健やかな成長に欠かせない。

第2部　クリニカルリサーチ

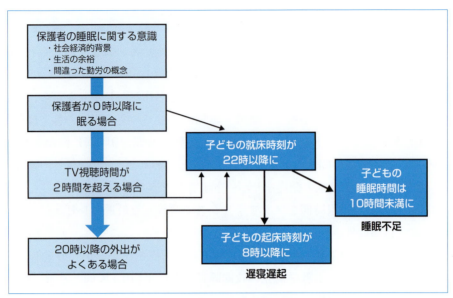

図6　日本の子どもの遅寝・睡眠時間短縮と関連する要因

夜間の睡眠時間が8時間に満たない子どもの養育者の56.7%が、子どもの睡眠を「よい」ととらえていた。

（三星喬史, 他：小児保健研究 71：808-816, 2012[8]）より参考に作成）

文献

1) Iber C, Ancoli-Israel S, Chesson AL, et al. : Rules, Terminology and Technical Specifications (1st ed.). American Academy of Sleep Medicine, Westchester, IL, 2007
2) Roffwarg HP, Muzio JN, Dement WC : Ontogenetic development of the human sleep-dream cycle. Science **152** : 604-619, 1966
3) Borbély AA : A two process model of sleep regulation. Hum Neurobiol **1** : 195-204, 1982
4) Wyatt JK : Chronobiology. In : Principles and Practice of Pediatric Sleep (2nd ed.). Sheldon SH, Kryger M, Ferber R, et al.（eds.）. Elsevier, London, 2014
5) 瀬川昌也：幼児の眠りの調整. 睡眠環境学（鳥居鎮夫 編）. 朝倉書店, 東京, pp110-123, 1999
6) Carskadon MA, Labyak ES, Acebo C, et al. : Intrinsic circadian period of adolescent humans measured in conditions of forced desynchrony. Neurosci Lett **260** : 129-132, 1999
7) Touchette E, Petit D, Séguin JR, et al. : Associations between sleep duration patterns and behavioral/cognitive functioning at school entry. Sleep **30** : 1213-1219, 2007
8) 三星喬史, 加藤久美, 清水佐知子, 他：日本の幼児の睡眠習慣と睡眠に影響を及ぼす要因について. 小児保健研究 **71**：808-816, 2012

（谷池雅子）

6 子どものサーカディアンリズムと睡眠
②子どもにみられるサーカディアンリズム睡眠・覚醒障害

1. 分類・症状（表1, 2）

　アメリカ睡眠医学会による睡眠障害国際分類第3版[1]ではサーカディアンリズム睡眠・覚醒障害を6類型に分類している（表1, 2）が、小児では睡眠覚醒相後退型がもっとも多い。同一患者の睡眠・覚醒リズムが時期によって睡眠覚醒相後退↔非24時間型↔不規則型というように変化することもある。初診時、患児の大半は無理に起床しようとするため生活リズムが不規則で、睡眠不足や自律神経・心理面の不調など複合的な問題を伴っており、認知機能、情緒、身体にわたって多くの症状がみられる。

表1　小児でみられるサーカディアンリズム睡眠・覚醒障害
（circadian rhythm sleep-wake disorders：CRSWD）の類型

類型	睡眠相	症状
睡眠・覚醒相後退型 (delayed sleep-wake phase disorder：delayed SWPD)	睡眠相が後退している	望ましい時刻に入眠すること、起床することが困難である
睡眠・覚醒相前進型 (advanced sleep-wake phase disorder：advanced SWPD)	睡眠相が前進している	夜早い時刻に眠くなる、早朝に覚醒してしまう
不規則睡眠・覚醒リズム型 (irregular sleep-wake rhythm disorder：irregular SWRD)	睡眠時間帯が著明に不規則である	就寝時刻、起床時刻、睡眠時間、睡眠時間帯が安定しない
非24時間睡眠・覚醒リズム型 (non-24-hour sleep-wake rhythm disorder：non-24-hour SWRD)	睡眠時間帯が毎日後退していく	毎日数時間ずつ睡眠相が後退していく

睡眠障害国際分類第3版の分類から交代勤務、jetlag を除いている

表2　小児でみられるサーカディアンリズム睡眠・覚醒障害（CRSWD）の主な症状

・睡眠・覚醒相の異常（類型ごとに表1に示した睡眠相がみられる）
・日中の眠気
・認知機能低下：集中維持困難、注意散漫、学習成績の低下など
・精神症状：意欲の低下、抑うつ、過敏性、不機嫌、落ち着きのなさ、情緒不安定、不安など
・身体症状：疲労感、頭痛、腹痛など

2. サーカディアンリズム睡眠・覚醒障害の発症に関連する要因（表3）

　病因はよくわかっていないが、発症に関連する要因は多い（表3）。個人差はあっても、誰もが生体

表3　小児のサーカディアンリズム睡眠・覚醒障害の発症に関連する要因

	項目	主なリスク要因
1.内因	遺伝子	PER3など
	メラトニン分泌	分泌低下、遅延など
	クロノタイプ（朝型夜型選好性）	夜型クロノタイプ
	必要な1日睡眠時間	長時間睡眠者
	自律神経系の安定性	不安定
	感覚過敏性	聴覚過敏、触覚過敏など
	心理的過敏性	過度の不安、易興奮性など
	時間の手がかり（zeitgeber）への感受性	視覚障害、不注意、取り組みへの過剰な集中、時間感覚の鈍さなど
	他の睡眠関連疾患の存在	睡眠不足症候群、social jetlag、閉塞性睡眠時無呼吸症など
	基礎疾患や障害、併存症の存在	神経発達障害（ASD、ADHD、重症脳障害、けいれん、胃食道逆流など）
		身体疾患（アレルギー疾患、起立性調節障害など）
		精神疾患（気分障害、不安障害、ストレス障害など）
2.外因	寝室の環境	メディア機器の持ち込み、望ましくない光環境など
	治療薬物	抗精神病薬、抗うつ薬、抗不安薬、中枢神経刺激薬、抗てんかん薬、抗ヒスタミン薬など
	嗜好品	カフェイン（緑茶、珈琲、高濃度含有飲料など）、ニコチンなど
3.行動、習慣	生活スケジュール	部活動、塾などを含む朝や夜の多忙さ
	生活習慣	睡眠を重視しないスタイル
	日中の活動（量、内容）	極端に多忙、室内にこもっているなど
	メディア機器の利用	過度の利用（依存、耽溺）
	日常生活や社会活動への意欲	意欲の低下、回避、強い負担感など

内部のリズム機構に反する生活を継続しているとリズム障害に至る可能性がある。また、ある種の慢性疾患や障害はその病態や特性のためにサーカディアンリズムの異常をきたしやすい。

3. 慢性疾患や障害のない小児のサーカディアンリズム睡眠・覚醒障害

　基礎疾患や障害のない小児では、
①サーカディアンリズムに反する生活リズム（夜型、不規則な生活）
②睡眠不足症候群（insufficient sleep syndrome：ISS）と social jetlag
③何らかの原因による日中の著しい生活機能低下（不登校など）
がサーカディアンリズム睡眠・覚醒障害の発症に先行していることが多い。ここに、感染症に罹患し身体のエネルギーが著しく消耗する、長期休みで起床時刻を大きく遅らせる、ゲームやスマートフォンを買ってもらってのめりこむ、生活の負荷が強まるといったイベントが加わることによって一

気にリズム障害を発症するという様式があるように思われる。

① サーカディアンリズムに反する生活リズム

年齢にそぐわない夜型生活や不規則な生活が問題となる。このような生活リズムを規定する要因には以下のようなものがある。

a. クロノタイプ

その人の睡眠・覚醒や活動の時間的選好性のことであり、朝型、中間型、夜型というようなサーカディアンリズムのタイプである。サーカディアンリズムの1周期は、視交叉上核の時計により生理（自律神経、ホルモン）、遺伝子、行動の情報が統合されることによって定まる。1周期が長い人ほど夜型になりやすい。クロノタイプは主に時計遺伝子（PER3など）の多型により決まり、個人の好みはあまり影響しない[2]。クロノタイプの夜型傾向とメラトニン分泌開始時刻は相関する[3]。

遺伝子やメラトニン濃度の測定は実用的ではないが、HorneとOstbergの朝型・夜型質問紙を用いて簡便にクロノタイプを把握することができる。ただし子どもの年齢や能力によっては理解が難しい質問もあるため注意する。

b. 幼少期からの夜型

乳幼児期の睡眠習慣はその後の思春期の就寝時刻やクロノタイプに関連する[4,5]。この時期の生活リズム形成は養育者、特に母との相互関係も重要であり、養育者の不規則な生活リズムや夜型クロノタイプが子どものリズム形成に影響しうる。行動性不眠から睡眠相が後退してしまっている子もいる。

c. 情報通信技術（information communication technology：ICT）

子どもの情報端末利用率は4～6歳で約40％、小学1～3年生で50％、4～6年生では70％にのぼる[6]。使用時間が長いほど夜間睡眠時間が短く、就寝時刻は遅い[7]。スマートフォン、タブレット型端末、PC、ゲーム機などの過度の利用がリズム障害の契機であることも、逆に睡眠障害や不登校で時間や不安を持て余したことがきっかけでこれらの機器を手放せなくなることもある。どちらの場合であっても、これらの機器の過度の利用は睡眠障害を治療するうえで障壁となる。

② 睡眠不足症候群（insufficient sleep syndrome：ISS）とsocial jetlag

毎日の就寝時刻が遅くなれば必然的に慢性睡眠不足になり、日中の脳機能低下、自律神経系の変調を伴いやすい。平日の不足分の一部を週末や休日に補おうとすれば平日－休日の睡眠時間の差が生じて体内時計が安定せず、社会時間とのずれも生じて不調になる（social jetlag）。これらの症状は、数日しっかり眠った程度では回復しない。

睡眠時間の正常最長群にあたる長時間睡眠児（long sleeper）では、1日睡眠時間が10～12時間のこともあり、学校生活に適応しようと努力する結果、常にISS、social jetlagの状態にある。

a. 周囲の大人の影響

夜型生活や睡眠不足を軽視する大人の言動や考え方も子どもの睡眠問題の一因である。周囲の大人が夜型生活を許容したり睡眠を軽視していると、子どもの夜型が助長される。また、睡眠不足になり

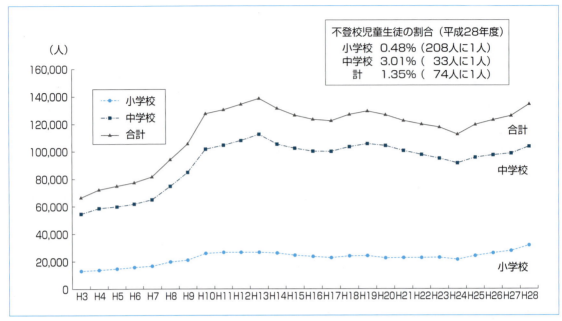

図1　不登校児童生徒数の推移

（文部科学省：平成28年度「児童生徒の問題行動・不登校等生徒指導上の諸課題に関する調査」結果（速報値）について．2017[8]より引用）

ながら塾、家庭学習、課外活動、生徒会活動などにすべて真面目に取り組む子どもの背景に、成績向上、進学、部活動の成果など、社会的に称賛されることに時間を使うことを奨励する文化がある。子どものころからこのような期待や要求に応えようと過剰適応した結果、睡眠障害に至ってしまうことがある。

b. 思春期の脳発達

　サーカディアンリズム睡眠・覚醒障害は思春期に好発する。思春期には発育発達が急速に進むため睡眠欲求は高くなるにもかかわらず、睡眠時間を短縮する構造（視床下部 – 下垂体 – 性腺系の活性化と脳の構造変化による正常な睡眠相後退、夜も活動しやすい環境、起床時刻の厳守、社会生活の多忙さ、養育者からの半独立など）が存在するため、夜型生活や睡眠不足になりやすい。

③不登校

　近年、不登校児童生徒数は増加している（図1）[8]。睡眠の問題は不登校の一因であり、睡眠負債が多くなるほど起床しにくく遅刻や欠席が増加する。さらに、リズム障害を発症してしまうと日常的に登校が困難になる。これとは逆に、不登校になってしまって生活の要を失い、リズムを乱す場合もある。

　不登校児の追跡調査[9]によれば、不登校の主な継続理由を「朝起きられないなど、生活リズムが乱れていたため」とした児童生徒が33.5％もいた。不登校児の多くは学校に行き、普通の生活をしたいと考えているが、リズム障害は社会復帰を妨げる大きな問題にもなっている。

4. 神経発達障害―神経系の慢性疾患や障害のある子どものサーカディアンリズム睡眠・覚醒障害

神経系の慢性疾患や障害があると睡眠の問題が起こりやすく、疾患や障害の管理がいっそう困難になる。一般に疾患、障害の重症度が高いほど睡眠障害も強い。睡眠障害が乳幼児期から出現すること、睡眠の問題が複数みられること、睡眠に影響する治療薬が多いことも特徴である。

① 自閉スペクトラム症（autism spectrum disorder：ASD）と注意欠如・多動症（attention-deficit/hyperactivity disorder：ADHD）

先天的要因による脳機能発達の遅れや偏りであり、乳幼児期に特徴が現れ始める。ASD は社会性、コミュニケーション能力、想像力の障害、こだわり、感覚過敏/鈍麻などの特性がある。ADHD は不注意と多動性・衝動性によって特徴づけられる。ASD と ADHD の特性を合わせもつ小児も少なくない。これらの特性が社会生活、学業、日常生活における機能障害につながっているときに問題となる。

ASD では 40〜80%、ADHD では 25〜55% に睡眠障害があるとされ、定型発達児での 25〜40% と比べ高率に睡眠の問題を有する[10,11]。睡眠症状は ASD、ADHD とも入眠困難や夜間覚醒が多いが、ASD では起床が早く睡眠時間が短い。一方、ADHD は起床困難の傾向がある。睡眠関連疾患は、ASD ではサーカディアンリズム睡眠・覚醒障害[12]、睡眠時随伴症、閉塞性睡眠時無呼吸症（obstructive sleep apnea：OSA）、ADHD ではサーカディアンリズム睡眠・覚醒障害、OSA、下肢静止不能症候群が多い。

睡眠症状やサーカディアンリズム睡眠・覚醒障害が起こるメカニズムについて、ASD 児ではメラトニンの異常（分泌量が対照に比し日中高く夜間低い、代謝の異常など）[13]、サーカディアンリズムに関係する遺伝子発現、明暗サイクルの季節変化の影響[14]が、ADHD 児ではメラトニン分泌リズムの後退[15]などが報告されている。

発達特性も睡眠に影響する。ASD ではこだわりや完璧主義的な思考、音や気温に対する過敏性が不眠の原因となる。朝カーテンを開けたがらない（ASD の視覚過敏）、夜に本を読み始めたら集中してしまい気づいたら朝になっていた（ADHD の過集中）、行動を促されてもぼんやり数時間を過ごしてしまうなど、時間の手がかり（zeitgeber）をうまく利用できていないこと、また、ゲームやインターネットへの依存のリスクが高いことも原因となる。さらに、友人関係が思うようにいかない（ASD）、頑張っているのに結果が伴わない（ADHD）といった悩みが不眠と社会適応の難しさを経てリズム障害に発展することもある。合併頻度の高い身体疾患（胃腸障害など）、精神疾患（気分障害、不安障害、ストレス障害、反抗挑戦性障害など）、薬物の影響も睡眠に影響する。

時計遺伝子の一部が神経細胞のシナプス形成や維持にもかかわっていることが最近明らかになり[16,17]、ASD とその睡眠障害とに共通する病因の存在という視点でも研究が進んでいくものと思われる。

② 先天性疾患・周産期脳障害などにより、運動と知能の障害を有する重症脳障害児

重症の脳障害がある児では睡眠障害の頻度がより高く、より重症である。脳障害に基づく睡眠・覚

醒調節や睡眠時の生体調節機構の異常、疾患特有の顔面骨格、頭頸部組織の形態などが睡眠症状の原因となる。筋緊張亢進、胃食道逆流、喘息、てんかんなど睡眠を妨げる併存症も多い。夜間の経管栄養、気道分泌とその処理、抗てんかん薬などの薬物も睡眠に影響する。睡眠症状はさまざまで、その要因も複合的であるため、サーカディアンリズムの異常に対応するには環境調整やスリープヘルスの基本に立ち返るとともに、これらの要因を読み解きながら介入する。

a. アンジェルマン（Angelman）症候群

15番染色体q11-q13に位置する刷り込み遺伝子UBE3Aの機能喪失によって発症する。重度の精神遅滞、てんかん、失調性運動障害、低色素症、特徴的な顔貌（尖った下顎、大きな口）、不眠（入眠困難、睡眠維持困難）などの睡眠障害を特徴とする[18]。Takaesuらの報告では患者15名のうち8名にサーカディアンリズム睡眠・覚醒障害を認め、夜間メラトニン分泌の低下（不規則型、非24時間型）、メラトニンピーク時刻の遅延（睡眠・覚醒相後退型）があり、メラトニン内服が有効であった[19]。

自験例では2歳男児、頻回の夜間覚醒があって受診した。睡眠ポリグラフ検査で重症OSAが判明し扁桃アデノイドを摘出したところ、睡眠がまとまり発達が進んだ。

b. スミス・マゲニス（Smith Magenis）症候群

17番染色体短腕中間部（17p11.2）の欠失による染色体微細欠失症候群である。欠失領域内のRAI1遺伝子が発症に関与していると考えられている。特異顔貌（幅広い顔、正中部の低形成、幅広い鼻稜、テント状の上口唇など）、精神遅滞、睡眠障害、先天性心疾患、行動症状（多動、常同行動、自傷など）などを特徴とする。メラトニン分泌リズムの異常によるサーカディアンリズム睡眠・覚醒障害があり、レム睡眠の減少や欠如による睡眠障害を認める患者もいる。メラトニンが有効とされる。メラトニン分泌の昼夜逆転している例にメラトニンとβ_1アドレナリン拮抗薬の併用が有効であったとの報告もある[20]。

自験例を紹介する。9歳女児、日中の眠気で受診。日中ほぼ決まった時間帯（11～13時ごろ、16～18時ごろ）に眠くなり自傷や他傷を起こしやすいが、その時間を過ぎれば眠気は消失し落ち着く。起床は4～5時（夏）、7時（冬）、就寝は20時で、夜間覚醒は時にあるがすぐに眠る。就寝前にメラトニン1.5～3mgを内服すると日中の行動がやや落ちつく。学校で眠気が強まる時間に短時間眠ると情緒が安定する。加齢とともに徐々に就寝時刻が遅くなったことを除くと、このようなリズムはほぼ変わりなく経過している。

c. 脆弱X（fragile X）症候群

X染色体長腕末端部（Xq27.3）のFMR1遺伝子に存在する3塩基（CGG）繰り返し配列の延長によって発症するトリプレットリピート病の1つである。知的障害、顔貌の特徴（大耳介、細長い顔）、行動異常（自閉、多動、注意欠陥）、関節の過伸展、扁平足などを特徴とする。睡眠障害はFMR1遺伝子の変異によるメラトニン合成異常のために入眠困難、睡眠維持の障害、サーカディアンリズムの異常がみられ、メラトニンが有効である[17]。このメラトニン合成異常が神経シナプス形成にも関与し、神経や行動の症状を起こしているとの仮説から、メラトニンによる認知行動発達への効果が研究されている[21]。

d. 盲

　光知覚がない患者では体内時計を同調させる光刺激が作用せず、早朝覚醒、日中の眠気、不眠、睡眠・覚醒相前進型などサーカディアンリズム睡眠・覚醒障害が起こる。これにはメラトニンが有効とされる。光以外のzeitgebersも利用されるようで、盲患者の半数以上には睡眠障害がない[22]。
　中隔視神経形成異常症（septo-optic dysplasia：SOD、ドモルシア［De Morsier］症候群）は、視床下部性の下垂体機能低下症、視神経低形成、脳の正中構造の形成異常（透明中隔欠損など）を3主徴とする先天異常で、サーカディアンリズムの異常をきたす。

5. 身体疾患、精神疾患をもつ子どものサーカディアンリズム睡眠・覚醒障害

　これらの疾患の一症状としてサーカディアンリズムの異常がある場合は、その疾患を治療することにより睡眠症状の改善を目指す。しかし、身体・精神の疾患にサーカディアンリズム睡眠・覚醒障害が併存している場合には、身体・精神疾患の治療がうまくいってもリズム障害だけが残存する。

①アレルギー疾患（アトピー性皮膚炎、気管支喘息など）

　痒みや咳嗽、呼吸困難、抗ヒスタミン薬の影響などにより入眠困難、夜間覚醒、日中の眠気がみられる。小児アトピー性皮膚炎患者では夜間メラトニン分泌が低下し、低下の度合いは睡眠障害の重症度と相関した[23]、また、メラトニン内服により入眠困難と皮膚炎が改善した[24]との報告がある。一方、気管支喘息ではメラトニンが気管支収縮を悪化させる可能性があり、日常的な使用は推奨されていない[25]。

②起立性調節障害（orthostatic dysregulation：OD）

　起立に伴う循環動態の変化に対する生体の代償的調節機構が不調なため、起床困難、起床後午前中の体調不良、頭痛、立ちくらみ、立位での気分不良が現れる。自律神経系の機能異常による交感－副交感神経のバランスの悪さに加え、遺伝要因、生活習慣、心理社会的ストレスが関係する。夕方～夜には改善するが、夜を中心に活動するとサーカディアンリズムを乱しやすい。逆に、睡眠不足、睡眠相後退はODを悪化させる。規則正しい生活と十分な睡眠を治療の基本とし、適宜薬物療法を行う。

③精神疾患

　不安障害、気分障害、ストレス障害、統合失調症などで不眠、過眠などの症状がみられる。学校生活が不調になるとサーカディアンリズム睡眠・覚醒障害につながりやすい。

6. 診断（表4）

　診断における注意点を表4にまとめた。正しい睡眠医学的診断と適切な治療を行うためのアセスメントが基本になる。ただし、リズム障害に関与する要因は多く、未診断の身体・精神疾患や神経発

表4 小児でサーカディアンリズム睡眠・覚醒障害が疑われたときの診断アプローチ

1. 現在の睡眠と生活の状況をなるべく客観的に把握する。
   - 問診
   - 睡眠・覚醒リズム票（休日を含む連続2週間以上記録してもらう）
   - 朝型・夜型質問紙
   - （オプション）アクチグラフィ、深部体温概日リズム
2. 睡眠、身体・精神に関する病歴を把握し、身体診察を行う。嗜好品や治療薬物があればその内容、量を確認する。
3. 基礎疾患や障害があれば現在の状況を評価し、睡眠障害への影響を検討する。
4. 1、2から睡眠医学的評価を行い、サーカディアンリズム障害およびその他の睡眠疾患が疑われる場合は、必要に応じて睡眠ポリグラフィ、血液検査、扁桃・アデノイド評価などを行うか専門診療科に適宜紹介し、疾患を診断する。
5. また、1、2から未診断の身体疾患、精神疾患が疑われる場合は、診断のために必要な検査を行うか専門診療科に適宜紹介し、疾患を診断する。
6. 成育歴（特に認知行動、社会性の発達）、現在の発達状況、学校や自宅での生活の様子を把握し、診察室での観察も含めて神経発達に関する情報を整理する。ASD、ADHD、知的障害などが疑われる場合は、必要に応じて発達検査を行うか専門診療科に適宜紹介し、診断する。
7. 1～6を通じて、睡眠障害を起こしている要因を同定しメカニズムを把握する（→表3を参照）。

表5 小児のサーカディアンリズム睡眠・覚醒障害に対する主な治療、対応

1. 疾患であることの説明
   - 本人、家族ともに悩んでいる。睡眠・覚醒がうまくいかないことをとても不安に思っている。また、本人の心がけが悪い、精神が弱いために問題が起きているなどと考えている。病気であることを診断し説明することは、このような不安や誤解を解き治療に向かう希望をもってもらうために重要である。
2. 治療目標の共有
   - 本人の目標、希望と親のそれが異なることがある。
   - 社会的な目標（登校、学習成果など）と医学的目標（リズムの改善、健康の回復）を分け、まず医学的な目標の達成に目を向けるように勧めるほうがよいこともある。
3. スリープヘルスに関する説明の例
   - 年齢ごとに適切な睡眠時間があり、個人差もある。自分に必要な睡眠時間を知り、毎日同じ時間帯にまとめて取ることが大切である。
   - 必要以上に眠ることはできない。日中の居眠りが多い、週末などにいつもより長く眠ってしまうなどは睡眠不足があることを示している。
   - 寝床は眠るためだけに使用する。寝室にテレビやメディア機器を持ち込まない。
   - 入眠前1時間はリラックスできるように使う。
   - 就寝時刻と起床時刻を毎日同じにし、平日と週末の差を1時間以内にする。
   - 日中、特に午前中に戸外に出て日光を浴びる。
   - 日中の活動（なるべく明るいところで過ごす、体を動かすなど）の重要性を伝える。
   - 午後3時を目安に、日中後半の昼寝を避ける。
   - 夕食や入浴の時間帯も毎日なるべく一定にすることが望ましい。
   - 夕方～夜にはコーヒー、緑茶、チョコレートなど、カフェインを含む飲食を避ける。
4. 1日の生活と睡眠のスケジュールに関する調整
   - スケジュールはできるだけ具体的に決めるが、完璧を求めるとかえってうまくいかないため「週〇日以上を目標に」というような提案もする。
   - 睡眠・覚醒リズム票を最低2週間記録し、平均睡眠時間、就床時刻・就寝時刻・起床時刻の傾向を知る。これを基に、毎夜必要な睡眠時間が確保できるようにして就床時刻、起床時刻を決める。

表5 つづき

- 就床時刻、起床時刻のどちらを重視するかは、本人の希望、不登校の有無などを考慮して決める。
- 決めた就床時刻からさかのぼって、夕食、入浴、活動をやめる時刻なども具体的にしていく。内服薬があるときはその時刻も決める。睡眠だけでなく食事や入浴の時刻も決めたほうがリズムが定まりやすい。
- ゲームやインターネットの使用など、望ましくない生活習慣をどうするか、本人の考えを聞きながら、一緒に目標を決める。終了する時刻を決めたらその時刻に何をするか（着替え、歯磨きなど）も決めるほうがよい。
- 3．スリープヘルスの内容を適宜具体的な形で組み込んでいく。
- 睡眠・覚醒リズム票は治療の効果判定、医療者と患児・家族との関係構築にも有用であり、治療中もなるべく継続してもらう。
- 継続的に患児の治療意欲を保てるよう工夫する。

5. 睡眠障害の要因への対応
   - 基礎疾患や障害への対応が必要な場合は適切な治療、対応を行う。
   - サーカディアンリズムを乱している要因への対応を行う。

6. 環境調整
   - 光、音、温度などの環境が夜の睡眠、朝の覚醒に適しているか確認し、必要があればアドバイスする。
   - 寝室、特に寝床の中にメディア機器を持ち込むことが睡眠に影響することを十分説明し、対策を練る。
   - 家族の理解と支援を整えることも大切な環境調整である。
   - 光や音への過敏性が入眠の支障になっている場合は、アイマスク、ノイズ除去イヤフォンなどを使用し改善することがある。

7. 朝の光の活用
   - 朝起こされずに自然覚醒する時刻を把握する。最初はこの時刻になったら部屋を明るくする。
   - 数日ごとに、30～60分程度時刻を早める。

8. 不登校がある児への配慮と対応
   - 心身のエネルギーを使い相当消耗していること、自尊感情が低下していることを理解する。
   - 不登校という状態に本人と家族の不安が高まっている。
   - まず身体的精神的に十分休養を取り、同時に生活リズムを立て直すという視点が必要である。単に睡眠・覚醒だけを治療対象にすれば多くは不調に終わる。
   - 睡眠障害や不登校の背景に疾患や障害が疑われる場合は評価し、必要な治療や対応を行う。
   - 人目を気にするため、日中の外出は極端に嫌がることが多い。通院も外出機会であり1つの居場所になり得る。
   - エネルギーが回復してきたら、二次的に生じている問題（学習の遅れ、友人との関係、学校での居場所の喪失、低下している自尊感情の回復、現実的な目標の喪失など）へのケアをできるところから行ってみる。
   - 医学的に許される状況になれば、本人の意向も聞きながら、学校（保健室を含む）、教育委員会の適応教室、フリースクールなど自宅外での生活も考える。活動量の増加や日中の居場所になり得る。
   - 外に出られない場合も、自宅で家事にも役割をもつよう勧める。頭を働かせることになり、また、自分は役に立っているという実感を得られる。
   - このような治療を通じて望ましい生活のリズム感を作りだし、今を生きる身体精神のエネルギーを蓄積していくことが重要である。

9. 薬物療法
   - メラトニン、ラメルテオン（ロゼレム®）：睡眠導入、睡眠相前進
   - 塩酸クロニジン（カタプレス®）：睡眠導入
   - 抑肝散、甘麦大棗湯：不眠の軽減
   - リスペリドン（リスパダール®）、アリピプラゾール（エビリファイ®）：興奮、緊張の緩和
   - メチルフェニデート徐放剤（コンサータ®）、アトモキセチン（ストラテラ®）、グアンファシン（インチュニブ®）：ADHDが関係している場合の対応

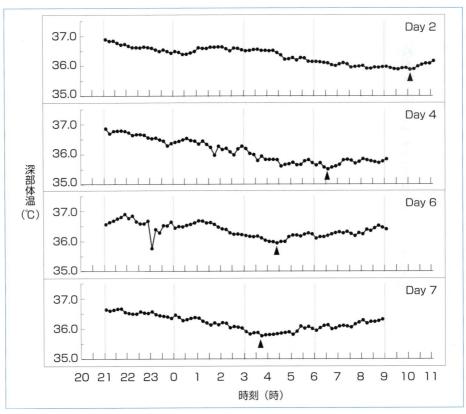

図2 入院後の深部体温の推移（15歳男子、睡眠・覚醒相後退障害）

入院2、4、6、7日目の深部体温の時間変化を示す。▲はそれぞれの日における最低体温時刻を表している。
最低体温時刻は高照度光療法（入院6日目から）を開始する前からすでに前進しはじめている。

達障害が睡眠症状の一因になっていることもあるため、身体疾患、精神疾患、発達診断にも目を向ける必要がある。

7. 治療（表5）

　一般に、サーカディアンリズムの正常化には最低でも数ヵ月を要し、発症以前の状態に戻るまでに年単位の時間がかかることが多い。主な治療方法を表5にまとめたが、治療の基本はスリープヘルス教育とスケジュール調整、環境調整である。研究的な視点からみれば高照度光療法とメラトニンは有効性が確立されているが、実際に病的状態を脱するためには教育、スケジュール調整と組み合わせる必要がある。治療や症状改善に対する患児自身のモチベーションも重要である。疾患の説明、治療目標の共有は、患児の治療意欲を引き出す重要な最初のステップである。スケジュールの計画、実行、評価、修正を繰り返し、スモールステップで改善を目指すが、随時、患児の治療意欲を保つよう心がける。

スケジュール調整で重要なのは睡眠不足にならないように設計することである。リズム障害にISSを伴いエネルギーの消耗が目立つ児には、まずは短期間の休暇を取り、就寝時刻のみ定めて起床時刻は決めず、自然覚醒に従うよう勧めている。

　朝の光の活用について、深部体温の位相と外部光に対する位相の反応には関連があり、最低体温時刻より早い時間の光は位相を遅らせ、遅い時間の光は位相を早める。したがって高照度光療法は、患児の最低体温時刻に遅れて開始する。自宅で朝の光環境を整える場合は「朝は体温が上昇し始めてから覚醒する」という前提のもとに、まず患児が毎朝「自然に」目が覚める時刻を確認し、その時刻から光照射を開始して数日ごとに30〜60分ずつ前進させていくのが安全である。また、筆者の経験では、深部体温サーカディアンリズムの位相が後退している患児が通常の病室（500〜1,000ルクス程度の明るさ）に入院し、光療法を開始するまでの数日間にも最低体温時刻は毎日少しずつ前進していくことがあった（図2）。入院治療や旅行、転地によってリズム障害が改善する例からも、適度な明るさと生活音、人の気配、食事の香りといった環境調整、朝の心理的負担の軽減、患者自身に新鮮で積極的な気持ちを作り出せればサーカディアンリズム自体を整えることは可能ではないかと感じている。逆に、単に自宅に携帯型光療法器を置いて室内を明るくするだけでは効果は疑問である。また睡眠・覚醒リズムは心理社会的要因や体調の影響も受けるため、深部体温やメラトニン分泌のリズムと必ずしも一致せず、光療法が必ず有効ということでもない。

　不登校がある児では、心身のエネルギーが低下し自尊感情が低下していること、二次的にさまざまな問題が生じていることを理解したうえで、生活に望ましいリズム感を作りだし、今を生きる身体精神のエネルギーを蓄積していくことが重要である。

　薬物療法では、メラトニンはASD児を含む小児で睡眠導入に有効であり[26]、メラトニン受容体作動薬（ラメルテオン）とともに睡眠・覚醒相後退型や不規則型で位相の正常化を目指すために用いられる。ベンゾジアゼピン系催眠薬は無効例が多く、脱抑制や依存を起こすこともあるため使いにくい。欧米ではα_2-アドレナリン受動体作動薬（塩酸クロニジン）が小児不眠症に対する第一選択である。

文献

1) American Academy of Sleep Medicine: Insufficient sleep syndrome. In: The International Classification of Sleep Disorders, (3rd ed.). American Academy of Sleep Medicine, Derien, IL, 2014
2) Hida A, Kitamura S, Katayose Y, et al. : Screening of clock gene polymorphisms demonstrates association of a PER3 polymorphism with morningness-eveningness preference and circadian rhythm sleep disorder. Sci Rep 4 : 6309, 2014
3) Kantermann T, Sung H, Burgess HJ : Comparing the Morningness-Eveningness Questionnaire and Munich ChronoType Questionnaire to the Dim Light Melatonin Onset. J Biol Rhythms 30（5）: 449-453, 2015
4) Takeuchi H, Inoue M, Watanabe N, et al. : Parental enforcement of bedtime during childhood modulates preference of Japanese junior high school students for eveningness chronotype. Chronobiol Int 18（5）: 823-829, 2001
5) 山上孝司, 沼田直子, 飯田恭子, 他：3歳児の生活習慣の9歳児における継続性. 平成11年度厚生科学研究（子ども家庭総合研究事業）報告書. pp269-274, 2000
6) 総務省：子どものICT端末利用状況. 平成27年版情報通信白書.（http://www.soumu.go.jp/johotsusintokei/whitepaper/ja/h27/html/nc122500.html）
7) Hale L, Guan S : Screen time and sleep among school-aged children and adolescents: a systematic literature review. Sleep

Med Rev **21** : 50-58, 2015

8) 文部科学省：平成28年度「児童生徒の問題行動・不登校等生徒指導上の諸課題に関する調査」結果（速報値）について．2017（http://www.mext.go.jp/b_menu/houdou/29/10/__icsFiles/afieldfile/2017/10/26/1397646_002.pdf）

9) 文部科学省：「不登校に関する実態調査」～平成18年度不登校生徒に関する追跡調査報告書～．2014（http://www.mext.go.jp/a_menu/shotou/seitoshidou/1349949.htm）

10) Cohen S, Conduit R, Lockley SW, et al. : The relationship between sleep and behavior in autism spectrum disorder (ASD) : a review. J Neurodev Disord **6** (1) : 44, 2014

11) Hvolby A : Associations of sleep disturbance with ADHD: implications for treatment. Atten Defic Hyperact Disord **7** (1) : 1-18, 2015

12) Hayashi E : Effect of melatonin on sleep-wake rhythm: the sleep diary of an autistic male. Psychiatry Clin Neurosci **54** : 383-384, 2000

13) Tordjman S, Najjar I, Bellissant E, et al. : Advances in the research of melatonin in autism spectrum disorders: literature review and new perspectives. Int J Mol Sci **14** : 20508-20542, 2013

14) Giannotti F, Cortesi F, Cerquiglini A, et al. : An investigation of sleep characteristics, EEG abnormalities and epilepsy in developmentally regressed and non-regressed children with autism. J Autism Dev Disord **38** : 1888-1897, 2008

15) Van der Heijden KB, Smits MG, Van Someren EJ, et al. : Effect of melatonin on sleep, behavior, and cognition in ADHD and chronic sleep-onset insomnia. J Am Acad Child Adolesc Psychiatry **46** (2) : 233-241, 2007

16) Veatch OJ, Keenan BT, Gehrman PR, et al. : Pleiotropic genetic effects influencing sleep and neurological disorders. Lancet Neurol **16** (2) : 158-170, 2017

17) Wirojanan J, Jacquemont S, Diaz R, et al. : The efficacy of melatonin for sleep problems in children with autism, fragile X syndrome, or autism and fragile X syndrome. J Clin Sleep Med **5** (2) : 145-150, 2009

18) Walz NC, Beebe D, Byars K : Sleep in individuals with Angelman syndrome: parent perceptions of patterns and problems. Am J Ment Retard **110** (4) : 243-252, 2005

19) Takaesu Y, Komada Y, Inoue Y : Melatonin profile and its relation to circadian rhythm sleep disorders in Angelman syndrome patients. Sleep Med **13** (9) : 1164-1170, 2012

20) De Leersnyder H, Bresson JL, de Blois MC, et al. : Beta 1-adrenergic antagonists and melatonin reset the clock and restore sleep in a circadian disorder, Smith-Magenis syndrome. J Med Genet **40** (1) : 74-78, 2003

21) Won J, Jin Y, Choi J, et al. : Melatonin as a Novel Interventional Candidate for Fragile X Syndrome with Autism Spectrum Disorder in Humans. Int J Mol Sci **18** (6) : pii: E1314, 2017

22) Leger D, Prevot E, Philip P, et al. : Sleep disorders in children with blindness. Ann Neurol **46** (4) : 648-651, 1999

23) Chang YS, Chou YT, Lee JH, et al. : Atopic dermatitis, melatonin, and sleep disturbance. Pediatrics **134** (2) : e397-405, 2014

24) Chang YS, Lin MH, Lee JH, et al. : Melatonin Supplementation for Children With Atopic Dermatitis and Sleep Disturbance: A Randomized Clinical Trial. JAMA Pediatr **170** (1) : 35-42, 2016

25) Marseglia L, D'Angelo G, Manti S, et al. : Melatonin and atopy: role in atopic dermatitis and asthma. Int J Mol Sci **15** (8) : 13482-13493, 2014

26) Rossignol DA, Frye RE : Melatonin in autism spectrum disorders. Curr Clin Pharmacol **9** (4) : 326-334, 2014

〔松澤重行〕

7 高齢者のサーカディアンリズムと睡眠
①サーカディアンリズムと睡眠の加齢変化

第2部 クリニカルリサーチ

　睡眠・覚醒、血圧や脈拍、ホルモン分泌など、さまざまな生理機能に認められるサーカディアンリズム（概日リズム［circadian rhythm］）の表現型は、①視交叉上核を発振源とするリズム振動系、②環境光を主たる同調因子とするリズム同調系、③中枢神経系、自律神経系、内分泌系機能などの細胞、組織、臓器によるリズム表現系の3つのコンポーネントによって決定される。図1にヒト生物時計の調節機構と、加齢に伴う修飾要因をまとめた。加齢によって、3つのコンポーネントのいずれか1つにでも機能変化や機能障害が生じれば、リズム表現にも変化が生じる。本稿では、加齢に伴う生物時計機能の加齢変化について触れた後に、その表現型である睡眠・覚醒および生理機能リズムの加齢変化の特徴とその背景要因について解説する。

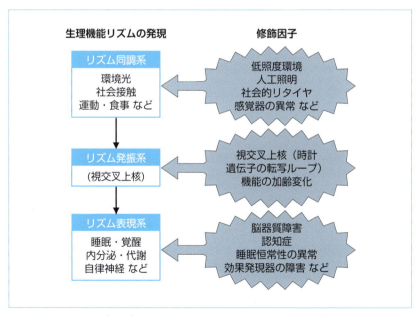

図1　高齢者のサーカディアンリズムとその修飾因子

1. 生物時計機能の加齢変化

① リズム振幅の加齢変化

　加齢に伴うサーカディアンリズム振幅の低下は、睡眠・覚醒（活動・休止）、自律神経系、内分泌系など広範な生理機能で認められる[1]。活動・休止リズムの振幅低下は顕著であり、活動期の休止（睡

眠）や休止期の行動（覚醒）など行動リズムに著しい多相化と断片化が生じる。アクチグラフで測定したヒトの活動量リズムにも同様の変化が認められる。一方、睡眠・覚醒パターンにも徐波睡眠の減少、中途覚醒の増加、午睡の増加などの加齢変化が認められ[2]、これらの現象が睡眠・覚醒リズムの振幅低下と表現されることがあるが、それは正しくない。なぜならそれらは夜間のノンレム睡眠構造と日中の覚醒水準の複合的な変化であり、活動量のような単一パラメーターによる表現型ではないからである。メラトニン、糖質コルチコイド、甲状腺刺激ホルモン、体熱制御など睡眠・覚醒調節にかかわる種々の生理機能リズムの振幅も低下する[3]。一方で、社会的、身体的に活発な健常高齢者では活動量だけではなく、自律神経系、内分泌系リズムの振幅低下も軽微にとどまるとする報告もあり[4,5]、リズム振幅の低下度には環境要因や体質によって大きな個人差があることを示唆している。

②リズム周期の加齢変化

サーカディアンリズム周期（フリーラン周期［τ］）の加齢変化は、若年および加齢動物の恒暗条件における活動・休止リズム周期の比較によって測定されることが多い。ハムスターやラットのτは加齢に伴い短縮し、逆にマウスでは延長するなど特徴的な加齢変化が生じるといわれてきたが、未だ論議がある。ハムスターを生涯飼育してτを継続的に測定すると有意な加齢変化を認めなかったとの報告もある[6]。従来はヒトのτも加齢に伴い短縮すると考えられてきたが、サーカディアンリズムのマスキング（表現型の修飾要因）を厳密に除外して測定すると、若年者と高齢者のτはともに24.18時間（24時間11分）であり、きわめて24時間に近似し、かつ加齢変化を認めなかったという[7]。

③リズム同調能

ヒトでは加齢に伴い朝型指向性が強まり、夕刻以降の早い時刻から覚醒水準が低下し、就床・入眠および覚醒時刻も早まる。睡眠調節にかかわる種々の生理機能リズムの位相も総じて加齢とともに前進する。一方で、先述の通りヒトτの加齢変化はないか、あったとしてもごくわずかであり[7]、高齢者における同調位相の前進を説明できるほど影響が大きくない。また、一般的に高齢者では、網膜の光感受性の低下[8,9]、瞳孔径の縮小[10,11]、眼レンズでの青色光の吸収の増加[12,13]など、環境光によるリズム同調が減弱する要因が多く認められる。一方で、これらの要因にもかかわらず、光曝露時のメラトニン分泌抑制度に加齢変化が生じていないとの報告もある[14]。

④視交叉上核機能

げっ歯類の視交叉上核では加齢に伴いVIP mRNA転写リズム振幅の低下[15]、グルコース利用率の低下[16]、ニューロン発火頻度の減少[17]、光位相反応の減弱[18]などが生じる。ヒトの視交叉上核についてはオランダのグループが80歳超群における総細胞数およびバソプレシン細胞数の減少を報告している[19,20]。このことは逆に70代までは視交叉上核の形態学的変化が乏しいことを示しており、健常高齢者のサーカディアンリズムではτに大きな加齢変化を認めないとする知見と合致する。一方、アルツハイマー病では、視交叉上核内のバソプレシンやニューロテンシン含有細胞の容積および総数

7 高齢者のサーカディアンリズムと睡眠 ①サーカディアンリズムと睡眠の加齢変化

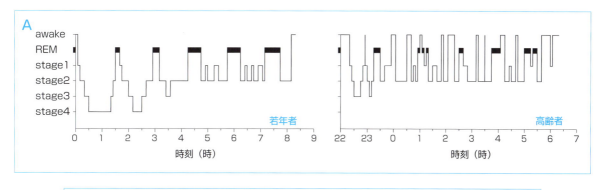

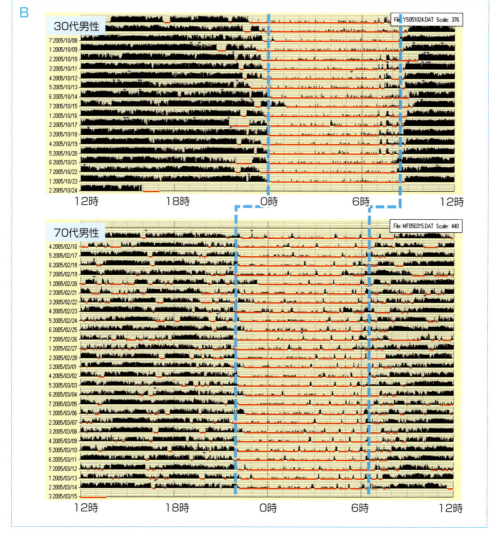

図2 若年者と高齢者の睡眠・覚醒リズムパターンの比較

A：健常若年成人（左）および健常高齢者（右）の夜間睡眠ポリグラフの定型例．横軸は実時刻を，縦軸は各睡眠段階を示す．
B：図2Aの2例の活動・休止リズム．アクチグラフで測定したデータから睡眠時間帯と判定された区間が赤い横棒で示されている．説明は本文を参照．

が著しく減少する[19, 21, 22]。

以上のように、サーカディアンリズム機能には振幅低下や位相前進、同調能の低下など、いくつかの特徴的な加齢変化が生じる。ただし、健常高齢者では加齢変化は軽微にとどまることも多く、個人差や環境要因も大きくかかわる。また、後述するように、生物時計の振動系や同調系の機能には変化がなくても、効果器官の加齢変化のためにリズム表現型がみかけ上変わることがある。

2. 睡眠構築の加齢変化

図2Aに若年成人と高齢者の典型的な2例の睡眠構築を対比的に示した。若年者では睡眠前半に深い睡眠（徐波睡眠［slow wave sleep, stage 3＋4］）がまとまって出現する。入眠後3時間ほどで徐波睡眠量は急速に減少し、睡眠後半は主として浅い睡眠（stage1＋2）が占めるようになる。レム睡眠（rapid eye movement sleep）は入眠後に約90分周期で繰り返し出現するが、睡眠後半に向けて徐々に1回ごとのレム睡眠時間が延長してゆく。中途覚醒はほとんど認めず睡眠効率が高い。

これに対して高齢者では、徐波睡眠量が減少し、stage1およびstage2が主体となる。ごく短時間の脳波上の覚醒も含めて頻回の中途覚醒が認められ、睡眠効率は低下する。レム睡眠の周期性は確保されることが多いが、若年者に比較して睡眠後半での持続性が低下する。また徐波睡眠が減少するのと同期して睡眠前半へのレム睡眠の侵入（前方シフト）が認められ、結果的に睡眠時間帯全体へレム睡眠が分散均衡化するようになる。睡眠・覚醒パターンをマクロでみると、一般的に高齢者では就床（入眠）および覚醒（離床）時刻が若年者に比較して早まる（図2B）。

睡眠構築の加齢変化に関しては多数の既報があり、メタ分析がなされている（図3）[2]。徐波睡眠の減少および中途覚醒時間の増加は、高齢者の睡眠で認められるもっとも顕著かつ再現性の高い所見である。一方、stage1、stage2およびレム睡眠の総出現量の加齢変化はより小幅に留まる。その結果、総睡眠時間は加齢に伴い減少し睡眠効率は低下する。入眠潜時には明らかな加齢変化は認めない。加齢に伴うレム潜時の短縮もまた多くの睡眠研究での一致した知見である。これらの所見を総括すると、高齢者では睡眠を開始する機能に比較して睡眠を維持する機能が優位に障害されると表現できる。

3. 早寝早起きがさらなる朝型化を招く

先述したように、高齢者ではτの短縮は生じず、光同調の減弱が生じる。一般的にこれらの機能変化はサーカディアンリズム位相を後退させる。それにもかかわらず高齢者ではなぜ睡眠の朝型化（位相前進）が生じるのだろうか。それには加齢による睡眠時間の短縮と、その結果として生じる早朝覚醒がさらなる朝型化を招く悪循環が関係している。

高齢者は疲労感やTVなどへの関心の低下から必要以上に早い時刻から就床してそのまま眠り込んでしまうことが多い。早く就床・入眠すれば覚醒時刻が早まるのは当然の帰結だが、加えて睡眠時間は加齢とともに短縮するためさらに覚醒時刻は早くなる。いったん早寝早起きの睡眠習慣に陥ると悪

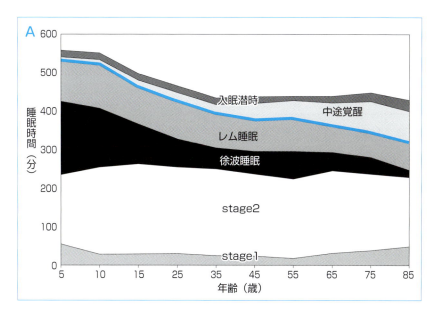

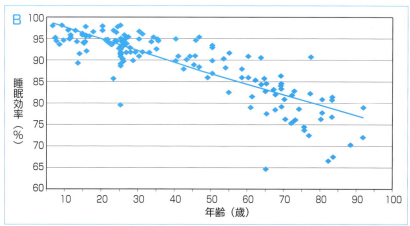

図3 メタ分析による各種睡眠パラメーターの加齢変化

A：総睡眠時間（total sleep time）は浅睡眠（stage 1 + stage 2）、徐波睡眠、レム睡眠の総和であり、青線で示されている。総覚醒時間は入眠潜時と中途覚醒時間（wake after sleep onset：WASO）の総和である。
B：睡眠効率の加齢変化。各プロットは解析対象となった各研究のデータを示す。

(Ohayon MM, et al.：Sleep 27：1255–1273, 2004[2] より引用）

循環的に朝型化が加速する。第一に、早朝は光位相反応曲線の位相前進域に当たるため、覚醒後に早いタイミングで自然光に曝露するとサーカディアンリズム位相が前進する。逆に、活動が午前に集中すると1日の後半での活動性が低下し、午後から始まる位相後退域で自然光に曝露する機会が減少する。また早い時刻に眠気を感じて消灯することで室内照明への曝露時間も短くなる。これらの受光パターンの変化で生体リズムの位相前進が促進され、また固定される。受光パターンを変えることで、高齢者の睡眠維持障害（中途覚醒、早朝覚醒）が改善することも明らかになっている。たとえば、早

朝覚醒型不眠症に対して20～1時の夜間帯に2,500ルクスの高照度光を4時間、2日間照射しただけで睡眠維持能が向上することが報告されている[23]。

4. サーカディアンリズムと睡眠とのかかわり

①体熱制御と睡眠、加齢

　体熱制御は睡眠・覚醒と密接な関連を有する。生物時計の影響のみならず、横臥、消灯、精神的緊張緩和などの睡眠前の操作自体によっても体血流の再配分が生じ、末梢循環量が増加して放熱が促進される。放熱機構のなかでも、末梢毛細血管の拡張が催眠作用強度と強く相関することが明らかにされている[24]。睡眠薬やメラトニンなどの入眠促進物質、入浴、カロリー摂取、生物時計の位相変位など、入眠を促進するさまざまな操作の多くは熱放散を促進する[25～32]。逆に、放熱が阻害されると睡眠の開始と維持が障害される。たとえば末梢血管攣縮を生じるため熱放散が阻害される疾患（primary vasospastic syndrome）での睡眠障害が報告されている[33]。

　高齢者では深部体温リズムの振幅が低下するが、日中に到達する最高体温は若年者と変わりがない。一方、副交感神経機能の低下、末梢循環障害や血管壁の硬化などのために夜間の放熱機能が減弱し、最低体温は高止まりする。すなわち、深部体温リズムの振幅低下の原因は生物時計機能ではなく主に身体的要因によると考えられている。

②神経内分泌機能と睡眠、加齢

　ホルモン分泌パターンは、睡眠自体に影響されるものと、生物時計により強く支配されるものに分類される。前者に属する代表的なホルモンとして成長ホルモンやプロラクチンが挙げられる。後者には、副腎皮質刺激ホルモン、コルチゾール、メラトニンなどが属し、睡眠時間帯のシフトや断眠による影響を基本的に受けない。また、甲状腺刺激ホルモン、黄体形成ホルモン、テストステロンなどは、睡眠とサーカディアンリズム時計の両者から影響を受ける。

　これらのホルモンは、睡眠・覚醒と適切な位相関係を保つことで、睡眠・覚醒の発現維持や生体機能への影響力を効率よく行使する。たとえば、糖新生、タンパク同化、過剰な免疫反応の抑制効果を有するコルチゾールは、同時に覚醒作用を有するため、夜間睡眠中は強く抑制されるが、覚醒前からパルス状に分泌が亢進しはじめ、活動期である起床時刻～正午ごろにかけてピークに達する。一方で、神経内分泌動態に加齢変化が生じる結果として、睡眠が阻害されることもある。高齢者では、夜間のコルチゾール分泌の抑制が弱まり、血中濃度が上昇する。また、加齢に伴いコルチゾールへの感受性が亢進し、経静脈投与された際の覚醒反応は高齢者でより顕著となる[34]。睡眠障害を有する脳血管性認知症やアルツハイマー病患者では、夜間の分泌非抑制はさらに顕著になる[35]。加えて、夜間のコルチゾール分泌の亢進は、夜間不眠による覚醒、行動、ストレスなどによりさらに増悪する。海馬機能の低下がコルチゾール過剰分泌の一因とされるが、逆にコルチゾールは海馬神経細胞の有力な障害因子であり、悪循環を形成する。

③メラトニンと睡眠、加齢

　加齢に伴いメラトニンの分泌量は低下する。これは生物時計機能の加齢変化による不可逆的変化と考えられてきたが、少なくともその一部は環境因子や生活スタイルによって惹起されているようである。たとえば、サーカディアンリズム調節に重要な役割を果たしているメラトニン分泌リズムは加齢に伴い顕著に低振幅化するが、光曝露量の減少が一因となっていることが明らかになっている[36]。施設入所中の高齢者などでは、外出機会が乏しく自然光を浴びないため、日中でも1,000ルクスに満たない低照度環境で生活している。このような高齢者では夜間の血中メラトニン濃度が著しく低分泌になり、同時に不眠を呈することが多い。実験的に特殊な人工光照射ルームを利用して、若年者と同程度の高照度光（午前および午後2時間、計4時間、2,500ルクス）のもとで4週間にわたり生活させると、メラトニン分泌レベルは顕著に増大し、対照健常高齢者群での分泌量のレベルを越えて、若年者群とほぼ同等のレベルにまで増大（回復）することが明らかになっている（図4）。このことは、松果体の石灰化などの事例以外では、非可逆的な老化現象と考えられていたメラトニン低分泌が（光）環境因子で回復する可能性を示唆している。さらに光環境の改善は、メラトニンだけに限らず、自律神経系やほかの内分泌系など多様な生体機能に対してユニークな効果を発揮することがある[37]。オラン

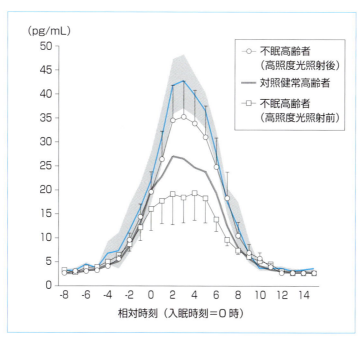

図4　不眠高齢者のメラトニン分泌障害と光照射後の改善

健常若年者（青線とグレー領域）、健常高齢者（破線）、光照射前（□）および光照射後（○）の不眠高齢者での血中メラトニン分泌の日内変動。データは平均値±SD。高齢者、特に施設入所中の高齢者の夜間血中メラトニン濃度は若年者に比較して著しく低い。しかし、光曝露量を増加させることによりメラトニン濃度量が顕著に増加した。

（Mishima K, et al.: J Clin Endocrinol Metab 86: 129-134, 2001[36] より引用して改変）

ダの研究グループは、施設入所中の認知症高齢者に、人工光照射ルームを利用して日中（9〜18時）に1,000ルクスの光環境のもとで生活してもらったところ、低照度（300ルクス）で生活した場合に比較して認知機能、気分、睡眠状態のいずれも有意に改善することを確認している[37]。

社会的刺激の減弱、活動量の減少、感覚受容器の機能低下など種々のハンディキャップを抱える高齢者にとって、低照度光環境は睡眠・生物時計機能を障害するリスク要因であることに留意する必要がある。屋内ではリズム同調に効果的な数千ルクスレベルの高照度光を受光する機会は少ない。戸外であれば曇天でも数万ルクス、晴日では十万ルクス以上の照度が得られる。一方、一般住宅の場合、直射光が窓から差し込まない日中の屋内では300ルクス程度、夜間照明で500ルクス前後に留まる。屋内で高照度光を浴びるためには意識的に晴日の窓際で外界方向に視線を向ける必要がある。一部の高齢者施設では採光窓を設置するなど室内照度を高める工夫をしているが、輝度を上げる視覚的な効果はあるものの、高照度光を浴びることができるのはやはり窓辺の近くのごく限られたスペースのみである場合が多い。

> **コラム：サーカディアンリズム同期は24時間に近く、加齢変化もみられなかった**
>
> 　以前の睡眠学や時間生物学の教科書には、サーカディアンリズム周期（フリーラン周期［τ］）は加齢とともに短縮すると必ず書かれていた。ところが、ハーバード大学のCzeislerらが強制脱同調試験で若年者と高齢者のτを精密測定した結果、両年代ともτは24時間に近似し（24時間11分）、かつ加齢変化を認めないことが明らかになっている[7]。強制脱同調試験が考案される前までは、隔離環境下で睡眠を自由にとらせ、その際の深部体温リズム位相のズレから算出していたが、この方法ではτを正しく測定できないことが明らかになっている。フリーラン中に内的脱同調が生じると睡眠が深部体温の下降点で始まる確率が高まることが明らかになっており、相対的に位相前進域で眠り（閉眼し）、位相後退域で覚醒して室内光に曝露する（網膜に光が入射する）時間が延長する。隔離実験室内で用いられていた150〜300ルクス程度の室内照明でも位相反応が生じるため、結果的に位相後退が促進されτがみかけ上長く算出されるのである。そのため、これまでの隔離実験の多くではヒトのτはほかの動物種に比較して長い24.5〜25時間を示していた。強制脱同調試験ではその影響を除外するため低照度（15ルクス以下）下で20時間もしくは28時間周期で強制的に睡眠をとらせる。この条件下では生物時計位相は睡眠・覚醒リズム周期に同調できず内的脱同調が生じる。その結果、覚醒中に曝露する室内光が位相反応曲線のすべての位相角で均等に分散することになり、そのわずかな影響すら相殺される。強制脱同調試験によって、加齢に伴うτの短縮はあったとしてもごくわずかであり、高齢被験者で認められた同調位相の前進を説明できるほど大きいものではないことが明らかになった。

文献

1) Brock MA : Chronobiology and aging. J Am Geriatr Soc **39** : 74-91, 1991

2) Ohayon MM, Carskadon MA, Guilleminault C, et al. : Meta-analysis of quantitative sleep parameters from childhood to old age in healthy individuals: developing normative sleep values across the human lifespan. Sleep **27** : 1255-1273, 2004

3) van Coevorden A, Mockel J, Laurent E, et al. : Neuroendocrine rhythms and sleep in aging men. Am J Physiol **260** : E651-661, 1991

4) Monk TH, Buysse DJ, Reynolds CF 3rd, et al. : Circadian temperature rhythms of older people. Exp Gerontol **30** : 455-474, 1995

5) Zeitzer JM, Daniels JE, Duffy JF, et al. : Do plasma melatonin concentrations decline with age? Am J Med **107** : 432-436, 1999

6) Davis FC, Viswanathan N : Stability of circadian timing with age in Syrian hamsters. Am J Physiol **275** : R960-968, 1998

7) Czeisler CA, Duffy JF, Shanahan TL, et al. : Stability, precision, and near-24-hour period of the human circadian pacemaker. Science **284** : 2177-2181, 1999

8) Freund PR, Watson J, Gilmour GS, et al. : Differential changes in retina function with normal aging in humans. Doc Ophthalmol **122** : 177-190, 2011. doi: 10.1007/s10633-011-9273-2

9) Gerth C, Garcia SM, Ma L, et al. : Multifocal electroretinogram: age-related changes for different luminance levels. Graefes Arch Clin Exp Ophthalmol **240** : 202-208, 2002. doi: 10.1007/s00417-002-0442-6

10) Bitsios P, Prettyman R, Szabadi E : Changes in autonomic function with age: a study of pupillary kinetics in healthy young and old people. Age Ageing **25** : 432-438, 1996

11) Daneault V, Vandewalle G, Hebert M, et al. : Does pupil constriction under blue and green monochromatic light exposure change with age? J Biol Rhythms **27** : 257-264, 2012. doi: 10.1177/0748730412441172

12) Norren DV, Vos JJ : Spectral transmission of the human ocular media. Vision Res **14** : 1237-1244, 1974

13) Sample PA, Esterson FD, Weinreb RN, et al. : The aging lens: in vivo assessment of light absorption in 84 human eyes. Invest Ophthalmol Vis Sci **29** : 1306-1311, 1988

14) Najjar RP, Chiquet C, Teikari P, et al. : Aging of non-visual spectral sensitivity to light in humans: compensatory mechanisms? PLoS One **9** : e85837, 2014. doi: 10.1371/journal.pone.0085837

15) Kawakami F, Okamura H, Tamada Y, et al. : Loss of day-night differences in VIP mRNA levels in the suprachiasmatic nucleus of aged rats. Neurosci Lett **222** : 99-102, 1997

16) Wise PM, Cohen IR, Weiland NG, et al. : Aging alters the circadian rhythm of glucose utilization in the suprachiasmatic nucleus. Proc Natl Acad Sci U S A **85** : 5305-5309, 1988

17) Satinoff E, Li H, Tcheng TK, et al. : Do the suprachiasmatic nuclei oscillate in old rats as they do in young ones? Am J Physiol **265** : R1216-1222, 1993

18) Benloucif S, Masana MI, Dubocovich ML : Light-induced phase shifts of circadian activity rhythms and immediate early gene expression in the suprachiasmatic nucleus are attenuated in old C3H/HeN mice. Brain Res **747** : 34-42, 1997

19) Swaab DF, Fliers E, Partiman TS : The suprachiasmatic nucleus of the human brain in relation to sex, age and senile dementia. Brain Res **342** : 37-44, 1985

20) Hofman MA, Fliers E, Goudsmit E, et al. : Morphometric analysis of the suprachiasmatic and paraventricular nuclei in the human brain: sex differences and age-dependent changes. J Anat **160** : 127-143, 1988

21) Stopa EG, Volicer L, Kuo LV, et al. : Pathologic evaluation of the human suprachiasmatic nucleus in severe dementia. J Neuropathol Exp Neurol **58** : 29-39, 1999

22) Zhou JN, Hofman MA, Swaab DF : VIP neurons in the human SCN in relation to sex, age, and Alzheimer's disease. Neurobiol Aging **16** : 571-576, 1995

23) Lack L, Wright H, Kemp K, et al. : The treatment of early-morning awakening insomnia with 2 evenings of bright light. Sleep **28** : 616-623, 2005

24) Krauchi K, Cajochen C, Werth E, et al. : Warm feet promote the rapid onset of sleep. Nature **401** : 36-37, 1999

25) Echizenya M, Mishima K, Satoh K, et al. : Heat loss, sleepiness, and impaired performance after diazepam administration in humans. Neuropsychopharmacology **28** : 1198-1206, 2003
26) Echizenya M, Mishima K, Satoh K, et al. : Enhanced heat loss and age-related hypersensitivity to diazepam. J Clin Psychopharmacol **24** : 639-646, 2004
27) Mishima Y, Hozumi S, Shimizu T, et al. : Passive body heating ameliorates sleep disturbances in patients with vascular dementia without circadian phase-shifting. Am J Geriatr Psychiatry **13** : 369-376, 2005
28) Satoh K, Mishima K : Hypothermic action of exogenously administered melatonin is dose-dependent in humans. Clin Neuropharmacol **24** : 334-340, 2001
29) Mishima K, Satoh K, Shimizu T, et al. : Hypnotic and hypothermic action of daytime-administered melatonin. Psychopharmacology Berl **133** : 168-171, 1997
30) Horne JA, Staff LH : Exercise and sleep: Body-heating effects. Sleep **6** : 36-46, 1983
31) Horne JA, Shackell BS : Slow wave sleep elevations after body heating: proximity to sleep and effects of aspirin. Sleep **10** : 383-392, 1987
32) Gilbert SS, van den Heuvel CJ, Dawson D : Daytime melatonin and temazepam in young adult humans: equivalent effects on sleep latency and body temperatures. J Physiol **514** : 905-914, 1999
33) Pache M, Krauchi K, Cajochen C, et al. : Cold feet and prolonged sleep-onset latency in vasospastic syndrome. Lancet **358** : 125-126, 2001
34) Vgontzas AN, Bixler EO, Wittman AM, et al. : Middle-aged men show higher sensitivity of sleep to the arousing effects of corticotropin-releasing hormone than young men: clinical implications. J Clin Endocrinol Metab **86** : 1489-1495, 2001
35) Mishima K, Okawa M, Hozumi S, et al. : Supplementary administration of artificial bright light and melatonin as potent treatment for disorganized circadian rest-activity, and dysfunctional autonomic and neuroendocrine systems in institutionalized demented elderly persons. Chronobiol Int **17** : 419-432, 2000
36) Mishima K, Okawa M, Shimizu T, et al. : Diminished melatonin secretion in the elderly caused by insufficient environmental illumination. J Clin Endocrinol Metab **86** : 129-134, 2001
37) Riemersma-van der Lek RF, Swaab DF, Twisk J, et al. : Effect of bright light and melatonin on cognitive and noncognitive function in elderly residents of group care facilities: a randomized controlled trial. JAMA **299** : 2642-2655, 2008

（三島和夫）

第2部 クリニカルリサーチ

7 高齢者のサーカディアンリズムと睡眠
②認知症・せん妄の睡眠障害

わが国の65歳以上の高齢者における認知症患者数は、人口の高齢化とともに増加している[1]。本稿では、認知症・せん妄の睡眠障害について概説する。

1. アルツハイマー病（Alzheimer disease：AD）

① ADにみられる睡眠障害

ADは認知症の約半数を占める。AD患者では、中途覚醒の増加や昼間睡眠の増加がみられることが多い。実際、AD患者のポリグラフィ所見として、夜間睡眠における中途覚醒回数・中途覚醒時間の増加、stage 1の増加、徐波睡眠の減少、レム睡眠とレム密度の減少、および日中の睡眠時間の増加が認められる[2~4]。これらの所見は高齢者でみられる所見と類似するもので、ADの病期の進行とともに増悪していく[2,4,5]。

質問紙票を用いた調査では、AD患者にみられる睡眠障害の頻度は64％と報告されている[6]。その内訳は、不眠症（24％）、睡眠関連こむらがえり（19％）、日中の過度の眠気（17％）、睡眠時無呼吸症候群（15％）、むずむず脚症候群（13％）、周期性四肢運動障害（9％）、レム睡眠行動障害（REM sleep behavior disorder：RBD）（9％）であった（表1）。

AD患者では、種々のサーカディアンリズムの障害がみられる。ADでは、病期が進行するにつれて活動量が全体的に低下するとともに、夜間の覚醒が増加し、日中の覚醒は減少していく[2]。ADの病期がさらに進行すると、不規則睡眠・覚醒リズム障害へと変化する[2]。また、AD患者の約20％に日の入り症候群（sundown syndrome）が認められる[7]。日の入り症候群とは、夕方～夜間にかけて徘徊や困惑がみられるもので、せん妄の一種と考えられている[2]。

健常者の体温リズムは午前3～4時ごろにもっとも低下し、午後～夕方にもっとも上昇する。AD患者の体温リズムでは、平均深部体温の上昇と頂点位相の後退が認められる[8]。

メラトニンは松果体でトリプトファンから合成・分泌されるホルモンであるが、健常者では、日中にはほとんど分泌されず、夜間に急速に分泌し始め、夜間睡眠中にピークとなる。このメラトニン分泌の開始は、視交叉上核（suprachiasmatic nucleus：SCN）および全身のメラトニン受容体を介して体内環境を睡眠に適した状態に変えていく。そして、その2～3時間後の就床時刻になると実際に入眠する[2]。しかし、AD患者では、メラトニン分泌リズムの消失や分泌量の減少が認められる[2,3,9]。なお、AD患者における髄液中メラトニン濃度や松果体メラトニン濃度は、ADの臨床症状が出現する前（preclinical AD）から減少しており、病期の進行とともにさらに減少する[10,11]。

表1　健常者と認知症患者における睡眠障害の頻度

睡眠障害	健常者 n=420 n (%)	認知症患者 n=151 n (%)	OR (95% CI)※1	P値※1	AD n=97 (64.2%) n (%)	DLB n=39 (25.8%) n (%)	その他の認知症 n=15 (9.9%)※2 n (%)	OR (95% CI)※3	P値※3
いずれかの睡眠障害	234 (55.7)	97 (71.3)	2.0 (1.3-3.0)	.001	55 (64.0)	31 (88.6)	11 (73.3)	3.0 (1.2-7.1)	.008
レム睡眠行動障害	30 (7.1)	28 (18.5)	3.0 (1.7-5.1)	<.001	9 (9.3)	15 (38.5)	4 (26.7)	6.1 (2.4-15.7)	<.001
周期性四肢運動障害	60 (14.3)	17 (11.3)	0.9 (0.5-1.5)	.67	8 (8.9)	7 (21.2)	2 (13.3)	2.8 (0.9-8.3)	.11
むずむず脚症候群	27 (6.4)	29 (20.7)	3.8 (2.1-6.7)	<.001	13 (13.4)	12 (30.8)	4 (26.7)	2.9 (1.2-7.0)	.03
日中の過度の眠気	48 (11.4)	30 (22.6)	2.3 (1.4-3.7)	.002	15 (16.7)	13 (40.6)	2 (18.2)	3.4 (1.4-8.4)	.01
不眠症	41 (9.8)	44 (29.9)	3.9 (2.4-6.4)	<.001	23 (24.0)	17 (47.2)	4 (26.7)	2.8 (1.3-6.4)	.02
睡眠関連こむらがえり	122 (29.0)	33 (24.1)	0.8 (0.5-1.2)	.27	17 (18.7)	14 (42.4)	2 (15.4)	3.2 (1.3-7.6)	.01
閉塞性睡眠時無呼吸	64 (15.2)	23 (17.0)	1.1 (0.7-1.9)	.68	13 (14.9)	9 (25.7)	1 (7.7)	2.0 (0.7-5.1)	.19

各グループ間の比較には、フィッシャーの正確確率検定、およびオッズ比（OR）と信頼区間（CI）を用いた
※1　健常者 vs 認知症患者
※2　血管性認知症（n=10）、前頭側頭型認知症（n=4）、アルコール性認知症（n=1）
※3　アルツハイマー病（AD）vs レビー小体型認知症（DLB）

(Rongve A, et al.: J Am Geriatr Soc 58 : 480-486, 2010[6]) より引用して改変）

② 睡眠障害の原因・病態生理

　AD 患者における徐波睡眠の減少は、内側前頭前野の萎縮と関連することが示唆されており[12]、また、レム睡眠の減少には前脳基底部から大脳皮質に投射するアセチルコリン（acetylcholine：ACh）系神経伝達の障害が関与していると推定されている[2,4]。

　AD 患者では、サーカディアンリズムの発振機構である SCN の総神経細胞数やバソプレシン含有細胞が著明に減少していること[2,3]、および、晩期の AD においてメラトニン M_1 受容体の発現が減少していると報告されており[13]、これらは AD 患者にみられるサーカディアンリズム障害に影響を及ぼしている可能性がある。また、AD 患者では前脳基底部の神経変性が認められるが、同部位から SCN に投射する ACh 系神経伝達はサーカディアンリズムの調節に関与しており、この経路を破壊されたラットでは、光に対する同調機構の障害（位相前進作用の減弱）が認められる[14]。さらに、網膜上の光受容器であるメラノプシン発現網膜神経節細胞（melanopsin-expressing retinal ganglion cells：mRGCs）は、網膜からの光情報を網膜視床下部路を通して SCN へ直接伝えることで明暗周期への同調を担っているが、AD 患者では mRGCs の減少や mRGCs の形態学的異常（樹状突起の短縮）が認められる[15]。このように、AD 患者では生物時計機構の器質的変化を基盤として睡眠障害やサーカディアンリズム障害が生じるものと推定される。

③ 睡眠障害が AD に及ぼす影響

　興味深いことに、近年、AD における睡眠障害は、AD による器質的変化の結果として認められるだけでなく、これらが AD の病態に影響を与えている可能性が示唆されている[10]。すなわち、睡眠障害と AD の病態には相互促進的関連性があると推定されている。

ADの神経病理所見では、アミロイド前駆体タンパク質の代謝異常により凝集・線維化したアミロイドβタンパク質（amyloid β：Aβ）が細胞外へ沈着することで形成される老人斑、ならびにタウタンパク質が過剰にリン酸化されて神経細胞内に形成される神経原線維変化がみられる。また、Aβの毒性はAβが高度に重合・線維化した段階よりも、組織に沈着する以前の重合度の低いオリゴマーAβの段階においてより強力であり、シナプス障害と関連すると考えられている[16]。すなわち、Aβ、特にオリゴマーAβはADの病態において重要な役割を担っている。

　ADモデルマウスを用いた研究によれば、慢性的な睡眠の分断化は脳内Aβ沈着を増加させると報告されている[17]。また、マウスの脳間質液中Aβ濃度は覚醒時に高く、睡眠中に低い日内変動を示すが、睡眠を剥奪すると脳間質液中Aβ濃度は上昇し、さらに慢性的な睡眠剥奪では脳内Aβ沈着は有意に増加する[18]。一方、このマウスにオレキシン受容体拮抗薬を8週間投与して睡眠を増加させると脳内Aβの沈着は抑制された[18]。最近の研究では、マウスへの慢性的な睡眠制限は、脳内炎症反応やシナプス障害を促進し、オリゴマーAβによる認知障害を増強すると報告されている[19]。

　一方、健常者の髄液中Aβ濃度については、マウスと同様に日内変動を示すことが知られている[20]。ヒトでは、髄液中Aβ濃度（空腹時の午前8時測定）が500 mg/mL以下の場合には脳内Aβ沈着が強く示唆される（前臨床的AD）[21]。認知機能障害がない中年～高齢者142名（平均年齢65.6歳）を対象として、髄液中Aβ濃度が500 mg/mL以下の群（32名）と500 mg/mL以上の群（110名）の睡眠の質・量を比較検討した研究によれば、前者では後者に比較して睡眠効率が有意に低く（80.4% vs. 83.7%）、昼寝の回数が有意に多かったが（1.9 vs. 1.3回）、総睡眠時間には有意差はなかった。このように、脳内Aβ沈着は睡眠の質を低下させる可能性がある。

　覚醒時における脳内Aβの増加は神経活動の増加と関連することが示唆されている。すなわち、徐波睡眠では神経活動が減少するためにAβの産生は低下する[22]。一方、ADにおける徐波睡眠の減少は、Aβ産生を促進すると考えられる。また、最近のマウスを用いた研究から、脳内の老廃物排出機構として glymphatic system が提唱されており、脳内Aβの除去は覚醒時に比べて睡眠中では2倍以上高いと報告されている[23]。

　メラトニンもADの病態と密接に関連している。メラトニンはAβの立体構造を修飾し、神経毒性・アミロイド線維形成の制御作用、およびフリーラジカル消去作用などの抗酸化作用を示す[24]。したがって、ADにおけるメラトニンの減少は、脳内Aβの沈着を促進し、ADの病態をさらに悪化させる可能性がある[10]。

　睡眠障害は、耐糖能異常などの代謝性障害を引き起こすことも知られている[10]。糖尿病はADの危険因子の1つであり、インスリン抵抗性の存在は神経変性を伴う老人斑の出現と相関する[25]。すなわち、睡眠障害によって生じた代謝性障害は脳内Aβの産生・沈着を促進する可能性がある[10]。

　睡眠障害が認知症の発症リスクに及ぼす影響についても幾つかのコホート研究がある。1,282例の健常高齢女性（平均年齢83歳）を対象としたコホート研究によれば、アクチグラフによって測定されたサーカディアンリズム障害（活動・休止リズムの振幅低下、頂点位相の後退）は、認知症や軽度認知障害へ進展する危険因子であると報告されている[26]。737例の認知症のない高齢者（平均年齢81.6

歳)を対象としたコホート研究においても、睡眠の分断化がADの発症や認知機能の低下と関連していた[27]。また、65歳以上の地域住民1,041例を対象とした3年間の追跡調査では、日中の眠気(相対危険度1.24)と睡眠不足感(同1.20)は認知症の発症と関連していた[28]。最近のメタアナリシスによれば、睡眠障害のない群に比べて、睡眠障害を有する群のAD発症リスクは1.49倍と有意に高いと報告されている[29]。

2. アルツハイマー病以外の認知症

① 血管性認知症

多発梗塞性認知症では、ADと比較して、睡眠の質の悪さを伴う睡眠・覚醒リズムの分断が有意に多く認められる[2]。しかし、この分断の重症度と知的機能の重症度との間に相関性はみられない。また、多発梗塞性認知症では、ADと比較して、体温リズムの振幅は低下している[2]。睡眠障害の種類と血管性認知症の発症リスクとの関係については、不眠症は危険因子ではないが、睡眠関連呼吸障害は血管性認知症の危険因子であると報告されている[29]。

② レビー小体型認知症 (Dementia with Lewy bodies: DLB)

DLBは認知症の15〜20%を占める[2]。DLBは、パーキンソン病や多系統委縮症などと同様にαシヌクレインの凝集・蓄積によって特徴づけられる疾患群(シヌクレイノパチー)の1つである。介護者や患者による質問紙票を用いた調査では、DLB患者における睡眠障害の頻度(89%)はAD(64%)やその他の認知症(血管性認知症、前頭側頭型認知症、アルコール性認知症)(73%)に比べて有意に高いと報告されている(表1)[6]。同調査において、DLBで有意に多くみられた睡眠障害は、不眠症(47%)、睡眠関連こむらがえり(42%)、日中の過度の眠気(41%)、レム睡眠行動障害(REM sleep behavior disorder: RBD)(39%)、むずむず脚症候群(31%)であった。

RBDは、骨格筋活動の抑制を伴わないレム睡眠(REM sleep without atonia: RWA)が認められ、睡眠中に夢内容の行動化(発声や複雑な行動)を呈する睡眠時随伴症の1つである[30]。RBDはシヌクレイノパチーに高率に合併するだけでなく、これらに先行して出現することが指摘されている[30]。78例のDLB患者(平均年齢71歳)を対象としたポリグラフィ研究では、96%に反復する睡眠中の行動エピソード(夢内容の行動化)の既往があり、83%にRWAが認められた[31]。

DLB患者において、睡眠効率80%未満の患者は72%、睡眠効率70%未満は49%、睡眠効率60%未満は24%おり、DLBでは睡眠効率の低下が顕著であると報告されている[31]。また、29例のDLB患者(平均年齢75.4歳)を対象としたポリグラフィ研究[32]では平均睡眠効率は55.4%と低かった。後者の研究[32]では、DLBに合併する睡眠時無呼吸症候群(無呼吸低呼吸指数≧5以上)の頻度は34.8%、周期性四肢運動障害(周期性四肢運動指数>15)の頻度は60.9%と報告されている。

③前頭側頭型認知症（Frontotemporal dementia：FTD）

FTD患者における睡眠障害の有病率は、33〜76％と報告されている[33]。FTD患者では、睡眠の分断化を伴う不眠症は48％、また、日中の過度の眠気は64％と高率に認められる[33]。また、FTD患者では睡眠関連呼吸障害は68％、むずむず脚症候群は8％にみられるが、RBDはまれである[33]。睡眠・覚醒リズムについては、位相の前進がみられるという報告と位相の後退がみられるという報告がある[33]。

④クロイツフェルト・ヤコブ病（Creutzfeldt-Jakob disease：CJD）

CJDでは、末期に至るまで睡眠・覚醒の大きなリズムは保持される[2]。ミオクローヌスが頻発する病像完成期の夜間睡眠時には、①ミオクローヌスに一致する脳波上の周期性同期性放電がみられる時期と、②θ〜δ帯域の徐波が出現する時期とが数十秒おきに繰り返す周期性脳波変化（cyclic EEG changes：CEC）がみられる[2]。このCECに類似する所見は、まだミオクローヌスが明らかにみられない病初期から出現することから、CECはCJDに特徴的な睡眠脳波所見と考えられる[2]。なお、レム睡眠は病初期から消失する。

3. せん妄

①せん妄とは

せん妄とは、全般的な認知機能が一過性に障害される意識障害である[2,3,34〜37]。せん妄は、総合病院に入院した患者の約20％（高齢者では約40％）に、集中治療室の患者の70〜87％にみられる[2,34〜36,38]。また、せん妄の発生率は加齢とともに上昇する。認知症患者におけるせん妄の頻度は22〜89％と報告されている[3,39]。

せん妄は、多くの負の転帰（入院期間の延長、合併症リスクの増加、死亡率の増加、および認知症発症リスクの増加）と関連している[34,40]。このため、せん妄の予防、および早期発見・早期治療はきわめて重要である。

せん妄の診断基準（ICD-10-DCR, 1993）[41]を表2に示す。せん妄の状態像は、①意識混濁・精神運動減少からなる活動減少型と、②意識混濁（意識変容・意識狭窄）・精神運動増加からなる活動過剰型の2型がある。なお、活動減少型と活動過剰型が交互に繰り返し出現するものを混合型という。せん妄では、経時的にみると症状の変動性がみられ、日ごとに、あるいは1日のなかで症状が変動するのが特徴である[38]。

②せん妄の発現機序・病態生理

せん妄の発現機序は解明されていないが、脳のエネルギー代謝障害（低血糖や低酸素など）、種々の薬剤、全身性炎症性疾患（感染症など）、急性ストレス反応（血中コルチゾール上昇を伴う手術）などはニューロンの神経化学的・神経生理学的障害をもたらし、その結果としてせん妄を惹起すると考えられる[36]。

表2 せん妄の診断基準概要(ICD-10-DCR)

A 意識混濁を伴う(周囲に対する認識が障害され、注意を集中・持続・転導させる能力が低下する)。
B 認知障害を伴う(遠隔記憶は比較的保たれるが、即時記憶および近時記憶が障害されるとともに、時間や場所、人物の見当識が障害される)。
C 精神運動障害を伴う(寡動から多動への急激な変化、反応時間の延長、会話の増加や減少、あるいは驚愕反応の増強がみられる)。
D 睡眠障害や睡眠・覚醒周期の障害を伴う(不眠や日中の眠気、昼夜逆転、夜間せん妄、悪夢がみられる。悪夢が覚醒後の錯覚や幻覚として残ることがある)。
E 急激に発症し、症状の日内変動を示す。

典型的なせん妄では、抑うつ・不安・恐怖・易刺激性・多幸・無欲性・困惑などの情緒障害や知覚障害(錯覚あるいは幻覚で視覚性が多い)、一過性の妄想がみられるが、これらの症状はせん妄の診断に特異的な症状ではない。
(中根允文、岡崎祐士、藤原妙子、他 訳:ICD-10精神および行動の障害:DCR研究用診断基準新訂版、医学書院、東京、pp48-49、2008より作成)

a. 神経化学的側面

せん妄の発現機序にかかわる神経化学的変化として、①ACh系の機能低下、②ノルアドレナリン系の機能亢進、③ドパミン系の機能亢進、④セロトニン系の機能亢進または機能低下、⑤γ-アミノ酪酸(γ-aminobutyric acid:GABA)系の機能亢進または機能低下、⑥ヒスタミン系の機能低下、⑦グルタミン酸神経伝達の亢進または低下などが挙げられる[36]。

特にACh系神経伝達は、覚醒にかかわる神経機構(中脳橋網様核からの上行性脳幹網様体賦活系背側路・腹側路)に関与しているため、ACh系神経伝達の障害は覚醒レベルの低下を招くと考えられる[3,42]。また、カルバコール(ACh受容体作動薬)をハムスターのSCNに投与するとサーカディアンリズムの位相が前進することから、ACh系神経伝達はサーカディアンリズムの調整に関与することが示唆されている[43]。したがって、ACh系神経伝達の障害は、せん妄の発現に重要な役割を果たすと考えられている[2,3,34,42]。このことは、①抗パーキンソン薬などの抗コリン薬がせん妄を誘発しやすいこと[2,3,42]、②前脳基底部のACh系神経伝達の障害が認められるAD患者では、睡眠障害(睡眠・覚醒リズム障害)とともにせん妄を呈する頻度が高いこと[2,3,34,39,42]、③せん妄の既往がある高齢者では、せん妄の既往のない高齢者に比べてその後の認知症の発生率が高くなること[2,3,34,42]、④術後せん妄の患者では血清抗コリン活性が高いという報告[2,42]などからも示唆される。

近年の基礎的・臨床的研究によれば、外傷や感染症、手術によって末梢性に分泌された種々のサイトカインが、脳内の炎症反応と種々のサイトカインの脳内レベルの上昇を誘発し、せん妄をもたらす機序が示唆されている[36]。

b. 神経生理学的側面

せん妄発現時に近接した時期に、stage 1とレム睡眠の特徴を併せもつ特異なポリグラフィ所見として"stage 1-REM with tonic EMG(stage 1-REM)"がみられる[36,42]。また、活動過剰型せん妄時には、stage 1-REMよりも脳波が低振幅速波化し、急速眼球運動や持続的筋活動も一層顕著となる"excited stage 1-REM"がみられることが報告されている[36,42]。

筆者らは、ヒトでせん妄を惹起する薬剤として知られるビペリデン（中枢性抗コリン薬）をラットに投与することによって、ヒトのせん妄に類似した状態（活動過剰状態と活動減少状態とが数十秒おきに数時間にわたって交互に出現する）が誘発されることを報告し、その際のポリグラフィ所見を検討した[36,42]。活動過剰状態では脳波の徐波化と速波化、急速眼球運動の有意な増加、および筋活動の著しい増加が認められた。一方、活動減少状態では脳波の徐波化、急速眼球運動の有意な減少、および筋活動の著しい低下が認められた（図1）。これらの所見から、特に活動過剰型せん妄では、覚醒にかかわる神経機構の機能低下が存在する一方で、レム睡眠時にみられる急速眼球運動を駆動する神経機構の興奮がせん妄の発現に関与していることが示唆された。

③せん妄の要因

臨床的観点から、せん妄の要因は直接因子、促進因子、および準備因子に分類されている[2,36〜38,41,44]。せん妄は、これらの因子が2つ以上関与して発症することが多い[36〜38,41,44]。せん妄の要因を明らかにし、これらを除去することは治療・対策に直結するため重要である。

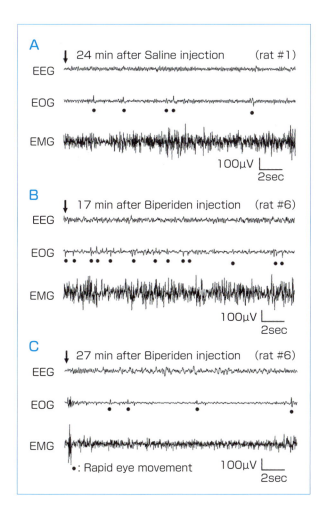

図1　ラットへの生理食塩水およびビペリデン投与後に認められたポリグラム

A：生理食塩水腹腔内投与24分後の覚醒状態
B：ビペリデン（40mg/kg）腹腔内投与17分後の活動過剰状態
C：ビペリデン（40mg/kg）腹腔内投与27分後の活動減少状態

(Tamura Y, et al. : Brain Res 1115 : 194-199, 2006[42] より引用)

a. 直接因子[36〜38, 41, 44]

　せん妄の発現に直接関与する因子である。高齢者では、身体的基礎疾患を複数合併していることがまれでなく、せん妄の要因となりやすい。術後せん妄は、手術侵襲度が高いほど発症しやすい。せん妄を呈した群では、呈さなかった群と比較して、術中出血量、ラインの平均挿入数、平均C反応性タンパク（C-reactive protein：CRP）値、平均収縮期血圧、平均心拍数が高かったという報告がある[44]。

　せん妄を惹起する薬剤はきわめて多い。抗コリン薬、抗不整脈薬、抗菌薬、降圧薬、β遮断薬、H_2受容体拮抗薬、ドパミン作動薬、GABA作動薬、免疫抑制薬、ステロイド剤など、枚挙にいとまがない。したがって、医師は患者に投薬している薬剤がせん妄を惹起している可能性を疑って治療薬をつぶさに検討すべきである。一方、薬剤の中断（たとえばGABA作動薬であるベンゾジアゼピン系薬剤の中断）によって、離脱症状としてのせん妄が出現することもある。

b. 促進因子[36〜38, 41, 44]

　身体的ストレス（疼痛、発熱、痒みなど）、心理社会的ストレス（不安・孤独感、家庭内や対人関係における悩みなど）、睡眠障害（入院によって生じたストレスや環境変化によるもの）、環境変化（入院に伴うさまざまな物理的環境的変化、たとえば、夜間における医療機器が発する騒音や照明、看護スタッフの話し声・足音、旅行・転居による不慣れな環境など）、感覚遮断状況（視覚・聴覚などの機能低下、窓のない病室、集中治療室のような周囲に医療機器が配置された状況）などがある。これらの促進因子のなかでは、特に睡眠障害が重要である。

c. 準備因子[36〜38, 41, 44]

　せん妄発現の基盤となっている要因（素因）である。高齢、認知症、脳器質性障害、身体疾患などが挙げられる。

④ せん妄と睡眠障害

　睡眠障害（睡眠・覚醒リズム障害）は、せん妄患者に高頻度に認められる。せん妄患者における睡眠・覚醒リズム障害は約73％と報告されており、特に高齢者では98％と高率に出現する[45, 46]。せん妄患者100例（平均年齢44.4歳）を対象としたDelirium Rating Scale、Revised 98（DRS-R98）評価項目の出現頻度では、睡眠・覚醒リズム障害が99％にみられ、中等〜高度の睡眠・覚醒リズム障害は80％と報告されている（表3）[47]。

　睡眠障害はせん妄の初期症状としてきわめて重要である[2, 3, 34〜38]。明らかなせん妄に至る前段階の状態を前せん妄という。前せん妄の症状を表4に示す[35〜38]。特に睡眠障害を経時的に把握することは、せん妄の早期診断に重要であることが指摘されている[35〜38]。たとえ日中の面接時にせん妄という印象を受けなくても、面接の数日前から夜間不眠、悪夢、悪夢から覚醒した後の錯覚や幻覚、昼夜逆転の睡眠・覚醒リズム障害などがみられる場合には、前せん妄がすでに発症していると考えられる。したがって、昼夜にわたって慎重な精神・行動評価を行うべきである。なお、睡眠障害の評価には、患者・家族・治療スタッフが記入する睡眠日誌、あるいはアクチグラフィが有用である。

表3　せん妄患者100例にみられたDRS-R98評価項目の出現頻度

DRS-R98評価項目	すべての重症度(%)	中等度または重度(%)	平均スコア(標準偏差)
睡眠・覚醒リズム障害	99	80	2.0 (0.6)
知覚障害	35	22	0.7 (1.0)
妄想	14	11	0.3 (0.7)
情動の変容	94	68	1.7 (0.7)
言語	90	72	1.7 (0.8)
思考過程の異常	92	72	1.8 (0.8)
運動性焦燥	94	69	1.9 (0.8)
運動制止	9	8	0.2 (0.6)
見当識	100	88	2.4 (0.7)
注意	100	95	2.3 (0.6)
短期記憶	91	48	2.4 (0.6)
長期記憶	97	40	1.4 (0.6)
視空間能力	93	85	2.2 (0.9)
DRS-R98重症度スコア			21.0 (3.4)
DRS-R98合計スコア			25.6 (3.6)

(Mattoo SK, et al. : J Neuropsychiatry Clin Neurosci 24 : 95-101, 2012[47]より引用して改変)

表4　前せん妄の症状

・睡眠障害(悪夢、不眠、日中の過度の眠気、昼夜逆転などの睡眠覚醒リズム障害など)
・表情変化(眠そうな表情や攻撃的な表情など)
・思考のまとまりの悪さ(まとまりのない談話)
・行動変化(まとまりのない行動、意味不明の行動)
・ケアレスミス(単語の言い間違い・聞き違い、暗算の間違えなど)
・軽度の記銘力低下
・軽度の理解力低下
・所持品の乱雑な配置
・病識欠如

これらは単独の症状として気づかれることも少なくないため、せん妄と確定診断することはできない。
(千葉　茂：急性期意識障害．軽度の意識障害の診断－面接技法を中心に．脳とこころのプライマリケア5　意識と睡眠．シナジー，東京，pp83-88, 2012[35])

⑤せん妄とメラトニン

　睡眠・覚醒リズム障害だけでなく、サーカディアンリズム障害としてメラトニンの異常もせん妄と密接な関連性がある。腹部外科手術後のせん妄患者を対象とした研究では、術後合併症のない群では夜間の血漿メラトニン濃度の低下が、また、術後合併症(肺炎、出血性ショック、心不全)のみられた群では夜間の血漿メラトニン濃度の増加が認められた[48]。また、集中治療室のせん妄患者において、メラトニンリズムの消失が報告されている[49]。メラトニンとせん妄の亜型との関連を検討した研究では、活動過剰型せん妄では尿中のメラトニン代謝物である6-sulphatoxymelatonin(6-SMT)濃度の

減少が、また、活動減少型せん妄では増加が報告されている[50]。さらに、メラトニンの異常はせん妄の出現に先行して認められると報告されている[46]。総合病院内科に入院中の患者12例（65歳以上）を対象として、入院時に唾液中メラトニン濃度を測定した結果、入院後にせん妄を呈した患者ではメラトニンリズムの障害と平均メラトニン濃度の低下が認められた。この結果は、メラトニンリズムの障害がせん妄発現の指標となる可能性を示唆している[46]。

4. 治療

① 認知症にみられる睡眠障害の治療

いずれの認知症においても、原発性の睡眠障害（睡眠関連呼吸障害、RBD、むずむず脚症候群、周期性四肢運動障害など）やせん妄があれば、これらを治療する。特に認知症がある程度進行した時期に睡眠障害がみられた場合には、まずせん妄の有無について検討すべきである[2]。重症の閉塞性睡眠時無呼吸（無呼吸低呼吸指数≧30）を有する軽〜中等度（Mini-Mental State Examination：MMSE≧15）のAD患者を対象とした研究によれば、持続陽圧呼吸を使用した群では、使用しなかった群に比べて認知機能低下の進行が遅かったと報告されている[51]。

メラトニン（1.5〜10mg/日、10日間〜24週間投与）のADに対する二重盲検無作為化対照試験のメタアナリシスでは、夜間の総睡眠時間の延長が認められている[52]。ただし、ADの晩期においては、メラトニンM_1受容体の発現が減少していることから[13]、メラトニンの効果はあまり期待できない。

高照度光療法については、ADやその他の認知症を対象とした最近のメタアナリシスによれば、睡眠潜時、総睡眠時間、就床時間、睡眠効率、および睡眠の質を改善することが報告されている[53]。また、高照度光療法を単独で行うよりもメラトニンとの併用がより有用であることが示されている。老人ホーム入所中のAD患者50例（平均年齢86歳）を対象としたアクチグラフィ研究では、高照度光療法（2,500ルクス）とメラトニン（5mg/日）の併用によって、日中の睡眠時間の減少、日中の活動量の増加、活動・休止リズムの改善が認められた。この研究では、高照度光療法のみでは上記の改善はみられなかった[54]。

トラゾドン（50mg/日、就寝前投与）のADに対する二重盲検無作為化対照試験によれば、トラゾドンは、認知機能障害などを悪化させずに夜間の総睡眠時間を延長させた[55]。

認知症の行動・心理症状（behavioral and psychological symptoms of dementia: BPSD）の1つである睡眠障害に対して、抗精神病薬が用いられることがある。ただし、抗精神病薬を選択する有効性や安全性に関する科学的根拠は乏しく、使用にあたっては患者にもたらすメリットとデメリットを慎重に検討する必要がある[56]。本邦におけるAD患者1万例を対象とした抗精神病薬による死亡リスクの前方視的大規模コホート研究では、抗精神病薬を新規に投与された群では死亡率のオッズ比が2.53と有意に高かったと報告されている[57]。

②せん妄の治療

a. 非薬物療法

　せん妄の治療と対策では、まず非薬物療法を考慮すべきであり、環境整備やストレス・不安への対応が重要である[36～38,44]。特に前せん妄、あるいはせん妄の症状である睡眠障害に対して、夜間睡眠の確保（夜間の刺激的な音や光を避けるなど）や睡眠・覚醒リズムの回復（日中の光曝露、日中の活動性・社会的接触を高めるなど）を行う。また、居室環境の整備（窓で外界がわかる居室環境の提供、慣れ親しんだ衣類・食器・写真などを置く、カレンダーや時計をみえやすい位置に置く、常用している眼鏡や補聴器を置くなど）や、ストレス・不安への対応（患者の不安や困惑に共感して安心感を与える、患者の話を傾聴する、ゆっくりとした明確な口調で話しかける、一定の少数の医療スタッフがかかわるようにするなど）を多角的に行うことは、せん妄の予防にも寄与する。

b. 薬物療法

　せん妄に対する薬物療法にはさまざまな向精神薬が使用されているが、その中心となるのは抗精神病薬である。本邦では、せん妄に対して保険適用となる薬物はチアプリドのみであったが、2011年9月に社会保険審査会から「器質的疾患に伴うせん妄、精神運動興奮状態、易怒性」に対するリスペリドン、クエチアピン、ペロスピロン、ハロペリドールの適応外使用を認める通達が出された。抗精神病薬のなかでも、非定型抗精神病薬は定型抗精神病薬に比べて同等の有効性を示しながらも副作用の発現が少ないことが示唆されている[37]。日本総合病院精神医学会によるせん妄の治療指針[58]では、薬理学的特性（錐体外路症状の出現のしやすさ、耐糖能異常への影響、半減期など）を考慮して、ペロスピロン、リスペリドン、クエチアピン、オランザピンが推奨されている。ただし、最近報告された抗精神病薬のせん妄予防・治療に関するメタアナリシスでは、抗精神病薬はせん妄の発症率、重症度、持続期間、死亡率のいずれにも関連しなかった[59]。したがって、せん妄患者への抗精神病薬の使用は、そのメリットとデメリットを慎重に検討したうえで決定すべきである。

　メラトニンやメラトニン受容体作動薬（ラメルテオン）は、せん妄予防に対する有効性が報告されている。本邦における集中治療室や急性期病棟に入院した67例の患者（65～89歳）を対象としたラメルテオンの無作為化プラセボ対照試験では、ラメルテオン服用群はプラセボ群に比較してせん妄出現率が有意に低かった（3%対32%、$p=0.003$）[60]。

　さらに、2017年、新規睡眠薬であるオレキシン受容体拮抗薬（スボレキサント）のせん妄に対する予防効果が報告された。すなわち、集中治療室や急性期病棟に入院した72例の患者（65～89歳）を対象としたスボレキサントの無作為化プラセボ対照試験では、スボレキサント服用群はプラセボ群に比較してせん妄出現率が有意に低かった（0%対17%、$p=0.025$）[61]。

　抗認知症薬であるアセチルコリンエステラーゼ阻害薬は、最近のコクラン・レビューによれば、せん妄予防に関する明らかな科学的根拠はないと結論づけられている[62]。ただし、筆者らは、せん妄の治療薬として抗精神病薬（リスペリドン、オランザピン、ハロペリドール）は無効であったが、アセチルコリンエステラーゼ阻害薬である塩酸ドネペジルが有効であった症例を経験している[34]。本症例ではせん妄の回復後にADが顕在化しており、せん妄の神経化学的基盤としてACh系神経伝達の障害

が推定された。すなわち、ADやDLBなどの認知症にせん妄が合併している場合、せん妄に対する薬物療法として抗精神病薬が無効なときにアセチルコリンエステラーゼ阻害薬が有効な場合がある。

せん妄の薬物療法については無作為化対照試験による検討が不足しており、今後もその有効性と安全性に関する科学的根拠を積み重ねる必要がある。

5. まとめ

本稿では、認知症とせん妄にみられる睡眠障害について概説した。

① 認知症の代表であるADでは、病期が進行するにつれて、生物時計の器質的変化によって、種々の睡眠障害（夜間睡眠の質・量の低下、日中の過度の眠気など）やサーカディアンリズム障害（睡眠・覚醒やメラトニン分泌のリズム障害）が次第に現われてくると考えられる。一方、これらの睡眠障害は、脳内Aβ沈着に対して促進的に働くことが示唆されている。すなわち、睡眠障害とADの病態には、相互促進的関連性があると推定される。

② せん妄では、高率に睡眠障害（特に睡眠・覚醒リズム障害）がみられるだけでなく、前せん妄の症状としても睡眠障害（不眠、悪夢など）がみられる。また、せん妄では、メラトニン分泌の異常やリズム障害がみられることが指摘されている。

③ ADならびにせん妄の睡眠障害に対する治療は、それぞれの睡眠障害の改善だけでなく病態生理への関与という点でも重要と考えられる。

文献

1) 内閣府：平成29年版高齢社会白書. 内閣府, 2017
2) 千葉　茂, 田村義之, 稲葉央子, 他：認知症にみられる睡眠障害. 日本認知症ケア学会誌 6：96-103, 2007
3) 田村義之, 千葉　茂：せん妄と認知症. 時間生物学事典（石田直理雄, 本間研一　編）. 朝倉書店, 東京, 2008
4) Prinz PN, Vitaliano PP, Vitiello MV, et al.：Sleep, EEG and mental function changes in senile dementia of the Alzheimer's type. Neurobiol Aging 3：361-370, 1982
5) Montplaisir J, Petit D, McNamara D, et al.：Comparisons between SPECT and quantitative EEG measures of cortical impairment in mild to moderate Alzheimer's disease. Eur Neurol 36：197-200, 1996
6) Rongve A, Boeve BF, Aarsland D：Frequency and correlates of caregiver-reported sleep disturbances in a sample of persons with early dementia. J Am Geriatr Soc 58：480-486, 2010
7) Canevelli M, Valletta M, Trebbastoni A, et al.：Sundowning in Dementia: Clinical Relevance, Pathophysiological Determinants, and Therapeutic Approaches. Front Med（Lausanne）3：73, 2016
8) Harper DG, Volicer L, Stopa EG, et al.：Disturbance of endogenous circadian rhythm in aging and Alzheimer disease. Am J Geriatr Psychiatry 13：359-368, 2005
9) Mishima K, Tozawa T, Satoh K, et al.：Melatonin secretion rhythm disorders in patients with senile dementia of Alzheimer's type with disturbed sleep-waking. Biol Psychiatry 45：417-421, 1999
10) Saeed Y, Abbott SM：Circadian Disruption Associated with Alzheimer's Disease. Curr Neurol Neurosci Rep 17：29, 2017
11) Wu YH, Feenstra MG, Zhou JN, et al.：Molecular changes underlying reduced pineal melatonin levels in Alzheimer disease: alterations in preclinical and clinical stages. J Clin Endocrinol Metab 88：5898-5906, 2003
12) Mander BA, Rao V, Lu B, et al.：Prefrontal atrophy, disrupted NREM slow waves and impaired hippocampal-dependent

memory in aging. Nat Neurosci **16**:357-364, 2013

13) Wu YH, Zhou JN, Van Heerikhuize J, et al.: Decreased MT 1 melatonin receptor expression in the suprachiasmatic nucleus in aging and Alzheimer's disease. Neurobiol Aging **28**:1239-1247, 2007
14) Erhardt C, Galani R, Jeltsch H, et al.: Modulation of photic resetting in rats by lesions of projections to the suprachiasmatic nuclei expressing p75 neurotrophin receptor. Eur J Neurosci **19**:1773-1788, 2004
15) La Morgia C, Ross-Cisneros FN, Koronyo Y, et al.: Melanopsin retinal ganglion cell loss in Alzheimer disease. Ann Neurol **79**:90-109, 2016
16) 布村明彦：アルツハイマー病における神経精神症状の神経病理学的基盤．老年精神医学雑誌 **27**:18-26, 2016
17) Minakawa EN, Miyazaki K, Maruo K, et al.: Chronic sleep fragmentation exacerbates amyloid β deposition in Alzheimer's disease model mice. Neurosci Lett **653**:362-369, 2017
18) Kang JE, Lim MM, Bateman RJ, et al.: Amyloid-beta dynamics are regulated by orexin and the sleep-wake cycle. Science **326**:1005-1007, 2009
19) Kincheski GC, Valentim IS, Clarke JR, et al.: Chronic sleep restriction promotes brain inflammation and synapse loss, and potentiates memory impairment induced by amyloid-β oligomers in mice. Brain Behav Immun **64**:140-151, 2017
20) Huang Y, Potter R, Sigurdson W, et al.: Effects of age and amyloid deposition on Aβ dynamics in the human central nervous system. Arch Neurol **69**:51-58, 2012
21) Ju YE, McLeland JS, Toedebusch CD, et al.: Sleep quality and preclinical Alzheimer disease. JAMA Neurol **70**:587-593, 2013
22) Musiek ES, Xiong DD, Holtzman DM: Sleep, circadian rhythms, and the pathogenesis of Alzheimer disease. Exp Mol Med **47**:e148, 2015
23) Xie L, Kang H, Xu Q, et al.: Sleep drives metabolite clearance from the adult brain. Science **342**:373-377, 2013
24) Lin L, Huang QX, Yang SS, et al.: Melatonin in Alzheimer's disease. Int J Mol Sci **14**:14575-14593, 2013
25) Matsuzaki T, Sasaki K, Tanizaki Y, et al.: Insulin resistance is associated with the pathology of Alzheimer disease: the Hisayama study. Neurology **75**:764-770, 2010
26) Tranah GJ, Blackwell T, Stone KL, et al.: Circadian activity rhythms and risk of incident dementia and mild cognitive impairment in older women. Ann Neurol **70**:722-732, 2011
27) Lim AS, Kowgier M, Yu L, et al.: sleep fragmentation and the risk of incident Alzheimer's disease and cognitive decline in older persons. Sleep **36**:1027-1032, 2013
28) Tsapanou A, Gu Y, Manly J, et al.: Daytime sleepiness and sleep inadequacy as risk factors for dementia. Dement Geriatr Cogn Dis Extra **5**:286-295, 2015
29) Shi L, Chen SJ, Ma MY, et al.: Sleep disturbances increase the risk of dementia: A systematic review and meta-analysis. Sleep Med Rev:S1087-0792（17）30011-4, 2017
30) 田村義之, 吉澤門土, 千葉　茂：レム睡眠行動障害．別冊日本臨牀 精神医学症候群 III. 日本臨牀社, 東京, pp426-432, 2017
31) Pao WC, Boeve BF, Ferman TJ, et al.: Polysomnographic findings in dementia with Lewy bodies. Neurologist **19**:1-6, 2013
32) Terzaghi M, Arnaldi D, Rizzetti MC, et al.: Analysis of video-polysomnographic sleep findings in dementia with Lewy bodies. Mov Disord **28**:1416-1423, 2013
33) McCarter SJ, St Louis EK, Boeve BF: Sleep disturbances in frontotemporal dementia. Curr Neurol Neurosci Rep **16**:85, 2016
34) 千葉　茂, 田村義之：老年期せん妄の臨床像の特徴と予後．老年精神医学雑誌 **15**:1033-1039, 2004
35) 千葉　茂：急性期意識障害．軽度の意識障害の診断－面接技法を中心に．脳とこころのプライマリケア5 意識と睡眠（日野原重明, 宮岡　等 監修, 千葉　茂 編）．シナジー, 東京, pp83-88, 2012
36) 千葉　茂：症状性を含む器質性精神障害．せん妄．精神科治療学 **25**（増）:30-35, 2010
37) 千葉　茂, 田村義之, 稲葉央子, 他：高齢者のせん妄と非定型抗精神病薬．老年精神医学雑誌 **18**:729-738, 2007
38) 千葉　茂, 田村義之：せん妄の早期診断・早期治療．Geriat Med **51**:1189-1193, 2013
39) Fick DM, Agostini JV, Inouye SK: Delirium superimposed on dementia: a systematic review. J Am Geriatr Soc **50**:1723-1732, 2002
40) Cerveira CCT, Pupo CC, Dos Santos SS, et al.: Delirium in the elderly: A systematic review of pharmacological and non-

pharmacological treatments. Dement Neuropsychol 11:270-275, 2017

41) 千葉 茂：意識障害の臨床的分類．脳とこころのプライマリケア5 意識と睡眠（日野原重明，宮岡 等 監修，千葉 茂 編）．シナジー，東京，pp76-83, 2012

42) Tamura Y, Chiba S, Takasaki H, et al.: Biperiden-induced delirium model in rats: a behavioral and electroencephalographic study. Brain Res 1115:194-199, 2006

43) Bina KG, Rusak B: Muscarinic receptors mediate carbachol-induced phase shifts of circadian activity rhythms in Syrian hamsters. Brain Res 743:202-211, 1996

44) 稲葉央子，石丸雄二，田村義之，ほか：高齢者せん妄における環境調整と事故防止．老年精神医学雑誌 17:644-652, 2006

45) Fitzgerald JM, Adamis D, Trzepacz PT, et al.: Delirium: a disturbance of circadian integrity? Med Hypotheses 81:568-576, 2013

46) Ángeles-Castellanos M, Ramírez-Gonzalez F, Ubaldo-Reyes L, et al.: Loss of melatonin daily rhythmicity is asociated with delirium development in hospitalized older adults. Sleep Sci 9:285-288, 2016

47) Mattoo SK, Grover S, Chakravarty K, et al.: Symptom profile and etiology of delirium in a referral population in northern india: factor analysis of the DRS-R98. J Neuropsychiatry Clin Neurosci 24:95-101, 2012

48) Shigeta H, Yasui A, Nimura Y, et al.: Postoperative delirium and melatonin levels in elderly patients. Am J Surg 182:449-454, 2001

49) Olofsson K, Alling C, Lundberg D, et al.: Abolished circadian rhythm of melatonin secretion in sedated and artificially ventilated intensive care patients. Acta Anaesthesiol Scand 48:679-684, 2004

50) Balan S, Leibovitz A, Zila SO, et al.: The relation between the clinical subtypes of delirium and the urinary level of 6-SMT. J Neuropsychiatry Clin Neurosci 15:363-366, 2003

51) Troussière AC, Charley CM, Salleron J, et al.: Treatment of sleep apnoea syndrome decreases cognitive decline in patients with Alzheimer's disease. J Neurol Neurosurg Psychiatry 85:1405-1408, 2014

52) Wang YY, Zheng W, Ng CH, et al.: Meta-analysis of randomized, double-blind, placebo-controlled trials of melatonin in Alzheimer's disease. Int J Geriatr Psychiatry 32:50-57, 2017

53) van Maanen A, Meijer AM, van der Heijden KB, et al.: The effects of light therapy on sleep problems: A systematic review and meta-analysis. Sleep Med Rev 29:52-62, 2016

54) Dowling GA, Burr RL, Van Someren EJ, et al.: Melatonin and bright-light treatment for rest-activity disruption in institutionalized patients with Alzheimer's disease. J Am Geriatr Soc 56:239-246, 2008

55) Camargos EF, Louzada LL, Quintas JL, et al.: Trazodone improves sleep parameters in Alzheimer disease patients: a randomized, double-blind, and placebo-controlled study. Am J Geriatr Psychiatry 22:1565-1574, 2014

56) 千葉 茂：認知症における抗精神病薬の使い方．老年精神医学雑誌 24:756-762, 2013

57) Arai H, Nakamura Y, Taguchi M, et al.: Mortality risk in current and new antipsychotic Alzheimer's disease users: Large scale Japanese study. Alzheimers Dement 12:823-830, 2016

58) 日本総合病院精神医学会 せん妄指針改訂班：せん妄の臨床指針 せん妄の治療指針第2版増補改訂版－日本総合病院精神医学会治療指針1．星和書店，東京，2015

59) Neufeld KJ, Yue J, Robinson TN, et al.: Antipsychotic medication for prevention and treatment of delirium in hospitalized adults: a systematic review and meta-analysis. J Am Geriatr Soc 64:705-714, 2016

60) Hatta K, Kishi Y, Wada K, et al.: Preventive effects of ramelteon on delirium: a randomized placebo-controlled trial. JAMA Psychiatry 71:397-403, 2014

61) Hatta K, Kishi Y, Wada K, et al.: Preventive effects of suvorexant on delirium: a randomized placebo-controlled trial. J Clin Psychiatry 78:e970-e979, 2017

62) Siddiqi N, Harrison JK, Clegg A, et al.: Interventions for preventing delirium in hospitalised non-ICU patients. Cochrane Database Syst Rev 3:CD005563, 2016

（田村義之、千葉　茂）

第2部 クリニカルリサーチ

8 サーカディアンリズムと身体疾患

　体内時計は、睡眠・覚醒のみならず、血圧や心拍数、体温、ホルモン分泌、神経活動、糖・脂質の代謝、免疫能など、さまざまな生体機能の約24時間周期のリズム、すなわちサーカディアンリズムを制御している。このため、多くの疾患の発症や悪化が特定の時間帯に多いという日内リズムが認められる。また、サーカディアンリズムの障害により発症する身体疾患も少なくない。さらに治療に用いる薬物も、投与時刻によって有効性や安全性が異なることがある。そこで本稿では、生体機能と身体疾患発症の日内リズムと機序、時計遺伝子との関連、さらに日内リズムを考慮した治療を概説する。

1. 生体機能の日内リズム

　図1に主な生理機能と疾患発症の日内リズムのピーク時刻を示した。起床時には副腎皮質ホルモン

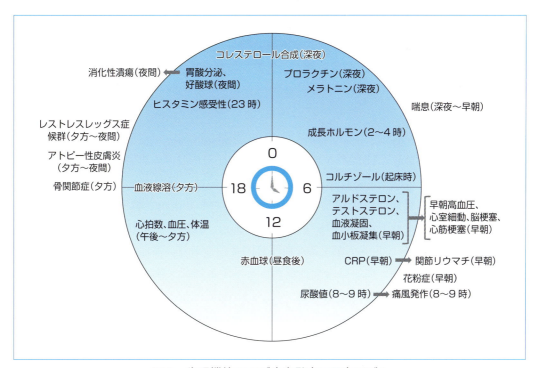

図1　生理機能および疾患発症の日内リズム

生理機能のピーク時刻を円の内側に、疾患発症のピーク時刻を円の外側に示す。
（Smolensky MH, Labrecque G：Chronopharmacotherapeutics. pharmaceutical News 4：10-16, 1997より引用して改変）

（コルチゾール）が急激に上昇することにより、眠りから覚めて行動できるようになる。また、睡眠中の副交感神経優位な状態から交感神経優位な状態に移行する。血圧は活動やストレスの影響もあって、昼間は夜間より高く、午後〜夕方にかけてピークを迎える。心拍数や体温も同様に、午後〜夕方にピークがある。ヒスタミンの皮下注射による紅斑や膨疹は、23時に最大、11時に最小となる[1]。すなわちヒスタミンに対する感受性に日内リズムがあるといえる。成長ホルモンの分泌は、夜中の2〜4時ごろにピークを迎える。血漿アドレナリン濃度は4時ごろに最低となる[2]。コレステロールの生合成は、3-ヒドロキシ-3-メチルグルタリルCoA（HMG-CoA）レダクターゼ量が増加する深夜に高まる[3,4]。細胞分裂にも日内変動があることが示されているが、分裂のピークは臓器や組織の種類ごとに違いがみられる[5]。

体内時計の中枢は視交叉上核に存在するが、末梢組織にも時計機能が存在している。中枢時計から末梢時計への伝達方法は2つあると考えられており、1つはコルチゾールが末梢臓器にあるグルココルチコイド受容体を介して遺伝子の転写を調整することで、もう1つは交感神経などを介して末梢臓器のリズム位相を調整することとされている。

2. 生体リズムと身体疾患

健常時の生体機能には一定の日内リズムがあるが、その位相や振幅が変化することで病的状態を呈することがある。逆に、病気になったことで生体機能や検査値の日内リズムが乱れることもある。日内リズムの乱れとの関連性が想定されている疾患・病態として、高血圧、虚血性心疾患、脳血管障害、肥満、メタボリックシンドローム、脂質異常症、気管支喘息や鼻炎などのアレルギー性疾患、関節リウマチ、悪性腫瘍などがある。

①高血圧

24時間自由行動下血圧測定（ABPM）の普及により、血圧日内リズムの特徴とその臨床的意義が明らかになってきた。血圧日内リズムに関して重要とされるのは、昼間血圧と夜間血圧との関係である。昼間血圧と比較して夜間血圧が10〜20％低下するものをdipper、低下の程度が0〜10％のものをnon-dipper、20％以上低下するものをextreme-dipper、昼間血圧より夜間血圧のほうが高いものをriserと呼ぶ。このうち、dipperが正常な血圧日内変動であり、高血圧患者では正常血圧者に比べ、non-dipperの頻度が高い。血圧日内変動が異常を呈する場合、臓器障害の進行や心血管イベントのリスクが高まる。高齢の高血圧患者において、extreme-dipperはdipperに比べて、頭部MRI上の無症候性脳梗塞や深部白質病変が進行していた[6]。その後の追跡研究では、脳卒中発症リスクは、dipperに比べextreme-dipperとriserで増大していた[7]。また、高血圧治療中の患者においては、昼間血圧で調整すると、夜間血圧の高さは死亡率や心血管イベント数の増加と関連していた[8]。左室肥大や微量アルブミン尿などの臓器障害は、dipperに比べnon-dipperのほうが進行しやすく、心血管イベント発症率が高かった[9]。

② 虚血性心疾患

　狭心症や心筋梗塞といった虚血性心疾患の発症と死亡は、早朝〜午前中に多いという日内リズムがみられる[10,11]。その原因として、早朝に交感神経系やレニン・アンギオテンシン系の活動性が亢進することにより、血圧、心拍数、心筋収縮力が上昇し、心筋の酸素需要が増加する。その一方、冠動脈の血管抵抗が上がることにより冠血流量が減少し、酸素供給が不足することが想定されている。さらに早朝は、血小板凝集能の亢進と線溶系の活性低下のため、血液凝固能が亢進する。線溶系を抑制する因子であるプラスミノーゲンアクチベーターインヒビター（plasminogen activator inhibitor-1：PAI-1）の活性やタンパク量は、朝方にピークを示す日内リズムがあり、血液の粘性の日内変動に影響するとされる。

　睡眠障害が心筋梗塞の危険因子であることや、交代勤務者に循環器疾患が多いことが明らかとなってきた。交代勤務者における虚血性心疾患リスクが高い理由として、睡眠障害、血圧日内変動パターンの乱れ、交感神経系の亢進、夜間に食事を取ることによる血糖や中性脂肪の上昇などが想定されている。

③ 脳血管障害

　脳血管障害の発症にも日内リズムが認められる。岩手県における調査によると、脳梗塞の発症は午前中にピークのある一相性を示し、脳内出血とクモ膜下出血の発症は午前と午後にピークのある二相性を示した[12]。ただし、脳梗塞の発症時点で覚醒していた場合に限定すると、午前と午後にピークのある二相性を示した。脳梗塞の発症が午前中に多い原因は、②虚血性心疾患で述べたように、血小板凝集能の亢進と線溶系の活性低下が考えられる。一方、脳梗塞の発症時点で覚醒していた場合、ピークを午後にも認めた理由は明らかではない。また、脳内出血とクモ膜下出血の発症が二相性を示す理由としては、午前中は血圧が上昇する過程であること、夕方は日内変動の最高値を示す時間であることが考えられている。

④ 肥満、メタボリックシンドローム

　メタボリックシンドロームは、内臓肥満、インスリン抵抗性・高血糖、脂質代謝異常、血圧上昇といった、動脈硬化性疾患と2型糖尿病発症のリスク因子が個人に集積した病態である。交代勤務者にメタボリックシンドロームの発症リスクが高いことが報告されている。アメリカでの調査では、交代勤務を10年以上継続した女性看護師は日勤者と比べて、肥満および2型糖尿病の発症率がいずれも1.3倍以上であった[13]。さらに、BMIで補正しても2型糖尿病の発症率は1.1倍であったことから、糖尿病の発症には体重増加以外の要因もあることが示唆されている。日本の男性労働者を対象とした研究においても、交代勤務者は日勤者と比べ、早期から肥満に陥っていた[14]。さらに交代勤務者は日勤者と比べ、耐糖能異常発現率が高く、特に夜勤が長い二交代勤務のほうが三交代勤務よりリスクが高かった[15]。また、男性労働者を対象とした研究では、交代勤務者は交代勤務開始直後から高血圧のリスクが高かった[16]。同研究によると、交代勤務はベースラインのBMIや観察期間のBMI変化量

第2部　クリニカルリサーチ

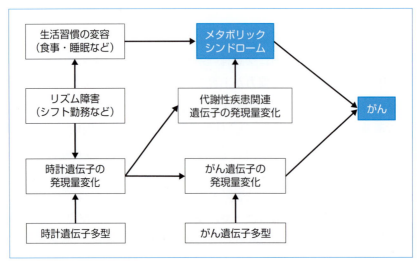

図2　体内時計とメタボリックシンドローム・がん

とは独立した危険因子であり、体重増加をきたさずとも不規則生活そのものが高血圧のリスクとなることが示唆された。

　交代勤務により、メタボリックシンドロームの発症リスクが増加するメカニズムとして、体内時計をリセットする光刺激や食事時刻が不規則となるため、体内時計が障害されやすいことが考えられている（図2）。日内リズムの乱れに伴うホルモン分泌の異常や、夜間のエネルギー摂取増加も関与するとされている。実際、交代勤務を模した状況で、食後血糖値の上昇の増大とインスリン分泌量の低下が認められた[17]。さらに、交代勤務中の覚醒のための喫煙、交代勤務後の就寝のための飲酒、定期的な運動習慣の形成が難しいことなども、肥満、メタボリックシンドローム、代謝異常の増加に関与していると考えられる。

⑤脂質異常症

　生体内でのコレステロール生合成はアセチルCoAを出発材料として、アセトアセチルCoA、HMG-CoA、メバロン酸を経て、最終的にコレステロールが合成される。この経路のうち、HMG-CoAからメバロン酸を合成する、HMG-CoA還元酵素の活性に日内リズムがあり、6時ごろがピークとなる。このため、血中コレステロール値は夜間～早朝にかけて高値となる。

⑥アレルギー性疾患（鼻炎、気管支喘息）

　アレルギー性鼻炎は、昼間に活動して夜間に休息を取る一般的な生活パターンをもつ者では、性、年齢に関係なく、6時にピークをもつ日内リズムを有する。アレルギー疾患の日内リズムの原因としては、肥満細胞にあるIgE受容体 FcεRI β の発現が、時計遺伝子の影響を受けて夜間に高まることが想定されている[18]。

気管支喘息は無治療の場合、深夜〜早朝にかけて症状が増悪することが多い。その機序として、コルチゾール低下、気道平滑筋を拡張させるカテコールアミン類の低下、β受容体数低下、副交感神経機能亢進による気管支の収縮、血中ヒスタミン上昇による気道過敏性の亢進、体温低下などにより、最大気流量が低下することが想定されている[2]。

⑦関節リウマチ

関節リウマチの患者の多くが、"朝のこわばり"という四肢の関節が早朝に痛む症状を経験する。朝のこわばりは、全身性または局所性の炎症反応が関与するものと考えられている。関節リウマチ患者において、炎症の指標の1つであるC-reactive protein（CRP）の血液中濃度が、早朝に高値、夕方に低値を示すという日内リズムがみられた[19]。また、炎症性サイトカインであるinterleukin-6（IL-6）やtumor necrosis factor-α（TNF-α）も、関節リウマチ患者において特徴的な日内リズムが報告されている[20]。IL-6とTNF-αの血漿中濃度は、健常人ではそれぞれ3時、6時までにピークを示す。一方、関節リウマチ患者では、IL-6とTNF-αの血漿中濃度のピークは、それぞれ6時、7時であり、それらの血漿中濃度も健常人より高かった。さらに、高い血漿中濃度は、それぞれ10時、11時まで続いた。したがって、関節リウマチ患者にみられる症状の日内リズムには、炎症反応の異常が関係していることが想定される。

⑧がん

生体リズムの乱れががん（悪性腫瘍）の発症に関与していることが示唆されている。シフトワーカーに前立腺がんや乳がんが多いという疫学調査が、国内外で繰り返し報告された[21,22]。さらに50歳以上の夜間勤務者は、卵巣がんのリスクが高いと報告された[23]。生体リズムの乱れががんの発症に関与する機序において、メラトニンの関与が注目されている。メラトニンには体温低下作用、抗酸化作用、フリーラジカル消去作用があり、免疫機能を調整し、がんを抑制すると考えられている[24]。したがって、夜間の光への曝露がメラトニン分泌を抑制することにより、がん発症率の増加に関与している可能性がある。実際、卵巣がん患者における血清メラトニン値が健常女性より有意に低かったという報告もある[25]。

3. 時計遺伝子による生体リズムの制御機構（図3）

サーカディアンリズムは、十数種類の時計遺伝子によって生み出されている[26]。転写因子であるBMAL1とCLOCKがヘテロ二量体を形成し、PER、CRY遺伝子のプロモーター領域にあるE-box（CACGTG配列）に結合すると、これらの遺伝子の転写が促進される。細胞質でこれらの遺伝子が翻訳され、PER、CRYタンパク質が産生される。これらのタンパク質は細胞質内でカゼインキナーゼ1（CK1）によるリン酸化を受け分解する。しかし、これらのタンパク質の増加量が分解量を上回ると細胞質内に蓄積し、ついには核内に移行する。その結果、BMAL1-CLOCKヘテロ二量体による転写

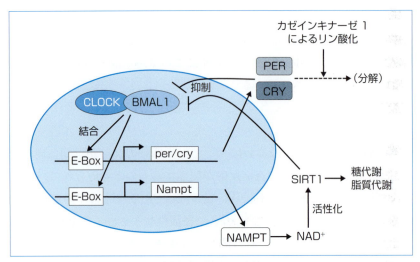

図3 体内時計の分子メカニズム

(山岡正弥, 下村伊一郎：生体リズム障害と肥満症. 日内会誌104 (4)：710-716, 2015 より引用して改変)

促進作用を抑制する。夜間はPER、CRYタンパク質が少ないのでBMAL1-CLOCKヘテロ二量体が*PER*および*CRY*遺伝子発現を活性化するが、昼間はこれらのタンパク質が増加するので遺伝子発現が抑制される。このループが1周するのに約24時間かかることが、サーカディアンリズムの本体だと考えられている。

また、BMAL1-CLOCKヘテロ二量体は、ニコチンアミドリボースリン酸転移酵素（*NAMPT*）の遺伝子発現も促進する[27]。NAMPTタンパク質はニコチンアミドアデニンジヌクレオチド（NAD^+）の量を規定する。NAD^+は、糖代謝や脂質代謝に関与するサーチュイン1（SIRT1）を活性化する。なお、CLOCKはヒストンをアセチル化することで転写活性を発揮するが、SIRT1には脱アセチル化作用があり、CLOCKを脱アセチル化することでその転写活性を抑制する。

4. 時計遺伝子と疾患との関連（図2）

体内時計は時計遺伝子によって制御されており、生体機能の日内リズムに影響する。このため、時計遺伝子の多型や体内時計の乱れにより、時計遺伝子の発現量（mRNA、タンパク質）が変化し、疾患の発症に繋がる可能性がある。

疾患発症に関連する時計遺伝子の多型については、*BMAL1*遺伝子、*CLOCK*遺伝子、*PER2*遺伝子に関する報告がある。まず、*BMAL1*遺伝子については、高血圧患者においてrs6486121C-rs3789327C-rs969485Aハプロタイプ頻度は、対照群の2.14倍であった[28]。また同報告では、2型糖尿病患者におけるrs7950226A-rs11022775Cハプロタイプ頻度は、対照群の1.54倍であった。*CLOCK*遺伝子については、メタボリックシンドローム患者におけるrs4864548C-rs3736544Grs1801260Cハプロタイプの頻度は有意に低く、腹囲の小ささと関連していた[29]。一方、同じ部位のCATハプロタイプはメタボリックシンドロームの発症と関連していた。また、rs1554483G-rs4864548Aハプロタイプが肥満と関連することも報告されている[30]。*PER2*遺伝子については、rs2304672C>Gとrs4663302C>Tが腹部肥満と関連していた[31]。同研究では減量プログラムの成否や参加者の心理行動特性も調査している。rs4663302T/T保有者は、減量プログラムからの脱落率が高かった。また、rs2304672Gアレル保有者はC/C保有者に比べ、体重減少目標を達成する前に減量プログラムから脱落する割合が高く、スナック菓子を過剰に摂取し、食事療法にストレスを感じやすく、退屈なときに食べ、朝食を取らない傾向があった。以上より、時計遺伝子に変異をもつ者は、高血圧、肥満、2型糖尿病を発症しやすく、減量プログラムの治療効果も異なる可能性が示唆された。しかし、関連性が報告された多型部位は調査により異なるので、ほかの集団、人種においても追試されることが望まれる。

近年、時計遺伝子のmRNA発現量と疾患との関連が報告されてきた。2型糖尿病患者では、1日のうちの少なくとも1時点で、末梢血における時計遺伝子*BMAL1*、*PER1*、*PER2*、*PER3*のmRNA発現量が、健常者に比べて低下していた[32]。また、*BMAL1*、*PER1*、*PER3*のmRNA発現量はHbA1c値と負の相関を示していた。このことから、血糖コントロールの悪い患者ほど体内時計が強く障害されていることが示唆された。さらに、糖尿病のない健常人においても、腹囲と*PER1*のmRNA発現量、空腹時血糖値と*PER2*のmRNA発現量の相関が報告されており、時計遺伝子の発現量が肥満や耐糖能と関連することが示唆された[33]。末梢血における*BMAL1*のmRNA発現量は、肥満者では非肥満者より高かった[34]。その一方、メタボリックシンドローム患者の内臓脂肪組織において、*PER2*のmRNA発現量が腹囲と負の相関があり、*BMAL1*、*PER2*、*CRY1*のmRNA発現量が、総コレステロール値、LDLコレステロール値と負の相関を示した[35]。肥満者における推定内臓脂肪面積（estimated visceral fat area：eVFA）に関連を示す遺伝子の割合が、gene ontology解析で調査された。その結果、炎症、酸化ストレス、免疫応答、脂質代謝、糖代謝に関連する遺伝子群よりも、時計遺伝子群で、eVFAと相関する遺伝子の割合が高かった[36]。さらに、時計遺伝子群の中でも*PER1*のmRNA発現量がeVFAと有意な負の相関を示した。以上より、時計遺伝子の発現量は2型糖尿病、肥満、メタボリックシンドロームと関連していることが示唆された。

PER1、*PER2*遺伝子にはがん抑制作用があることも示唆されている[37,38]。これらの遺伝子の欠損または発現低下はがん細胞の成長速度を高める。ヒトの乳がん、大腸がん、前立腺がんにおいて、*PER1*、*PER2*のmRNA発現量の低下が報告されている[37]。

5. 実験動物を用いた研究

*Per2*遺伝子は、がん遺伝子である*c-myc*を調節することで、がん細胞の増殖を制御する。*Per2*ノックアウトマウスでは、γ線照射によるがん細胞の増殖が、野生型より著しかった[38]。*Per2*ノックアウトマウスでは、一酸化窒素（NO）や血管拡張作用のあるプロスタグランジンが減少し、シクロオキ

シゲナーゼ-1由来の血管収縮物質が増加するという、大動脈内皮細胞の機能障害が認められた[39]。さらに、糖代謝、脂質代謝異常を呈することも報告されている[40]。

*Bmal1*ノックアウトマウスでは、AktとそれにつづくNOシグナリングが有意に減弱しており、体内時計の障害が血管機能障害をきたすことが示唆された[41]。また、糖代謝、脂質代謝異常を呈することも報告されている[40]。以上より、時計遺伝子の異常が虚血性心疾患をきたす機序として、直接的な経路に加え、糖・脂質代謝異常を介する間接的な経路も存在することが示唆される。

BMAL1と二量体を形成するCLOCKに関して、C57BLバックグラウンドをもつ*Clock*変異マウスは、野生型に比較して行動量の日内リズムが明確ではないうえに、摂食量が高く肥満状態を呈した[42]。さらに生後7,8ヵ月において、血中中性脂肪値、コレステロール値、血糖値が増加していた。しかしながら、ICRバックグラウンドをもつ*Clock*変異マウスでは、血中コレステロール値、血糖値は野生型と比べて差がなかった[43]。このことは、*Clock*遺伝子の異常が疾患発症に影響することにおいて、種差があることを示唆している。

関節リウマチの病態形成に時計遺伝子の1つである*Cryptochrome*（*Cry*）が関与していることが報告されている[44]。*Cry1*$^{-/-}$ *Cry2*$^{-/-}$マウスは関節の腫脹、ならびにTNF-$α$やIL-6の増加を示した。すなわち、*Cry*は関節リウマチにおける炎症性サイトカインの発現の制御や関節炎の抑制に寄与する因子であると考えられている。

6. 時間治療

症状が悪化する時間帯が決まっているような疾患に対しては、その時間帯に十分な薬物血中濃度を確保するように薬物投与を計画することで、安全で効果的な治療が可能となる。これを時間治療と呼ぶ。患者が起きている時間帯に悪化する疾患であれば、服薬タイミングを工夫することで時間治療が可能となる。一方、疾患の発症ピークが就寝中（夜間発作型喘息など）や早朝であるような場合（血圧のmorning riseなど）には、従来の即放性製剤では対応できない。このため、薬物送達システム（drug delivery system：DDS）を応用した、徐放性製剤や一定のラグタイムを有する時間遅延型薬物放出製剤が開発されてきている（図4）。以下、時間治療が有効な代表的疾患と、その治療薬について概説する。

①高血圧症

高血圧症で問題になるのは夜間・早朝の高血圧、および血圧のmorning riseである。慢性腎疾患を合併するnon-dipperの高血圧患者において、朝または昼に投与されている降圧薬を1剤、夕方投与に変更したところ、血圧日内リズムはdipperになり、尿中アルブミン排泄量も減少した[9]。したがって、夜間高血圧をコントロールすることは、慢性腎不全患者の腎保護の点でも有効であると考えられる。また、心血管イベント発症率（死亡を含む）に対しては、すべての降圧薬を朝に投与した群に比べ、少なくとも1剤を就寝前に投与した群の発症率が有意に低かった[9]。海外ではベラパミル含

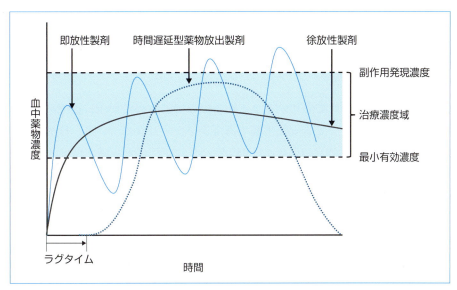

図4 製剤による薬物投与後の血中濃度推移
（岡田弘晃：DDSの必要性. 標準薬剤学改訂第3版（渡辺善照, 芳賀 信 編）. 南江堂, 東京, p454, 2012より許諾を得て転載）

有の遅延放出・持続放出製剤が市販されており、就寝前に服用するとmorning riseに有効であるとされている。また、夜間血圧の高い高血圧患者にメラトニン2mgの徐放性製剤を4週間投与したところ、夜間（特に2～5時）の収縮期および拡張期血圧が有意に低下したという報告もある[45]。

②虚血性心疾患

急性心筋梗塞などの虚血性心疾患に対しては、発症が多い起床時～正午までの時間帯に効果を発揮するような薬物治療が望まれる。長時間作用型Ca拮抗薬であるアムロジピンの投与により、心筋虚血発作の回数が24時間にわたって減少した[46]。特に、ベースラインで発作が多かった日中の減少が顕著であった。一方、短時間作用型Ca拮抗薬であるニフェジピンの投与では、早朝および夕方の心筋虚血発作回数は減少しなかった[11]。同報告によると、β遮断薬であるアテノロールは心筋虚血発作回数と時間を有意に減少させ、特に朝の発作を強く抑制した。

③脂質異常症

脂質異常症の治療薬であるスタチンは、HMG-CoA還元酵素を阻害することにより効果を発揮する。肝におけるコレステロール合成や異化は深夜に亢進するため、コレステロール合成を阻害するスタチンや[47]、コレステロールの異化を促進するプロブコールは、夕方に投与するほうがより効果的である[48]。アトルバスタチンは朝に比べて夕方に投与したほうが、血中LDL低下作用が大きく、冠動脈の再狭窄や心血管イベントの発生頻度が低かった[49]。シンバスタチン、フルバスタチンなどは、医薬品添付文書の使用上の注意として夕食後投与が記載されている。

④アレルギー性疾患（アレルギー性鼻炎、気管支喘息）

　アレルギー性鼻炎は深夜～早朝にかけて増悪しやすい。このため、その治療薬であるヒスタミンH_1受容体拮抗薬メキタジンは、夜に服用するほうが朝に服用するよりも、鼻汁や鼻閉感の改善がよかったと報告されている[50]。

　気管支喘息は深夜～早朝にかけて悪化することが多いので、この時間帯に治療薬の血中濃度を上昇させるような治療法が望ましい。気管支拡張薬であるテオフィリンについて、徐放性製剤を用いた時間治療が提唱されている。具体的には、①1日2回朝と夕方に投与する場合には、夕方の投与量を増量する方法と、②1日1回夕方あるいは夜間のみに投与する方法が報告されている。①の場合、朝夕の投与量を1：2にするほうが、同量または2：1で投与するよりも呼吸機能ならびに睡眠状態の改善が良かったという[51]。しかし、②の1日1回投与では、小児においては血中濃度が治療濃度域を超える可能性があり、副作用の発現に注意が必要である。

　テオフィリン徐放性製剤は、製剤により最高血中濃度到達時間（T_{max}）が異なるので、投与回数やタイミングに工夫が必要である。テオドール®のT_{max}は約7時間であるので、1日2回朝就寝前投与のほか、1日1回就寝前の投与が可能である。テオロング®のT_{max}は約5時間なので、1日2回朝就寝前の投与が必要である。一方、ユニフィル®のT_{max}は絶食時で約8時間、高脂肪食・低脂肪食時で約12時間である。このため、ユニフィル®は夕食後1回投与により、喘息症状の改善に加え夜間中途覚醒の回数を減らす効果が期待できる[52]。一方、日中にも喘息症状がある場合には、テオフィリン血中濃度を一定にするような投与法のほうが適切である。

　気管支喘息の治療にはβ_2刺激薬も用いられる。テルブタリンの徐放性製剤は、1日量を朝夜1：2に不均等投与する方法が有効という報告がある。また長時間作用型のβ_2刺激薬であるサルメテロールについては、朝夕の吸入により夜間の喘息発作が改善され中途覚醒も減少したという[53]。一方、経皮吸収型のβ_2刺激薬であるツロブテロールパッチは、特殊な徐放システムと経皮吸収により血中濃度の上昇が緩徐で、T_{max}が約9～12時間に設計されている[54]。そのため、深夜～早朝にかけて症状が増悪する患者の場合、18～20時前後に貼付すると高い効果が期待できる。またツロブテロールパッチには小児用の製剤もあるので、小児に対しても時間治療が施行できる。

⑤がん

　がんは正常細胞が遺伝子変異などにより無限の増殖能を獲得した状態をいう。正常細胞は通常、昼間活発に細胞分裂を行い、夜間はその活動を低下させるが、がん細胞は昼夜を問わず細胞分裂を行っている。このような正常細胞とがん細胞の違いを利用した時間治療が提唱されている。進行大腸がんに対する、5-フルオロウラシル（5-FU）、フォリン酸（FA）、オキサリプラチンの3剤併用療法において、投与速度のピーク時刻を5-FUとFAは4時、オキサリプラチンは16時にすると、24時間一定速度の投与に比べて、重篤な有害反応が少なく抗腫瘍効果が増す[55]。その機序として、5-FUはオロチン酸ホスホリボシルトランスフェラーゼ（OPRT）により活性化され、ジヒドロピリミジンデヒドロゲナーゼ（DPD）により不活化されるが、正常細胞においては、OPRTは夜間睡眠時に低下し、

DPDは夜間睡眠時に増加するという日内リズムがある。このため、夜間睡眠時に5-FUを投与すると、正常肝細胞では活発に代謝されて副作用が軽減することになる。一方、オキサリプラチンなどの白金製剤は、正常肝細胞への取り込みが日中活動期に低下するとともに、それを処理する還元型グルタチオンが日中活動期の後半に上昇するため、オキサリプラチンの日中投与は正常肝細胞への傷害が少ない。がん細胞ではこれらのサーカディアンリズムが消失していたり、短くなっていたりするため、抗がん作用が得られやすい。なお、欧米では投与量や投与速度を微調整できるクロノポンプが開発され使用されているが、日本では承認されていない。

⑥ 関節リウマチ

関節リウマチの治療に副腎皮質ステロイド薬が用いられている。その際、起床時に最高値となるコルチゾールの日内リズムを乱さないようにするため、副腎皮質ステロイド薬は朝食後に投与されることが多い。しかし、プレドニゾロンは半減期が短いため、朝食後に投与された場合、症状が増悪する翌朝までの時間が長く血中濃度が減少してしまう。このため、2時または7時30分にプレドニゾロンを投与するという臨床研究が行われたところ、2時投与群で朝のこわばりや関節痛といった症状が有意に改善し、血清IL-6も有意に減少した[56]。しかし、2時に内服するということは現実的ではない。このため、本邦未発売ではあるが、海外でプレドニゾロンの徐放性製剤が開発されている。徐放性製剤を夜に服用した群は、試験開始時と比較してこわばりの時間が約40％改善したが、即放性製剤では改善しなかったという[57]。

メトトレキサート（MTX）による関節リウマチの治療についても、時間治療の有効性が検証されている。通常の治療では、MTXは1週間に3回、すなわち1日目の朝夕と2日目の朝に投与されることが多い。この投与法から、1回投与量を変えずに1週間に3回、就寝前の投与に変更したところ、有意にリウマチ症状が改善した[58]。その際、特に重篤な副作用はなかったという。

7. まとめ

生体リズムの乱れが、睡眠障害や精神疾患のみならず、身体疾患の原因にもなることは、以前から報告されていた。身体疾患の発症について、もともと備わっている生体機能の日内リズムによる発症脆弱性に加え、睡眠・覚醒リズムの乱れが生体機能の日内リズムや生活習慣の乱れをきたし、身体疾患のリスクを高めるという機序が明らかになってきた。さらにその分子生物学的機序として、時計遺伝子の変異や発現量の変化が、身体疾患の発症に関与していることが明らかにされつつある。高ストレス、24時間社会である現代、生体リズムの乱れを原因とする身体疾患のさらなる増加が危惧される。したがって、生体リズムを積極的に改善することにより、身体疾患を治療、あるいは予防することが望まれる。

文献

1) Reinberg A, Sidi E : Circadian changes in the inhibitory effects of an antihistaminic drug in man. J Invest Dermatol **46** (4) : 415-419, 1966
2) Barnes P, FitzGerald G, Brown M, et al. : Nocturnal asthma and changes in circulating epinephrine, histamine, and cortisol. N Engl J Med **303** (5) : 263-267, 1980
3) Parker TS, McNamara DJ, Brown C, et al. : Mevalonic acid in human plasma: relationship of concentration and circadian rhythm to cholesterol synthesis rates in man. Proc Natl Acad Sci U S A **79** (9) : 3037-3041, 1982
4) Parker TS, McNamara DJ, Brown CD, et al. : Plasma mevalonate as a measure of cholesterol synthesis in man. J Clin Invest **74** (3) : 795-804, 1984
5) Okamura H : Clock genes in cell clocks: roles, actions, and mysteries. J Biol Rhythms **19** (5) : 388-399, 2004
6) Kario K, Matsuo T, Kobayashi H, et al. : Nocturnal fall of blood pressure and silent cerebrovascular damage in elderly hypertensive patients. Advanced silent cerebrovascular damage in extreme dippers. Hypertension **27** (1) : 130-135, 1996
7) Kario K, Pickering TG, Matsuo T, et al. : Stroke prognosis and abnormal nocturnal blood pressure falls in older hypertensives. Hypertension **38** (4) : 852-857, 2001
8) Boggia J, Li Y, Thijs L, et al. : Prognostic accuracy of day versus night ambulatory blood pressure: a cohort study. Lancet **370** (9594) : 1219-1229, 2007
9) Minutolo R, Gabbai FB, Borrelli S, et al. : Changing the timing of antihypertensive therapy to reduce nocturnal blood pressure in CKD: an 8-week uncontrolled trial. Am J Kidney Dis **50** (6) : 908-917, 2007
10) Cohen MC, Rohtla KM, Lavery CE, et al. : Meta-analysis of the morning excess of acute myocardial infarction and sudden cardiac death. Am J Cardiol **79** (11) : 1512-1516, 1997
11) Mulcahy D, Keegan J, Cunningham D, et al. : Circadian variation of total ischaemic burden and its alteration with anti-anginal agents. Lancet **2** (8614) : 755-759, 1988
12) Omama S, Yoshida Y, Ogawa A, et al. : Differences in circadian variation of cerebral infarction, intracerebral haemorrhage and subarachnoid haemorrhage by situation at onset. J Neurol Neurosurg Psychiatry **77** (12) : 1345-1349, 2006
13) Pan A, Schernhammer ES, Sun Q, et al. : Rotating night shift work and risk of type 2 diabetes: two prospective cohort studies in women. PLoS Med **8** (12) : e1001141, 2011
14) Kubo T, Oyama I, Nakamura T, et al. : Retrospective cohort study of the risk of obesity among shift workers: findings from the Industry-based Shift Workers' Health study, Japan. Occup Environ Med **68** (5) : 327-331, 2011
15) Oyama I, Kubo T, Fujino Y, et al. : Retrospective cohort study of the risk of impaired glucose tolerance among shift workers. Scand J Work Environ Health **38** (4) : 337-342, 2012
16) Kubo T, Fujino Y, Nakamura T, et al. : An industry-based cohort study of the association between weight gain and hypertension risk among rotating shift workers. J Occup Environ Med **55** (9) : 1041-1045, 2013
17) Buxton OM, Cain SW, O'Connor SP, et al. : Adverse metabolic consequences in humans of prolonged sleep restriction combined with circadian disruption. Sci Transl Med **4** (129) : 129ra43, 2012
18) Ando N, Nakamura Y, Ishimaru K, et al. : Allergen-specific basophil reactivity exhibits daily variations in seasonal allergic rhinitis. Allergy **70** (3) :319-322, 2015
19) Herold M, Gunther R : Circadian rhythm of C-reactive protein in patients with rheumatoid arthritis. Prog Clin Biol Res **227B** : 271-279, 1987
20) Straub RH, Cutolo M : Circadian rhythms in rheumatoid arthritis: implications for pathophysiology and therapeutic management. Arthritis Rheum **56** (2) : 399-408, 2007
21) Kubo T, Ozasa K, Mikami K, et al. : Prospective cohort study of the risk of prostate cancer among rotating-shift workers: findings from the Japan collaborative cohort study. Am J Epidemiol **164** (6) : 549-555, 2006
22) Samuelsson LB, Bovbjerg DH, Roecklein KA, et al. : Sleep and circadian disruption and incident breast cancer risk: An evidence-based and theoretical review. Neurosci Biobehav Rev **84** : 35-48, 2017
23) Bhatti P, Cushing-Haugen KL, Wicklund KG, et al. : Nightshift work and risk of ovarian cancer. Occup Environ Med **70** (4) : 231-237, 2013

24) Ravindra T, Lakshmi NK, Ahuja YR : Melatonin in pathogenesis and therapy of cancer. Indian J Med Sci **60** (12) : 523-535, 2006
25) Zhao M, Wan J, Zeng K, et al. : The Reduction in Circulating Melatonin Level May Contribute to the Pathogenesis of Ovarian Cancer: A Retrospective Study. J Cancer **7** (7) : 831-836, 2016
26) Ko CH, Takahashi JS : Molecular components of the mammalian circadian clock. Hum Mol Genet **15** Spec No 2 : R271-277, 2006
27) Haigis MC, Sinclair DA : Mammalian sirtuins: biological insights and disease relevance. Annu Rev Pathol **5** : 253-295, 2010
28) Woon PY, Kaisaki PJ, Braganca J, et al. : Aryl hydrocarbon receptor nuclear translocator-like (BMAL1) is associated with susceptibility to hypertension and type 2 diabetes. Proc Natl Acad Sci U S A **104** (36) : 14412-14417, 2007
29) Scott EM, Carter AM, Grant PJ : Association between polymorphisms in the Clock gene, obesity and the metabolic syndrome in man. Int J Obes (Lond) **32** (4) : 658-662, 2008
30) Sookoian S, Gemma C, Gianotti TF, et al. : Genetic variants of Clock transcription factor are associated with individual susceptibility to obesity. Am J Clin Nutr **87** (6) : 1606-1615, 2008
31) Garaulet M, Corbalan-Tutau MD, Madrid JA, et al. : PERIOD2 variants are associated with abdominal obesity, psycho-behavioral factors, and attrition in the dietary treatment of obesity. J Am Diet Assoc **110** (6) : 917-921, 2010
32) Ando H, Takamura T, Matsuzawa-Nagata N, et al. : Clock gene expression in peripheral leucocytes of patients with type 2 diabetes. Diabetologia **52** (2) : 329-335, 2009
33) Ando H, Ushijima K, Kumazaki M, et al. : Associations of metabolic parameters and ethanol consumption with messenger RNA expression of clock genes in healthy men. Chronobiol Int **27** (1) : 194-203, 2010
34) Tahira K, Ueno T, Fukuda N, et al. : Obesity alters the expression profile of clock genes in peripheral blood mononuclear cells. Arch Med Sci **7** (6) : 933-940, 2011
35) Gomez-Abellan P, Hernandez-Morante JJ, Lujan JA, et al. : Clock genes are implicated in the human metabolic syndrome. Int J Obes (Lond) **32** (1) : 121-128, 2008
36) Yamaoka M, Maeda N, Nakamura S, et al. : A pilot investigation of visceral fat adiposity and gene expression profile in peripheral blood cells. PLoS One **7** (10) : e47377, 2012
37) Ohdo S, Koyanagi S, Matsunaga N : Chronopharmacological strategies: Intra- and inter-individual variability of molecular clock. Adv Drug Deliv Rev **62** (9-10) : 885-897, 2010
38) Fu L, Pelicano H, Liu J, et al. : The circadian gene Period2 plays an important role in tumor suppression and DNA damage response in vivo. Cell **111** (1) : 41-50, 2002
39) Viswambharan H, Carvas JM, Antic V, et al. : Mutation of the circadian clock gene Per2 alters vascular endothelial function. Circulation **115** (16) : 2188-2195, 2007
40) Shimba S, Ogawa T, Hitosugi S, et al. : Deficient of a clock gene, brain and muscle Arnt-like protein-1 (BMAL1), induces dyslipidemia and ectopic fat formation. PLoS One **6** (9) : e25231, 2011
41) Anea CB, Zhang M, Stepp DW, et al. : Vascular disease in mice with a dysfunctional circadian clock. Circulation **119** (11) : 1510-1517, 2009
42) Turek FW, Joshu C, Kohsaka A, et al. : Obesity and metabolic syndrome in circadian Clock mutant mice. Science **308** (5724) : 1043-1045, 2005
43) Oishi K, Atsumi G, Sugiyama S, et al. : Disrupted fat absorption attenuates obesity induced by a high-fat diet in Clock mutant mice. FEBS Lett **580** (1) : 127-130, 2006
44) Hashiramoto A, Yamane T, Tsumiyama K, et al. : Mammalian clock gene Cryptochrome regulates arthritis via proinflammatory cytokine TNF-alpha. J Immunol **184** (3) : 1560-1565, 2010
45) Grossman E, Laudon M, Yalcin R, et al. : Melatonin reduces night blood pressure in patients with nocturnal hypertension. Am J Med **119** (10) : 898-902, 2006
46) Deanfield JE, Detry JM, Lichtlen PR, et al. : Amlodipine reduces transient myocardial ischemia in patients with coronary artery disease: double-blind Circadian Anti-Ischemia Program in Europe (CAPE Trial). J Am Coll Cardiol **24** (6) : 1460-1467, 1994

47) Saito Y, Yoshida S, Nakaya N, et al. : Comparison between morning and evening doses of simvastatin in hyperlipidemic subjects. A double-blind comparative study. Arterioscler Thromb **11** (4) : 816-826, 1991
48) Fujimura A, Ohashi K, Ebihara A : Time-dependent change in the effect of probucol in subjects with elevated cholesterol. Eur J Clin Pharmacol **43** (3) : 299-301, 1992
49) Ozaydin M, Dede O, Dogan A, et al. : Effects of morning versus evening intake of atorvastatin on major cardiac event and restenosis rates in patients undergoing first elective percutaneous coronary intervention. Am J Cardiol **97** (1) : 44-47, 2006
50) Smolensky MH, Reinberg A, Labrecque G : Twenty-four hour pattern in symptom intensity of viral and allergic rhinitis: treatment implications. J Allergy Clin Immunol **95** (5 Pt 2) : 1084-1096, 1995
51) Bruguerolle B, Philip-Joet F, Parrel M, et al. : Unequal twice-daily, sustained-release theophylline dosing in chronic obstructive pulmonary disease. Chronobiol Int **4** (3) : 381-385, 1987
52) Helm SG, Meltzer SM : Improved control of asthma in the office setting. A large-scale study of once-daily evening doses of theophylline. Am J Med **85** (1B) : 30-33, 1988
53) Shah L, Wilson AJ, Gibson PG, et al. : Long acting beta-agonists versus theophylline for maintenance treatment of asthma. Cochrane Database Syst Rev (3) : CD001281, 2003
54) Uematsu T, Nakano M, Kosuge K, et al. : The pharmacokinetics of the beta 2-adrenoceptor agonist, tulobuterol, given transdermally and by inhalation. Eur J Clin Pharmacol **44** (4) : 361-364, 1993
55) Levi F, Zidani R, Misset JL : Randomised multicentre trial of chronotherapy with oxaliplatin, fluorouracil, and folinic acid in metastatic colorectal cancer. International Organization for Cancer Chronotherapy. Lancet **350** (9079) : 681-686, 1997
56) Arvidson NG, Gudbjornsson B, Larsson A, et al. : The timing of glucocorticoid administration in rheumatoid arthritis. Ann Rheum Dis **56** (1) : 27-31, 1997
57) Buttgereit F, Doering G, Schaeffler A, et al. : Targeting pathophysiological rhythms: prednisone chronotherapy shows sustained efficacy in rheumatoid arthritis. Ann Rheum Dis **69** (7) : 1275-1280, 2010
58) To H, Yoshimatsu H, Tomonari M, et al. : Methotrexate chronotherapy is effective against rheumatoid arthritis. Chronobiol Int **28** (3) : 267-274, 2011

〈三浦　淳〉

索 引

■ 英数

24時間社会 ･･････････････････････････････ 42, 44, 74
2振動体仮説 ･････････････････････････････ 15, 16, 21
2振動体モデル ･････････････････････････････････ 106
2プロセス仮説 ･･････････････････････････････････ 16
2プロセスモデル ･･･････････････････････････････ 53
6-sulphatoxymelatonin（6-SMT）濃度 ･･･････ 165

A

AASM ･････ 64, 96, 97, 98, 101, 102, 105, 107, 108, 110
AASM の判定マニュアル ･･･････････････････････ 64
ACh 系 ･･･ 162
advanced sleep phase disorder（ASPD）
　････････････････････････････････ 86, 87, 88, 89, 99
advanced sleep phase syndrome（ASPS）
　･････････････････････････････････ 85, 89, 99, 100
advanced sleep phase type（ASPT） ･･･････････ 99
AD モデルマウス ･･･････････････････････････ 159
Angelman 症候群 ･･････････････････････ 102, 104
Aβ ･･ 159

B

Bmal1 ･････････････････ 27, 29, 31, 32, 34, 93, 124, 176, 177
BMAL1 ･････････････････････････････ 27, 28, 175, 178
Borbély の2プロセス・モデル ･･････････････ 130

C

CKI δ ･･･ 99
CKI ε ･･･ 93
Clock ･････････････････････････････ 27, 123, 124, 176, 178
CLOCK ･･･････････････････････････ 27, 28, 175, 176, 178
CRSD ･････････････････････････････････ 84, 85, 86, 87, 89
Cry ･･･････････････････････････････ 27, 29, 175, 176, 178
CRY ･･････････････････････････････････ 28, 29, 175, 176
Cry1 ･･････････････････････････････････ 27, 93, 124, 178
CRY1 ･･ 29, 34

Cry2 ･･････････････････････････････････ 27, 99, 178
CRY2 ･･･････････････････････････････････････ 29, 34
Cryptochrome ･･････････････････････････････ 27, 178

D

DCSAD ･･･････････････････････････････････ 92, 108
Delirium Rating Scale ･････････････････････････ 164
dipper ･･･････････････････････････････････････ 172
DSM ･･･････････････････････････････････････ 85, 88
delayed sleep phase（DSP） ･･････････････ 87, 88, 89
delayed sleep phase disorder（DSPD）
　････････････････････････････････ 87, 88, 89, 92, 94, 96
delayed sleep phase syndrome（DSPS）
　････････････････ 84, 86, 87, 88, 89, 92, 93, 94, 96, 98
delayed sleep phase type（DSPT） ･････････････ 92

E

Economo ･････････････････････････････････････ 51
Epworth sleepiness scale（ESS） ･･････････････ 56

G

GABA 作動性ニューロン ･･････････････････････ 51
GABA 作動薬 ･････････････････････････････････ 164
glymphatic system ･････････････････････････ 159

H

H_2 受容体拮抗薬 ･･････････････････････････････ 164
Horne と Ostberg の朝型・夜型質問紙法
　･････････････････････････････････ 56, 74, 95, 137
HPA 系 ･･････････････････････････････････････ 54
hPer2 ･･･ 99
hypernychthemeral syndrome ･････････････ 103
hypnagogic hypersynchrony ･･･････････････ 127

I

ICD ··· 71
ICD-10（1990年版）準拠 ··· 71
ICD-10（2003年版）準拠 ··· 71
ICD-11 ··· 71
insomnia disorder ··· 92

L

LD 比 ··· 22

M

Motivated Delayed Sleep-Wake Phase Disorder
（Motivated Delayed SWPD）··· 70, 75, 94

N

N-acetyltransferase（AA-NAT）··· 93
NHK 放送文化研究所 ··· 43

P

PC ··· 137
Per ··· 27, 175
PER ··· 28, 29, 175, 176
Per1 ··· 27, 31, 32, 33, 124, 177
PER1 ··· 29
Per2 ··· 27, 31, 32, 33, 36, 123, 176, 177
PER2 ··· 29
Per3 ··· 93, 123, 124, 137, 177
Period ··· 27
phase jump ··· 103
Pittsburgh Sleep Quality Index（PSQI）··· 56

R

Rechtschaffen と Kales の国際判定基準（1968）··· 64
REM sleep without atonia（RWA）··· 160

S

social jetlag ··· 137
SSRI ··· 82
stage 1-REM with tonic EMG（stage 1-REM）··· 162
Stage 1（睡眠段階1）··· 64
Stage 2（睡眠段階2）··· 64
Stage 3（睡眠段階3）··· 64
Stage 4（睡眠段階4）··· 64
Stage REM（睡眠段階 REM）··· 64
Stage W（覚醒段階）··· 64

T

tasimelteon ··· 105
time zone change syndrome ··· 108

V

V-PSG ··· 49

Z

Zung のうつ病自己評価尺度 ··· 79

α

α シヌクレイン ··· 160
β 遮断薬 ··· 164
γ-アミノ酪酸（γ-aminobutyric acid：GABA）系 ··· 162

■和文

あ

青色光 ··· 98
悪性腫瘍 ··· 175
アクチグラフ（actigraph）
··· 66, 69, 74, 94, 100, 102, 104, 107, 109, 110, 159
アクチグラフィ ··· 74, 79, 164
悪夢 ··· 164, 168
朝型 ··· 85, 93, 95, 100, 106
朝型夜型特性 ··· 122
朝の光の活用 ··· 143
アショフ（Aschoff）の法則 ··· 12, 13, 18
アセチルコリン（acetylcholine：ACh）··· 158
アデノシン ··· 54
アトピー性皮膚炎 ··· 141
アフター効果 ··· 12, 20
アミロイド β タンパク質（amyloid β：A β）··· 159

アミロイド線維形成の制御作用·················159
アミロイド前駆体タンパク質·····················159
アメリカ睡眠学会（American academy of sleep
　medicine：AASM）の治療ガイドライン
　·················96, 97, 98, 101, 102, 105, 107, 108, 110
アリピプラゾール··98
アルコール性認知症···160
アルツハイマー病（Alzheimer disease：AD）
　··47, 54, 77, 101, 102, 157
アレルギー性疾患···174
アンジェルマン（Angelman）症候群 102, 104, 140

い

意識狭窄··161
意識混濁··161
意識変容··161
意識レベル···10
位相角差···104
位相後退···13, 20, 22, 71, 73
位相前進···13, 19, 20, 22, 71, 73
位相反応···13, 17, 18, 19, 20, 22
位相反応曲線（phase response curve：PRC）
　·····························13, 17, 19, 20, 29, 93, 96, 100, 101
胃腸障害···77
遺伝率··93
居眠り··48
居眠り運転···48
インターネット··47

う

うつ病··74, 78, 79
うつ病自己評価尺度···79
運動··53

え

疫学··84, 85, 86, 87, 88, 89
液性因子···53
易怒性··76
塩酸ドネペジル···167

お

大人の影響···137
オランザピン··167

オリゴマーAβ··159
オレキシン··37
オレキシン受容体拮抗薬（遮断薬）········81, 159
オレキシンニューロン·······································51

か

外因性··74
外因性CRSWD··74
外因性リズム··10, 72
外界···53, 73, 74
概日··72
概日振動体···22
概日振動体群···24
階層的多振動体機構···73
解体型··71
外的脱同調···17, 20, 74, 77
海馬··52
外背側被蓋核（LDT）···52
回避性パーソナリティ·······································74
海綿状変化···52
学習··47
覚醒··64
覚醒閾値···16, 53
覚醒位相···15
覚醒系··45, 51
覚醒反応···129
覚醒レベル···10
隔離環境···54
隔離実験···99
隔離実験室···73
過重労働···125
家族性··99, 100
カタスレニア···70
活動過剰型···161
活動減少型···161
ガバペンチン···82
過敏性腸症候群···94
カフェイン····································52, 98, 107, 109
過眠症··68
加齢変化···150
がん···175, 177, 180
環境因子···17, 20

環境整備	143, 144, 167	結節乳頭体核（TMN）	52
関節リウマチ	175, 178, 181	幻覚	164
鑑別診断	49	倦怠感	15
		ゲーム機	137

き

気管支喘息	141, 174, 175, 180		

こ

器質性	76	降圧薬	164
器質性病変	51	抗うつ薬	81
起床時刻	86	抗菌薬	164
季節性感情障害冬季型（冬季うつ病）	122	攻撃性	47
機能性障害	76	高血圧	46, 172, 176, 177, 178
気分障害	70, 75, 121, 141	抗コリン薬	162, 164
橋脚被蓋核（PPT）	52	抗酸化作用	159
橋中心部	51	高次脳機能障害	49
逆行性同調（antidromic re-entrainment）	109	恒常暗	12
休職	120	恒常性維持	16, 53
急性ストレス反応	161	高照度光	11, 17, 19, 53, 54, 67, 109, 117, 153
急速眼球運動	163	高照度光療法（bright light therapy：BLT）	
共感	77		82, 98, 102, 122, 144, 145, 166
狭心症	173	恒常明	12
胸部・腹部呼吸運動	65	抗精神病薬	166
虚血性心疾患	173, 179	後退	76, 77
起立性調節障害（orthostatic dysregulation：OD）		交代勤務	46, 77, 105, 106, 107
	94, 141	交代勤務障害（Shift Work Disorder）	
勤務スケジュール	74		4, 71, 76, 105, 106, 107, 108, 117
		交代性脳波（tracé alternant）	127

く

		交通事故	47, 48, 49, 77
クエチアピン	167	行動・心理症状（behavioral and psychological symptoms of dementia: BPSD）	166
クライネ-レビン症候群	69		
グリオーシス	51	行動測定装置	11
グルタミン酸神経伝達	162	行動リズム	18, 23, 24
グレリン	54	抗パーキンソン薬	162
クロイツフェルト・ヤコブ病（Creutzfeldt-Jakob disease：CJD）	161	抗不安薬	82
		抗不整脈薬	164
クロナゼパム	82	高齢化	49
クロノタイプ	85, 93, 94, 95, 100, 106, 137	高齢化社会	42
		高齢化率	47

け

		高齢者	47, 49, 75, 76
経済的損失	42, 48, 49	高齢社会白書	47
傾聴	77	呼吸	63
軽度認知障害	159	呼吸気流（鼻口サーミスター）	65
血管作動性腸管ペプチド	32	国際統計協会	71
血管性認知症	160		

索引

国民生活時間調査·················43
午睡·························131
コリン作動性神経···············51
コルチゾール···············131, 152
コンスタントルーチン（constant routine）·······73

さ

再同調·······················77
再同調過程···················77
サイトカイン·················162
催眠作用·····················67
作業効率·····················49
錯覚·························164
サブ振動体···················20
産業事故···················49, 77
サーカディアン···········72, 131
サーカディアン振動········10, 17
サーカディアン振動体·····16, 20, 22
サーカディアンリズム
······4, 10, 11, 12, 13, 15, 16, 17, 18, 19, 20, 21, 22, 23, 24, 48, 72, 84, 85, 147, 171
サーカディアンリズム位相·····93, 96, 97, 100, 101, 104
サーカディアンリズム睡眠・覚醒障害群（Circadian Rhythm Sleep-Wake Disorders：CRSWD）
··········4, 27, 49, 74, 78, 82, 94, 117
サーカディアンリズム睡眠障害
············71, 84, 85, 87, 88, 92, 93, 99, 101, 103
サーカディアンリズム睡眠障害群·······69
サーカディアンリズムマーカー·······95
サーカビディアンリズム（概48時間リズム）·····13, 15

し

視覚障害···············103, 104, 105
時間隔離実験·················17
時間感覚·····················15
時間帯域変化（時差）症候群·····15, 71
時間治療·····················178
時間的指標···················73
時間の手がかり（zeitgeber）·····139
時間療法（chronotherapy）·······82, 92, 98, 101
視交叉上核（suprachiasmatic nucleus：SCN）
······16, 18, 23, 27, 52, 54, 72, 73, 101, 123, 131, 148

視索前域（POA）···············51, 52
時差障害（Jet Lag Disorder）·····77, 108, 109, 110, 117
時差帯域·····················108, 109
時差ぼけ·····················77, 108
脂質異常症···················174, 179
支持的精神療法···············81
思春期·······················132, 138
視床下部·····················54, 72
視床下部外側野（LHA）·········51
視床下部後部·················51
視床下部前部·················51
視床前核·····················51
実行系·······················51
実存的次元···················4
シヌクレイノパチー···········160
自閉スペクトラム症／自閉症スペクトラム障害··94, 139
社会的因子···················17
社会的接触···················53
社会的同調因子···············106
社会的時計···················89
周期性四肢運動指数···········160
周期性四肢運動障害···········70, 78
周期性脳波変化（cyclic EEG changes：CEC）·······161
周期的制限給餌···············33
自由継続障害（free-running disorder：FRD）·······103
就床時刻·····················86
重大産業事故·················47
重度視覚障害患者·············122
終夜睡眠脳波·················63
終夜ポリグラフ検査（polysomnography：PSG）
······63, 66, 96, 100, 102, 107
主観的朝·····················54
主観的夜·····················54
熟眠障害·····················46
受容·························77
松果体·····················23, 67, 131
松果体腫瘍···················102
松果体囊胞···················104
常染色体優性遺伝形式·········75
情動·························45
小児·························49

情報通信技術 (information communication technology : ICT) ……………… 137
食行動異常 ……………………………… 70
食事 ……………………………………… 53
食事同調性振動体 ……………………… 27
食欲不振 ………………………………… 15
徐波睡眠 ………………………………… 158
自律神経系 ……………………… 11, 15, 73
心筋梗塞 ………………………………… 173
神経原線維変化 ………………………… 159
神経細胞脱落 …………………………… 51
神経伝達 ………………………………… 53
神経毒性 ………………………………… 159
神経発達障害 ……………………… 100, 139
神経変性疾患 …………………………… 101
心血管障害 ……………………………… 106
新生児期 ………………………………… 127
心臓病 …………………………………… 46
身体疾患 ………………………………… 171
身体的次元 ……………………………… 4
診断群分類別包括評価 (Diagnostic Procedure Combination) ……………………… 71
心電図 …………………………………… 63
振動体 …………………………………… 72
振動体 I ………………………………… 72
振動体 II ………………………………… 72
深部体温 ……… 53, 73, 74, 76, 95, 100, 106, 131, 145
深部体温低下作用 ……………………… 67
深部体温リズム … 11, 12, 13, 20, 21, 22, 23, 47, 74, 152
深夜勤 …………………………………… 46
心理社会的次元 ………………………… 4
心理社会的障害 ………………………… 76

す

髄液中 A β 濃度 ………………………… 159
髄液中オレキシン A 濃度低値 ………… 69
睡眠・覚醒障害 (Sleep-Wake Disorders) …… 71
睡眠・覚醒障害の診断分類 …………… 68
睡眠・覚醒スケジュール ……………… 12
睡眠・覚醒スケジュールの障害 ……… 68
睡眠・覚醒相後退型 …………………… 135
睡眠・覚醒相後退障害 (Delayed Sleep-Wake Phase Disorder : Delayed SWPD)
…… 4, 70, 74, 92, 94, 95, 96, 97, 98, 99, 100, 101, 103, 104, 105, 106, 108, 109, 117
睡眠・覚醒相後退症候群 ……………… 78
睡眠・覚醒相前進型 …………………… 135
睡眠・覚醒相前進障害 (Advanced Sleep-Wake Phase Disorder : Advanced SWPD) … 75, 99, 100, 101, 117
睡眠・覚醒リズム
… 10, 13, 15, 16, 17, 19, 20, 21, 23, 24, 47, 73, 86, 89
睡眠・覚醒リズム障害 ………………… 10
睡眠閾値 ………………………………… 16, 53
睡眠維持障害 …………………………… 151
睡眠医療ネットワーク ………………… 49, 81
睡眠衛生指導 …………………………… 81
睡眠過剰障害 (過眠症群) ……………… 68
睡眠関連運動障害 ……………………… 49, 78, 82
睡眠関連運動障害群 …………………… 69
睡眠関連解離性障害 …………………… 70
睡眠関連呼吸障害 ……………………… 49, 78, 81
睡眠関連呼吸障害群 …………………… 69
睡眠関連こむらがえり ………………… 70
睡眠関連歯ぎしり ……………………… 70
睡眠系 …………………………………… 51
睡眠経過図 ……………………………… 65, 129
睡眠構築 ………………………………… 65, 150
睡眠効率 ………………………………… 159, 160
睡眠時間帯 ……………………………… 47, 74
睡眠時随伴症 …………………………… 49, 68, 78, 82
睡眠時随伴症群 ………………………… 69, 70
睡眠時無呼吸症候群 (sleep apnea syndrome : SAS) ……………………… 68, 96, 107
睡眠障害国際分類 (International Classification of Sleep Disorders : ICSD) … 68, 84, 86, 87, 88, 89, 92, 99, 108
睡眠障害国際分類第1版 (ICSD-1) …… 118
睡眠障害国際分類第2版 (ICSD-2) …… 68, 69, 71, 92, 94, 99, 118
睡眠障害国際分類第3版 (ICSD-3) … 68, 69, 71, 74, 75, 79, 81, 92, 94, 95, 99, 100, 101, 104, 105, 110, 117
睡眠障害の診断 ………………………… 79
睡眠センター …………………………… 49
睡眠相 …………………………………… 47, 74, 76

索引

睡眠相後退 86, 89
睡眠相後退症候群 71, 132
睡眠相前進症候群 29, 71
睡眠導入薬 82, 98, 101, 103, 108, 110
睡眠日誌
...... 56, 74, 77, 94, 100, 102, 104, 107, 109, 110, 164
睡眠負債 53, 138
睡眠不足 47, 48
睡眠不足感 46, 47
睡眠不足症候群(insufficient sleep syndrome：ISS)
...... 137
睡眠物質 54
睡眠ホメオスタシス 93
スクリーニングフローチャート 79
スケジュール調整 142, 144
ステロイド剤 164
ストレス 13, 45, 161, 167
ストレス社会 42, 44
ストレス障害 141
ストレス耐性 74
スマートフォン 133, 137
スミス・マゲニス(Smith Magenis)症候群 140
スリープヘルス 142, 144

せ

生活指導 82
生活習慣 45
生活習慣病 42, 46, 76
生活スケジュール 17, 20, 21, 22
生活リズム 137
脆弱X(fragile X)症候群 140
精神作業能力 77
精神疾患 77
精神障害の診断と統計マニュアル第5版(diagnostic and statistical manual of mental disorders 5th ed.：DSM-5) 85, 122
精神遅滞 76
静睡眠 127
生体現象 63
生体リズム 11, 22, 23
成長ホルモン 72, 73, 152
青斑核(LC) 52

生物時計
...... 4, 10, 15, 17, 18, 19, 20, 23, 24, 52, 72, 74, 76
生理機能 171
摂食リズム 54
絶対的明暗サイクル 20
セロトニン 123
セロトニン系 162
セロトニントランスポーター遺伝子 123
前進 77
前せん妄 164, 167
選択的メラトニン受容体作動薬 97
センター外睡眠検査(out-of center sleep testing：OCST) 69
前頭側頭型認知症(frontotemporal dementia：FTD)
...... 160, 161
前脳基底部(BF) 51, 158, 162
せん妄 161
せん妄の治療指針 167
せん妄の発生率 161
前立腺がん 46

そ

素因 74
双極性障害 121
双生児研究 93
早朝覚醒 46, 47
促進遺伝子 53

た

大うつ病 122
大うつ病性障害 94, 104
体温 72
体外時計 74
大腸がん 46
体内時計 4, 71, 84, 85, 89
体熱制御 152
大脳辺縁系 45, 52
タイミング 52, 53
多系統委縮症 160
脱同調 12, 13, 15, 17, 20, 21, 22, 108
脱同調法 12, 13, 24
脱抑制行動 70

多動 133
タブレット型端末 133, 137
短期不眠障害 69
炭酸リチウム 82
短時間感覚 15
断眠実験 42
断眠療法 125

ち

チアプリド 167
致死性家族性不眠症 51
注意欠陥多動性障害 94, 139
注意力 42
中隔視神経形成異常症（septo-optic dysplasia：SOD、ドモルシア［De Morsier］症候群） 141
中枢神経刺激薬 82
中枢性過眠症 49, 78
中枢性過眠症群 69, 81
中枢時計 31, 52, 53, 73
中途覚醒 46, 47
中脳中心灰白質 51
昼夜逆転 54
超高齢社会 42, 44
長時間感覚 15
長時間睡眠児（long sleeper） 137
長時間労働 46
直腸温 11, 67
治療評価 49
治療目標の共有 142

つ

強い振動体（Ⅰ） 53

て

テレビ 133
てんかん 49

と

登校拒否 74
統合失調症 121, 141
動睡眠 127
糖代謝 42
同調 73

同調因子（time cue） 17, 22, 53, 73, 101, 102, 103, 108, 117
同調機構 74
同調作用 67
糖尿病 46, 159, 177
頭部外傷 102
動脈血酸素飽和度（パルスオキシメーター） 65
特定不能なサーカディアン睡眠・覚醒障害（circadian sleep-wake disorders not otherwise：NOS） 110, 118
時計遺伝子 5, 23, 27, 53, 93, 99, 104, 117, 139, 175, 176, 177
時計関連遺伝子 123
ドパミン 36
ドパミン系 162
ドパミン作動薬 82, 164
トラゾドン 166
トリプトファン 157

な

内因性 74
内因性 CRSWD 74
内因性周期 13, 18, 19
内因性光感受性網膜神経節細胞（intrinsically photosensitive retinal ganglion cell：ipRGC） 123
内因性メラトニン 95, 97, 98, 100, 104
内因性リズム 10, 72, 73
内因性リズム発振機構 72
内側視索前野 54
内側室傍核小細胞性神経 54
内側前頭前野 158
内的解離 13
内的脱同調 13, 15, 21, 24, 72, 74, 77, 84
ナルコレプシー 52, 69, 78

に

西向き旅行 108, 109
日内変動 159
日周期リズム（日内リズム） 10
日中の仮眠 47
日中の眠気 77, 161
日長時間 122

索引

日長変化 ………………………………… 22
日本睡眠学会認定医療機関 ……………… 49
乳がん …………………………………… 46
入眠困難 ……………………………… 46, 47
入眠時固有脊髄ミオクローヌス ………… 70
入眠障害 ………………………………… 46
乳幼児期の睡眠習慣 …………………… 137
認知機能 …………………… 42, 133, 161
認知行動療法 ………………………… 81, 98
認知症 ……………………………… 76, 77, 157
認定医療機関 …………………………… 81

ね
眠気 ………………………………… 10, 15
年間総実労働時間 ……………………… 45

の
脳幹 ……………………………………… 51
脳幹部 …………………………………… 45
脳血管障害 …………………………… 173
脳梗塞 ………………………………… 173
脳障害 ………………………………… 139
脳内Aβ沈着 ………………………… 159
脳内シナプス強度の亢進 ………………… 54
脳内の老廃物排出機構 ………………… 159
脳波記録 ………………………………… 63
ノルアドレナリン系 …………………… 162
ノンパラメトリック同調 …… 18, 19, 20, 22
ノンレム-レム周期 …………………… 129
ノンレム睡眠 ………………………… 64, 127

は
背側室傍核小細胞性神経 ………………… 54
背内側核 ………………………………… 54
背内側核病変 …………………………… 51
薄明下メラトニン分泌開始時刻（dim light melatonin onset：DLMO） ……… 95, 97, 100, 119
バゾプレッシン ………………………… 32
バゾプレッシン含有神経細胞 ……… 54, 158
発がん性 ………………………………… 46
発達障害 …………… 70, 75, 94, 102, 131
発達特性 ……………………………… 139
ハムスター …………………………… 162

パラソムニア …………………………… 68
パラメトリック同調 …………………… 18
ハロペリドール ……………………… 167
反復睡眠潜時試験（multiple sleep latency test：MSLT） …………………… 66, 68, 69
反復性過眠症 …………………………… 69
パーキンソン病 …………………… 77, 160
パーソナリティ障害 …………………… 76

ひ
非24時間睡眠・覚醒リズム型 ………… 135
非24時間睡眠・覚醒リズム障害（Non-24-Hour Sleep-Wake Rhythm Disorder：Non-24-Hour SWRD） ……… 76, 103, 104, 105, 117
非24時間睡眠覚醒症候群 ……………… 71
鼻炎 …………………………… 174, 180
非回復性の睡眠 ………………………… 69
東向き旅行 ………………………… 108, 109
光 ………………………………………… 53
光位相反応 ………………………… 19, 151
光周期 …………………………………… 33
光同調 ……………………… 17, 19, 20, 22
光同調因子 ………………………… 73, 76
光の位相反応 …………………………… 73
光曝露 ……………………………… 47, 153
ひきこもり ……………………………… 74
微小睡眠（micro-sleep） ……………… 42
ヒスタミン系 ………………………… 162
ビタミンB_{12} ……………… 82, 98, 105
必要な睡眠時間 ……………………… 133
日の入り症候群（sundown syndrome） …… 77, 157
非光因子 …………………………… 22, 24
非光同調 ………………………………… 20
非光同調因子 ……………………… 20, 73, 76
ビペリデン …………………………… 163
肥満 ……………………… 173, 174, 177
非薬物療法 …………………………… 81, 82
表現型リズム ……………………… 10, 11, 23
昼寝 …………………………………… 159
疲労 ……………………………………… 48
疲労感 …………………………………… 77

ふ

不安 45, 52, 167
不安障害 70, 75, 94, 141
フェリチン 82
不規則型睡眠・覚醒パターン 71
不規則睡眠・覚醒障害 76
不規則睡眠・覚醒リズム型 135
不規則睡眠・覚醒リズム障害（Irregular Sleep-Wake Rhythm Disorder：Irregular SWRD）
.... 76, 101, 102, 117
副交感神経系 15
副腎皮質刺激ホルモン 152
腹側・背側室傍核 54
腹側外側視索前野 54
負債 53
不調和 71
物質使用障害 94
不定睡眠 127
不登校 120, 138, 143
部分同調 20
不眠 10, 15, 45, 47, 77, 168
不眠症 68, 69, 78, 81
不眠症群 68
プラミペキソール 82
フリーラジカル消去作用 159
フリーラン 12, 13, 17, 20, 21, 22, 29, 103, 104
フリーラン実験 11, 12, 13, 15, 19, 21, 22
フリーラン周期 11, 12, 13
フリーランリズム 10, 11, 17, 24, 73
プロセス C 16, 53, 130
プロセス S 16, 53, 130
プロラクチン 72, 152

へ

平均睡眠時間 43
閉塞性睡眠時無呼吸症候群 125
ペロスピロン 167
ベンゾジアゼピン受容体作動薬 81
扁桃核 52
ペースメーカー 131

ほ

紡錘波 127
縫線核背側部（DR） 52
放熱リズム 11
哺乳 131
ホメオスターシス 130
ポリグラフィ所見 157
ホルモンリズム 23

ま

マウス 159
マスキング 13, 21, 67
末梢時計 31, 53
慢性的睡眠不足 46
慢性疲労症候群 74
慢性不眠障害 69

み

ミュンヘンクロノタイプ質問紙 95

む

むずむず脚症候群 68, 70, 78, 96, 107

め

明暗サイクル 17, 18, 20, 22, 24
メタボリックシンドローム
.... 46, 106, 173, 174, 176, 177
メタンフェタミン 24, 27
メチルフェニデート 52
メラトニン 11, 12, 13, 15, 20, 21, 22, 23, 46, 47, 53, 67, 72, 73, 74, 76, 82, 96, 97, 101, 102, 105, 108, 110, 117, 131, 144, 145, 152, 153, 175
メラトニン M_1 受容体 158, 166
メラトニン合成 11
メラトニン受容体 157
メラトニン受容体作動薬（ラメルテオン） 145, 167
メラノプシン 123
メラノプシン発現網膜神経節細胞 158
免疫抑制薬 164
面接 77

も

盲 141

索 引

網膜……………………………………… 11
網膜視床下部路………………………… 20
モノアミン作動性ニューロン群……… 51

や

夜間睡眠………………………………… 49
夜間せん妄……………………………… 77
夜間の陰茎勃起………………………… 66
薬物送達システム……………………… 178
薬物療法……………………………… 81, 82

ゆ

有病率………………………………… 93, 100
夢内容の行動化………………………… 160

よ

幼児……………………………………… 85
抑うつ…………………………………… 76
抑制遺伝子……………………………… 53
夜型……………………… 85, 86, 93, 94, 95, 100, 106
夜型生活………………………………… 137
弱い振動体（Ⅱ）……………………… 53

ら

ライフスタイル………………………… 47
ラット…………………………………… 42

ラメルテオン……………… 97, 105, 108, 110

り

リスペリドン…………………………… 167
リズム位相……………… 11, 12, 17, 18, 22, 24
リズム周期……………………………… 148
リズム障害…………………………… 92, 94
リズム振幅……………………………… 147
リズム同調……………………………… 148
流行性脳炎……………………………… 51
良性睡眠時ミオクローヌス…………… 70

れ

レストレス・レッグズ症候群……… 68, 125
レビー小体型認知症（Dementia with Lewy bodies: DLB）………………………………… 47, 160
レプチン………………………………… 54
レム睡眠………………… 64, 127, 158, 163
レム睡眠行動障害（REM sleep behavior disorder: RBD）……………………………… 78, 160

ろ

老化………………………………… 23, 24
老人斑………………………………… 159
労働時間……………………………… 46

【編著者紹介】

■ 千葉　茂

1979年	旭川医科大学医学部医学科　卒業
1984年	旭川医科大学大学院医学研究科　修了
1984年	旭川医科大学医学部　助手
1987年	旭川医科大学医学部附属病院　講師
1989年	旭川医科大学医学部精神医学講座　講師
1993年	旭川医科大学医学部精神医学講座　助教授
1997年	旭川医科大学医学部精神医学講座　教授

■ 本間 研一

1971年	北海道大学医学部医学科　卒業
1977年	北海道大学大学院医学研究科　修了
1977年	北海道大学医学部　助手
1978年	西独マックスプランク研究所（ゲッチンゲン生物物理化学研究所）客員研究員を兼任
1980年	北海道大学医学部生理学講座　講師
1982年	北海道大学医学部生理学講座　助教授
1992年	北海道大学医学部生理学講座　教授
2012年	北海道大学　名誉教授
	医療法人社団慶愛会　札幌花園病院　理事長

ⓒ 2018　　　　　　第1版発行　2018年7月20日

サーカディアンリズムと睡眠

（定価はカバーに表示してあります）

編　著	千　葉　　　茂
	本　間　研　一
発行者	林　　峰　子
発行所	株式会社 新興医学出版社

〒113-0033　東京都文京区本郷6丁目26番8号
電話　03(3816)2853　　FAX　03(3816)2895

検印省略

印刷　株式会社 藤美社　　ISBN978-4-88002-777-7　　郵便振替　00120-8-191625

- 本書の複製権・翻訳権・上映権・譲渡権・公衆送信権（送信可能化権を含む）は株式会社新興医学出版社が保有します。
- 本書を無断で複製する行為（コピー、スキャン、デジタルデータ化など）は、著作権法上での限られた例外（「私的使用のための複製」など）を除き禁じられています。研究活動、診療を含み業務上使用する目的で上記の行為を行うことは大学、病院、企業などにおける内部的な利用であっても、私的使用には該当せず、違法です。また、私的使用のためであっても、代行業者等の第三者に依頼して上記の行為を行うことは違法となります。
- JCOPY〈出版者著作権管理機構 委託出版物〉
本書の無断複製は著作権法上での例外を除き禁じられています。複製される場合は、そのつど事前に、出版者著作権管理機構（電話 03-3513-6969、FAX 03-3513-6979、e-mail：info@jcopy.or.jp）の許諾を得てください。